北京妇产医院专家

全书

备孕 怀孕 分娩 坐月子

王琪［编著］

化学工业出版社
·北京·

编委会

图书在版编目（CIP）数据

北京妇产医院专家：备孕怀孕分娩坐月子全书／王
琪编著 . —北京：化学工业出版社，2018.9
ISBN 978-7-122-32645-4

Ⅰ.①北… Ⅱ.①王… Ⅲ.①妊娠期－妇幼保健－基
本知识 ②分娩－基本知识 ③产褥期－妇幼保健－基本知识
Ⅳ.①R715.3②R714

中国版本图书馆 CIP 数据核字（2018）第 153705 号

责任编辑：葛亚丽　李　倩　　　　　　　　　　　　　装帧设计：红杉林文化
责任校对：王素芹

出版发行：化学工业出版社（北京市东城区青年湖南街 13 号　邮政编码 100011）
印　　装：北京久佳印刷有限责任公司
889mm×1194mm　1/16　印张 20　字数 416 千字　2018 年 10 月北京第 1 版第 1 次印刷

购书咨询：010-64518888（传真：010-64519686）　售后服务：010-64518899
网　　址：http://www.cip.com.cn
凡购买本书，如有缺损质量问题，本社销售中心负责调换。

定　　价：69.80 元　　　　　　　　　　　　　　　　　　　版权所有　违者必究

前言

　　我在北京妇产医院工作了30多年，在我的工作生涯中，接触过很多不同年龄的孕妇，也平安地接生了无数个新生儿。我热爱我的工作，通过我的关爱和帮助，使许多家庭获得幸福；通过我的努力和抢救，使许多生命转危为安。

　　在我接触的大量孕产妇中，有计划妊娠的不到50%，大部分人都是等到怀孕后才来到医院检查、咨询，殊不知很多隐患可能已经发生。很多女性从出生到上学、工作、结婚，各个人生阶段都是在父母的帮助下进行充分准备，但恰恰在生育这样一个重要时段没有做准备。由于没有事先计划，很多女性在面临新岗位的选择或职位的升迁、学业的发展时怀孕了，于是不得不终止妊娠，甚至由于事先没有计划，导致不幸的发生。比如，当身体出现不适时，不知道是怀孕了，而进行X射线检查或放射性治疗，或者服用一些药物导致胎儿畸形。在此，我再一次呼吁广大女性一定要重视孕前各方面的准备，除了物质上的准备，健康的身体、良好的心理、科学的营养，更是为人父母的必要条件。

　　今天出版这本书的目的在于给准备怀孕和准备生育二胎的夫妻提供一份关爱和参考，帮助大家顺利度过生命中最美好的阶段。通过接触到的大量病例，我深深地体会到，健康教育是多么的重要，让孕妇们得到孕期保健知识，减少不良结局的发生，也是我觉得有意义的事情。因此，我在繁忙的工作之余，总结和整理了一些孕产期的保健知识，为广大准备怀孕的年轻女性、准备生育二胎的女性，提供一些必要的健康指导，以便她们更好地进行怀孕的准备工作和孕期的保健工作，生育一个聪明健康的孩子。

　　在此也希望有越来越多的人重视孕期保健，在备孕、怀孕期间做好身体、物质和精神、饮食营养等各方面的准备，避免孕期疾病、避免畸形儿的发生，顺利平安地度过孕产期。

　　希望这本书能成为陪伴您整个孕产期的良师益友。

王琪

2018.9

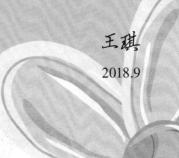

目录

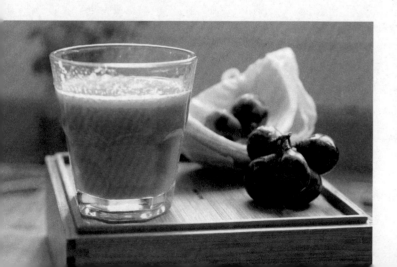

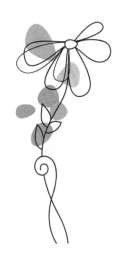

Part 2 特别篇 关注二胎

Part 3 怀孕篇
保障安全，轻松度过孕期

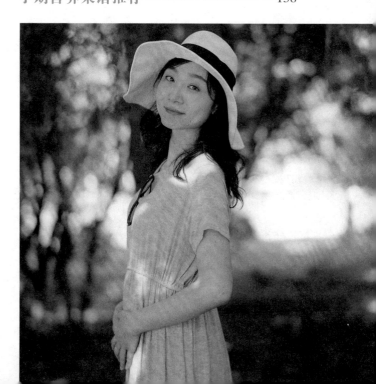

怀孕第5个月　开始出现胎动

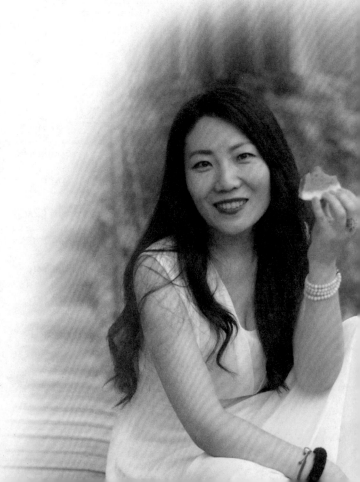

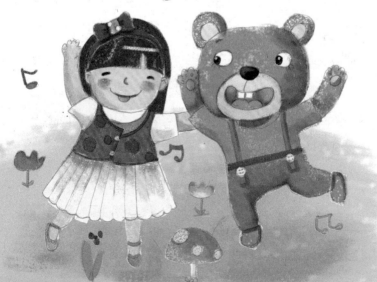

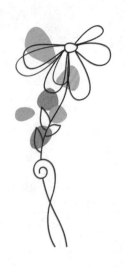

Part 4 分娩篇
迎接宝宝第一声啼哭

了解与分娩有关的基本知识

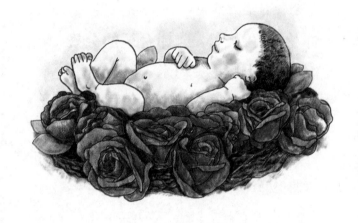

分娩前后的注意事项

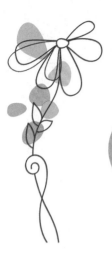

Part 5 产后篇
科学坐月子，让自己恢复如初

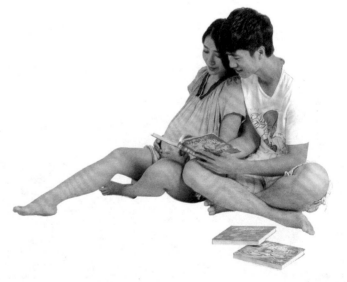

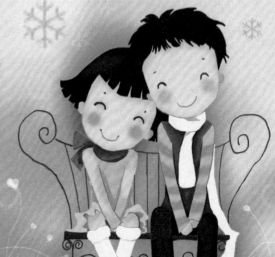

Part 1

备孕篇

有备而孕，好孕自来

优生优育知识

优生优育应从孕前准备开始

要想有个健康聪明的孩子，关注遗传优生是不可忽视的一环。"预则立，不预则废。"优生优育也需要提前做准备。提前做好怀孕的准备，对于受孕、优生，打好遗传的基础都是非常重要的。就像栽树、种花、种庄稼之前，先要施基肥、翻整耕地一样，夫妇双方在孕前也需要调整好生理、心理状态，以迎接"种子"，为怀上素质优良的胎儿而努力。

🌸 慎饮食、调起居，养成良好的生活习惯

在孕前3个月，要注意饮食多样化，加强营养，养精蓄锐，为男女双方备好良好的精子和卵子创造有利的物质条件。其次，尽量不熬夜，早睡早起；根据自己的喜好，因地制宜地进行必要的体育锻炼，如晨起慢跑、夫妻两人打打羽毛球、晚间散步，呼吸新鲜空气，以增强体质，保持良好的身体状态。

🌸 继续深化夫妻感情

夫妻间经常加强感情交流，能使爱情不断深化，使妻子有一种幸福感、安全感和归属感，这对稳定妻子的情绪，培养良好的心境是十分有益的；再加上和谐美满的性生活，使得妻子的精神、情绪等都处于放松愉悦、乐观舒畅的状态，有利于妻子排出高质量的卵子。

🌸 预先测定排卵期

预先每日测定基础体温，必要时配合B超测定排卵日期，以此来安排夫妻性生活，以保证在排卵期有效地受孕。当然测定好排卵期并不是就一定要马上怀孕，掌握排卵的规律，对以后安排夫妻性生活，获得性快感都会带来相应的益处。

🌸 重视提高性生活的质量

排卵期前，应有计划地减少性交次数，以保证精子的数量和质量。在排卵期期间再尽量争取性生活时双方有个好心情，并全身心地投入，使女方能更顺利地达到性高潮，以促使子宫收缩上提，阴道后穹窿形成较大的精液池，使宫颈口与精液池有更多的接触，有更多的、优质的精子游向子宫、游向输卵管。

🌸 避免不良干扰因素的伤害

卵子在从初级卵细胞到成熟卵子时的14天内最易受药物等因素的影响，所以，女方在怀孕前20天内不宜服用一般药物，不宜大量饮酒，也不宜接受X线检查及有毒化学品等不良因素的刺激。由于内服避孕药物的排泄速度较为缓慢，采用避孕药避孕或夫妇一方因病长期服药的应在孕前6个月时开始停药。特别是那些在有毒化学品等重度污染环境下

工作的男女应提前离开这样的环境，以免对精子、卵子造成伤害。

🌸 早产、流产后应过半年至一年后再怀孕

如果刚经历过流产或早产，则应半年至一年后再怀孕，以便使子宫有一个休养生息的时间。如果原来使用节育环避孕，则应于怀孕前3个月取环，使子宫黏膜得到恢复，以便更好地担负起孕育胚胎的责任。

🌸 提前学习孕育的相关知识

夫妻双方应共同学习相关的性知识、孕育知识和胎教知识，不要轻信社会流传的种种旧观念和孕育谬论，要相信科学，向有经验者求教。

做好孕育的心理准备

孩子的到来，会给夫妻双方带来各方面的挑战，也会遇到很多障碍和困难。因此，怀孕之前男女双方要将所有问题考虑周全，做好充足的心理准备。夫妻双方应认真考虑以下几个问题。

🌸 考虑自己的经济能力

经济能力应该是一对夫妻决定要孩子前必须考虑的因素之一。现在的年轻夫妻大多是二人都工作，大部分女性都受过良好的教育或职业培训，职业竞争的压力使得她们不得不为自己在职场的发展而努力，而生育一个优质的孩子必须要耗费大量的心血和财力。所以，年轻夫妻在职业生涯、养育孩子以及维持经济来源之间如何取得平衡，是一个很重要的问题。面对怀孕以后的收入减少、养育孩子的开销等，都要提前做好经济上的安排。

🌸 夫妻关系是否稳固

只有夫妻关系稳固才可能组建一个和谐美满的三口之家。夫妻关系不好的家庭，不要幻想通过孩子来修复早已不协调的关系，否则最终受伤的还是无辜的孩子。

🌸 考虑夫妻关系的改变

在考虑是否要孩子时，还要想到，除了财力问题，生育一个孩子还将改变你们的夫妻关系。有了孩子以后，丈夫可能会被"冷落"，也常会因经济压力变得焦虑，而妻子因为既要照顾孩子，又要工作而深感疲惫。对于生活中这些无法回避的问题，如果夫妻双方产生异议，并且没有更好的解决办法，就会产生较大的冲突，使感情受到伤害。

🌸 在教育孩子的问题上观念是否能达成一致

在怀孕前，夫妻双方就要沟通好，了解一下各种教育孩子的想法，最好是找到一个两人都认可的方案，免得日后为教育孩子而争吵。

🌸 是否能处理好工作和孩子之间的关系

夫妻双方在要宝宝之前要考虑一下孩子的到来是否会给各自的工作带来过大的影响，尽量将这种影响降至最低。

⛅ 在情感上做好接受宝宝到来的准备

研究人员发现，怀孕前强烈希望有孩子的母亲分娩时就对孩子有一种挚爱的感情。随着孩子的生长，在与孩子的不断交流和心理沟通中，对孩子的爱也随之不断加深。而那些将怀孕视为意外，对此持消极态度的母亲，可能在孩子出生3个月时仍没感觉到孩子的可爱，以后随着时间的推移，与孩子接触的不断增多，母爱才逐渐产生和加强。这种差异产生的原因就是母亲在孕前对胎儿的态度不同，这两种不同的态度不仅导致对孩子关爱程度的不同，对胎儿也有影响。知道怎么去爱孩子是一件非常不容易的事情，所以，夫妻双方必须在孩子出生前，就在情感上有充分的准备，然后再努力地去学习、实践和体验。

把握最佳生育年龄

我国婚姻法规定的结婚年龄，男方不得早于22岁，女方不得早于20岁，这是法定的最低年龄，并不是最佳年龄。从医学和社会学观点来看，女性最佳结婚年龄为23～25岁，男性为25～27岁；女性最佳生育年龄为24～29岁，男性为25～35岁。

一般称首次妊娠时超过35岁的女性为高龄产妇。高龄产妇卵巢功能渐渐退化，卵子发生异常的可能性增加，因而提高了先天性畸形和唐氏儿的发生率。而且在怀孕时产生的一些内科并发症，也会比年轻产妇要多。此外，高龄产妇比较容易发生早产、胎盘早期剥离等问题，怀孕时会发生的问题也会比

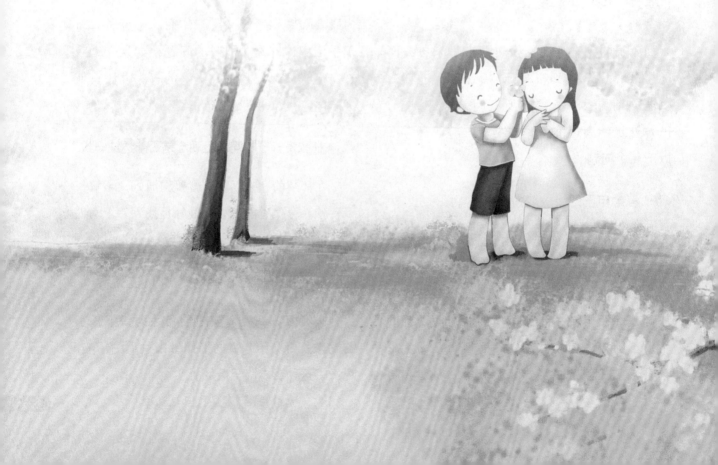

年轻产妇多。

其实任何有生育能力的妇女成功怀孕分娩的机会都很大。医学上将35岁以上的孕妈妈称为高龄产妇，但并非所有的高龄产妇都会发生难产。

适龄生育，身心更完美

现代社会，"生儿育女"这项亘古不变的生活理念已经被改写了，很多人因为这样那样的原因选择不要孩子，被称为"丁克一族"。显然，丁克一族更多考虑了宝宝给自己的生活带来的不便，如果了解了生育对于女性身心的益处，在选择时也许会更理性、更冷静。

🌸 生育让女性更完美

增强免疫力：一次完整的孕育和分娩经历，能增强女性生殖系统的抗肿瘤能力，如降低乳腺癌、卵巢癌、子宫内膜癌的发病率。怀孕和分娩可使身体的排毒、抗感、抗癌及抗心血管病的能力增强。

减缓衰老：生育过的女性，由于体内激素的作用，怀孕以及分娩后的哺乳都会使排卵暂时停止一段时间，这样就使卵巢推迟了一定数量的卵子排出，由此便推迟了她们进入更年期的时间，使身体衰老的速度减慢。

家庭更加稳定：女性在孕育生命的过程中，会更加深刻地体会到人生的哲理，从养育孩子的辛苦中学会无私的爱，还可以使夫妻凝聚出同舟共济的宝贵感情，从而使家庭更加稳定。

🌸 妈妈的优势

更灵敏的感觉：妈妈的视觉灵敏度和观察力要高于那些没有经历过怀孕生产的女性。带宝宝练就了她们眼观六路、耳听八方的超常能力。

更高的效率：妈妈们已经自然而然地懂得合理安排每天的时间和活动，把孩子、家庭和工作的关系尽力处理好，使每一方面都能安排妥当。

有更理想的生活：做了妈妈之后会想要去实现自己的理想或成就一些事情，这并不只是做了一个母亲之后的简单行为，而是一

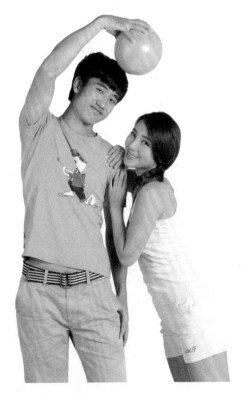

适龄生育对夫妻及后代都非常有益

种为了完善自己、为了孩子让自己变得更加强大的行为。

有更坚韧的精神：妈妈们在整个带孩子的过程中，锻炼得能够承受更多的压力与不确定性，能够正视压力并通过自己的能力转化或化解压力。

怀孕的最佳月份

综合来看，7月份左右可以说是怀孕的最佳时期。

一般怀孕42天开始出现恶心、呕吐等早孕反应。7月份左右怀孕，到反应期正值8、9月份，蔬菜水果丰富，可不断调换品种，变换口味，改善饮食，保证营养的供应；早孕反应在怀孕3个月后逐渐消失，此时正值秋天，新鲜蔬菜瓜果更多，营养更充足。

秋冬或冬春季节气温变化较大，人们容易感冒、发烧。孕早期的胚胎，各器官刚开始发育，母体感冒可能导致胎儿畸形。而7月份左右怀孕者，到此时胎儿各器官已发育成形，即无此忧虑。

孩子降生于4月份，产假在春天度过，气温不冷不热。

当然，怀孕时间除考虑到季节因素外，还要考虑到夫妇双方的身体条件、精神状态等因素。

成功受孕需要的条件

精子和卵子结合成受精卵，受精卵再着床到子宫内膜上生长发育，称为受孕。

受孕是一个奇妙的过程，要完成这个过程，夫妻双方必须具备以下生殖条件。

❀ 男子身体健康，能提供正常的精子

正常精子的标准：正常成年男子一次射出的精液量为2～6毫升，每毫升精液中的精子数应在6000万以上，有前向运动能力的精子达60%以上，异常精子在15%以下，精子排出后可存活48小时。如精子达不到上述标准，就不容易使女方受孕。

❀ 女性的卵巢功能正常，能正常排卵

月经正常的女性，每个月经周期都有一个健康成熟的卵子排出，这样才有机会怀孕。对于卵巢功能不全或月经不正常的女性，就不容易受孕。

❀ 在排卵期内要有正常的性生活

女方卵泡破裂排出的卵子，可存活16～24小时，精子在女性生殖道内能生存1～2天，在排卵期进行性生活才有受孕的可能，在非排卵期性交一般是不会受孕的。

❀ 生殖道必须通畅无阻

男性的输精管必须通畅，精子才能排出。女性的生殖道也必须通畅，阴道—子宫颈管—子宫腔—输卵管，全线畅通，才有利于精子上行。这样性交时进入阴道内的精子可以毫无阻挡地到达输卵管与卵子相遇受精。受精卵也可以顺利地进入子宫宫腔。

🌸 子宫内环境必须适合受精卵着床和发育

卵子受精后，一边发育一边向子宫方向移动，3～4天后到达子宫腔，6～8天就埋藏在营养丰富的子宫内膜里，然后继续发育为胎儿。受精卵发育和子宫内膜生长是同步进行的，如受精卵提前或推迟进入宫腔，这时的子宫内膜就不适合受精卵着床和继续发育，也就不可能怀孕。

以上任何一个环节有障碍，均可发生不孕。所以，为了健康受孕，准备孕育宝宝的夫妻，应该积极为上述条件的最优化做准备，如有问题及时治疗，以保证正常受孕和分娩，孕育健康的宝宝。

了解女性生殖系统有助于怀孕

受孕是一个比较复杂的过程，要顺利完成这一过程，女性必须具备健康的生殖系统。了解女性生殖器的构造及作用，对优生优育及自身健康都有很重要的意义。

🌸 子宫

子宫是人体工作最勤奋的组织之一。一般来说，它的大小如同人的拳头，位于膀胱后侧的盆腔和直肠前端。子宫不仅在孕期存放胎儿，如果女性没有怀孕，它还同时在不停地形成或脱落其内膜。内膜也叫子宫内膜，对于受精卵的培养和成长都是极其重要的。

🌸 卵巢：存放卵子的仓库

卵巢位于子宫底的后外侧，与输卵管处在邻近位置。卵巢是腺体，它们会分泌出雌激素和孕激素。卵巢还存放女性的卵子，女性初潮时，一般会有约40万枚卵子，到女性绝经的时候，卵子会全部消失。卵子的质量与女性年龄有很大关系，女性的年龄增长，其卵子的年龄也在增长。因此，卵子受精并在子宫里生长的能力，都会随

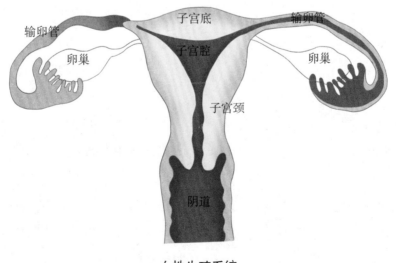

女性生殖系统

着女性年龄的增长而大幅下降。卵子质量下降，是许多高龄女性发生不育症和流产的主要原因。

🌀 输卵管：受精卵植入子宫的通道

两根输卵管从子宫通向卵巢，但输卵管可不只是让精子方便到达卵巢的简单通道，它们的顶端还带有手指样的突出部分，从卵巢的表面横向伸出，它们能抓住卵子，然后带进输卵管里。卵子一旦进入输卵管，被称为纤毛的细小突出物就会沿着输卵管的内壁扫动卵子，使其进入子宫，受精卵植入子宫壁的过程一般就在这里发生。

保持阴道正常的生态环境

保持阴道正常的生态环境对促进生育有非常重要的作用。阴道内有许多类型的健康细菌存活，但最主要的一种细菌称为嗜酸菌。嗜酸菌和其他正常细菌使阴道保持酸性，其酸性pH值约为4（低于7的pH值都是酸性）。在大多数情况下，正常细菌和酸性环境都能有效阻止其他生物体进入阴道或在里面过快生长。

阴道冲洗会打破阴道内生物体正常的平衡，会增大流产、异位受孕和盆腔炎的风险，并可能导致受孕速度减缓。许多女性喜欢在月经后冲洗阴道，这样做没有必要，因为阴道有自洁功能。为了最大限度提高受精的可能性，最好不要人工冲洗，让阴道自行进行清洁工作。

卵子的奥秘

孕育新的生命，需要男女双方共同努力，其中，女性除了承担怀孕、分娩的重任之外，最重要的就是提供形成生命的另一半——卵子。

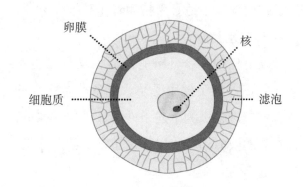

卵子的结构

🌀 卵子的奥秘之一：生存密码

卵子就是女性的生殖细胞，也是人体中最大的一种细胞，承担着人类繁衍的使命。卵子是由通常所说的女性性腺卵巢产生的，直径约为0.2毫米。

女孩在胚胎时期3～6孕周时卵巢的雏形就已形成。出生前，卵巢中已有数百万个卵母细胞形成，经过儿童期、青春期，到成年只剩10万多个卵母细胞了。卵母细胞包裹在原始卵泡中，在性激素的影响下，每月一般只有一个原始卵泡成熟，成熟的卵子会从卵巢排出。

一般来讲，女性一生成熟的卵子为300～400个，最多也不过500个。绝大部分的卵母细胞都自生自灭。

北京妇产医院专家：备孕怀孕分娩坐月子全书

🌸 卵子的奥秘之二：遇到精子

卵子一般存活时间为12～24小时，但也有卵子可以存活36小时，这应该是比较"强壮"的卵子了。卵子在这段时间内等待着与精子相遇、结合。若卵子排出后不能与精子相遇形成受精卵，便会自然死亡。失去这次受精的机会，就要等到1个月后另一个卵子成熟并被排出，重复同样的过程。左右两个卵巢通常是轮流排卵，少数情况下能同时排出两个或两个以上的卵子。如果分别与精子相结合，就会孕育出少见的双卵双胞胎或多卵多胞胎。

从女人的生理规律来说，生育能力最强在25岁，30岁后缓慢下降，35岁以后迅速下降。

男性生殖系统面面观

男性生殖系统分为内、外两大部分。睾丸、附睾、输精管、精囊和前列腺等属内生殖器，阴茎、尿道和阴囊属外生殖器。

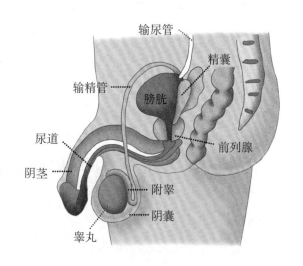

男性生殖系统

（图中标注：输尿管、精囊、输精管、膀胱、尿道、阴茎、前列腺、附睾、阴囊、睾丸）

🌸 睾丸是精子产生的基地

睾丸是制造精子的"工厂"，左右各一。睾丸内分布着规则排列的200～300个睾丸小叶，每个睾丸小叶里有3～4根精曲小管，精子就在这里产生。数不清的精曲小管合并成很多精小管，再由汇集成网状的精小管分出10～20根睾丸输出小管伸出睾丸，最后合并成一根总的管道走向附睾。

🌸 精子的产生

生殖细胞在男子性成熟后就开始发育了。精曲小管中的精原细胞经过多次分裂形成初级精母细胞，初级精母细胞发育到一定程度，就一分为二，成为两个次级精母细胞。次级精母细胞经过两次分裂，成为四个精子细胞，这四个精子细胞再经过复杂的变化，形成四个精子。至此，精子就诞生了。这个过程需要50～70天。

一个初级精母细胞经过两次分裂后，就会产生四个精子，每个精子含有22条常染色体和1条性染色体。其中两个精子含有X性染色体，另外两个精子含有Y性染色体。但是，这时的精子还不具有授精能力。它们成熟后，脱落到精曲小管的管腔中，并移动到附睾中。

🌸 附睾的结构

附睾是一个半月形的管状物，它是睾丸内许多睾丸输出小管合并而成一根总管道的继续，称为附睾管，它盘曲而成附睾。附睾是精子发育、成熟和贮藏的地方。精子通常要在附睾中停留5～25天，才逐渐成熟获得运动和授精的能力。

要想生一个聪明健康的宝宝，就要保证优质精子的产生。睾丸每天能够产生1000万个精子，每次射精能排出2亿～4亿多个精子，一般情况下，只有一个精子有机会与卵子结合，这个精子通常都是最优秀的。

输精管

输精管开始于附睾的尾部，终止在前列腺部位，全长约40厘米，左右各有1根。输精管是输送精子的通道，输精管壶腹部也具有贮藏精子的功能。输精管是一种以肌肉结构为主的管道，它的肌肉很厚，因此有强烈的收缩能力。收缩时输精管产生像蚯蚓爬行般的蠕动，帮助里面的精子通过。当进行性生活时，射精的瞬间，输精管就会出现这种有力而协调的收缩，迅速地把精子输送到射精管。

精囊

精囊是一个叶状长形的袋样结构，左右各1个。精囊的主要任务是制造与分泌精囊液。这种精囊液是组成精液的主要成分。精囊液里有两类重要物质：一类叫果糖，是营养价值很高的物质，供给精子必要的能量；另一类是酶类物质，其作用是使射入女性生殖道内的精液保持一定时间的凝固，防止向阴道外流出。

前列腺

前列腺只有1个，位于膀胱下面。前列腺的结构分为两个部分：充满整个腺体的是腺液组织，能分泌前列腺液；另外，还有15～30条叫作前列腺管的小管通向尿道，射精时，把前列腺液排泄到尿道里。前列腺液是组成精液的成分之一，占一次射精的精液量的13%～32%，比精囊液先射出。

射精管

左右射精管都很短，射精管在结构上有两个特征：一是管壁比较厚实，可以产生强有力的收缩，帮助精液射出；二是在尿道嵴上的射精管开口极小，一方面使射精有力，另一方面使精液在挤出射精管开口时，通过神经反射，产生一种射精快感。

尿道

男性尿道负责排尿和排精功能，所以是尿液与精液的共同通道。

阴茎

阴茎是男性性交的工具，成年男性阴茎长度为7～10厘米，勃起后长度可增加1倍。

雄激素对生育的关键作用

雄激素促使胎儿期性器官的分化和发育，更重要的是它在青春期后是性兴奋、勃起的关键因素之一。倘若因病导致雄激素缺乏，会丧失阴茎勃起能力而引起阳痿。当补充外源性激素后，则可恢复勃起能力，这说明了雄激素在勃起中起到关键性作用。

精子的奥秘

精子是人体内最小的细胞，作为男性的生殖细胞，其也有一个漫长的形成过程。精子的产生是由带着46条染色体的未分化的精原细胞转变为仅含23条染色体的精子的一系列过程。在整个成人生命中，睾丸恒定地提供精子，将之运输并贮存在生殖器官中。

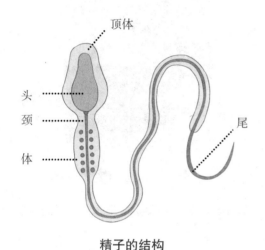

精子的结构

与女性的排卵能力在女性年长后逐渐衰退不同，研究发现，男性在80～90多岁时还能见到正常精子的排出。这使男性具有难以置信的生殖能力。

🌸 精子的奥秘之一：生存密码

人类成熟的精子，外形酷似一种常见的生物——蝌蚪。精子长约60微米，由含亲代遗传物质的头和具有运动功能的尾所组成，具体可分头、颈、体、尾四部分。早在男性胚胎发育第24天，就可以辨认其原始生殖细胞。到第42天，可产生多达1300个原始生殖细胞，以后变为精原细胞存在于未分化的性

腺中。这些细胞在整个幼儿期保持静止，到了青春发育早期，精原细胞开始增殖，分裂成为初级精母细胞，直到青春发育期才开始减数分裂。

🌸 精子的奥秘之二：运动方式

想要知道精子怎样与卵子结合，首先就要了解精子的运动方式。最常见的有两种：一种是直接朝前运动，也就是朝前游动；另一种是摆动，精子只摆动尾，却不前进。精液不同组分中的精子，其运动类型也是不同的。通常来说，最初射出的一部分精液中，精子的运动速度最快。有趣的是，在遇到输卵管黏液和卵泡液的情况下，精子运动速度还会加快。

🌸 精子的奥秘之三：怎样与卵子结合

正常男子一次射精虽然排出2亿~4亿个精子，但是当精子争先恐后地到达子宫腔内时，存活的数量只有射精时的1%～5%。这是因为留存在精液中的精子可以得到精液里果糖和酶的保护，当精子进入子宫腔后，其生存条件远远不如在精液之中，因此寿命也就大为缩短。经过道道关卡，最终能够到达输卵管受精部位的精子已经所剩无几了。因此，每次射入女性生殖道的大量精子只有不到100个精子能运行到受精部位。

然而，精子只要进入输卵管内，就具有很强的授精能力。当然，最后仅有1～2个精子有幸能与卵子结合，其余的精子则在24～36个小时内先后死亡。

影响精子质量的因素

女性能否成功怀孕，是受男性的精子质量和数量影响的。影响精子质量和数量的因素有很多，主要包括以下几个方面。

❀ 射精的频度

禁欲时间太长，精子的质量也会跟着下降。

❀ 烟和酒

香烟中的尼古丁能杀伤精子，而酗酒则可能导致男性生殖腺功能降低，使精子中染色体异常。

❀ 汽车尾气

汽车尾气中含有大量有害物质，最严重的是，汽车尾气中的二噁英是极强的环境内分泌干扰物质，可使男性的睾丸形态发生改变，精子数量减少，生精能力降低。

❀ 噪声

随着现代化的发展，城市噪声对健康的影响更为突出。噪声会使人体内分泌紊乱，导致精液和精子异常。长时间的噪声污染可能引起男性不育；对女性而言，则易导致流产或胎儿畸形。

❀ 辐射

大剂量的辐射可引起男性睾丸组织结构的改变，增加精子的畸形率，降低精子数量、密度。日常生活中辐射源很多，微波炉、电脑、电视机、空调、手机等，都会产生辐射。因此，男性平时应尽量减少与辐射源的接触，减少使用手机、电脑的时间，多去户外活动、运动。

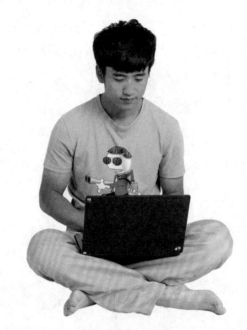

备孕男性要减少使用笔记本和手机的频率

❀ 高温

"低温环境"是精子的最佳孕育空间。高温对睾丸会产生损害，但是究竟多高的温度和在这种温度下暴露多长的时间，才会对睾丸产生影响，目前在学术界仍没有定论。在现实生活中，男性应尽量避免在高温环境中停留过长时间，如洗桑拿、汗蒸和用热水泡澡等。

❀ 药物

药物对男性生育能力的影响与药物的种类、剂量、疗程和患者的年龄等因素有关。一般使用药物的剂量越大、疗程越长，患者的年龄越小，对生育功能的损害越严重。镇静剂、安眠药、抗癌药物、白消安、激素类药、性保健品等药物会损害男性性腺功能，造成精子的数量和质量下降，或通过影响性腺的内分泌功能，导致性功能障碍。

了解受孕的过程

精子和卵子结合的过程叫作受精或受孕，受孕就是怀孕的开始。女子在育龄期，卵巢每月排出一个成熟的卵子，排卵日期在下次月经来潮前14天左右。卵子从卵巢排出后立即被输卵管伞部吸到输卵管内，并在输卵管壶腹部等待精子的到来。

性交时，正常男子每次排出2亿～4亿个精子，其中大部分精子随精液在阴道内排出，小部分精子依靠尾部的摆动前进，先后通过子宫颈管、子宫腔，最后到达终点站——输卵管壶腹部，在那里等待和卵子结合。

精子在女性输卵管内能生存1～3天，卵子能生存1天左右，如在女子排卵日前后数天内性交，精子和卵子可能在输卵管壶腹部相遇，这时一群精子包围卵子，获能后的精子其头部分泌顶体酶，以溶解卵子周围的放射冠和透明带，为精子进入卵子开通道路，最终只有一个精子进入卵子，然后形成一个新的细胞，这个细胞称为受精卵或孕卵，这个过程称为受精。

受精卵从输卵管分泌的液体中吸取营养和氧气，不断进行细胞分裂。

与此同时，受精卵逐渐向子宫腔方向移动，3～4天到达子宫腔时已发育成为一个具有多个细胞的实体，在受精后6～8天进入子

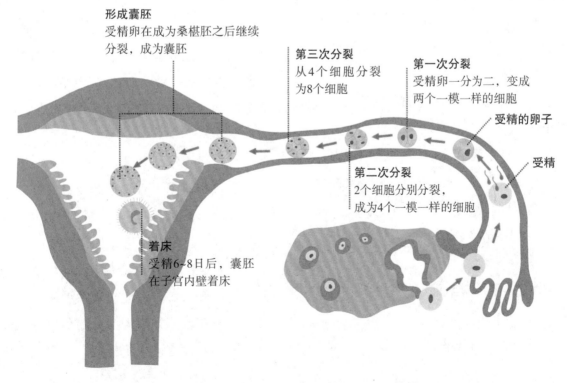

形成囊胚
受精卵在成为桑椹胚之后继续分裂，成为囊胚

第三次分裂
从4个细胞分裂为8个细胞

第一次分裂
受精卵一分为二，变成两个一模一样的细胞

受精的卵子

受精

第二次分裂
2个细胞分别分裂，成为4个一模一样的细胞

着床
受精6~8日后，囊胚在子宫内壁着床

受孕过程

备孕篇：有备而孕，好孕自来

宫内膜，这个过程叫作着床或种植。受精卵着床后就在子宫腔里逐渐发育，停经5~8周，受精卵发育为胚胎，9周以后发育成为胎儿。

 贴心提醒

女性如果存在阴道炎、宫颈炎、宫颈息肉、盆腔炎、附件炎、输卵管阻塞或粘连、卵巢炎、卵巢囊肿、卵巢肿瘤、子宫内膜炎、子宫肌瘤、子宫腔粘连等疾病，都有可能导致不孕的发生。

如何使子宫处于最佳受孕位

在正常情况下，子宫位于骨盆中央，处于前倾位，整个子宫颈与子宫好像一杆秤，支点在子宫颈，如子宫在前倾位，子宫颈向下向后，这样有利于卵子受精。夫妻同房后，由于精液积聚在阴道后穹窿，故向下的子宫颈浸泡在精液内，有利于精子向子宫腔内移动，从而有利于怀孕。

备孕女性要注意经期卫生和外阴卫生；婚前婚后不要频繁进行人工流产；备孕女性性交时可抬高臀部，使女性呈头低臀高位，也便于精液积聚在阴道后穹窿，从而有利于怀孕。

高龄生孩子，有哪些危害

🌸 高龄妇女的卵细胞容易老化

女性在出生时，卵巢内就已经贮存了一生的卵子，随着年龄的增加，其数目只会减少，不会增加。在卵子成熟的过程中要发生两次减数分裂，才能得到正常的卵子，因此每个卵子中只含有23条染色体。

高龄女性的卵子在腹腔内贮存的时间长。随着年龄的增长，卵子在腹腔内的时间逐渐增加，腹腔内的温度较高，对卵子不利。

在生活中，人们不可避免地要接触各种各样的物质，有的对身体有利，有的对身体有害；有的是偶尔接触，有的由于工作需要而长时期接触，如X线、病毒、各种有毒化学物质等，这些因素都能干扰卵细胞的成熟与分裂。因此，女性的年龄越大，卵子受不良因素干扰的概率也就越高，染色体不分离的概率也会增高。

🌸 高龄女性的卵子出现畸形的概率较高

女性的卵子是由卵巢的原始卵母细胞发育而成。在胎儿时期，女性卵巢内的原始卵细胞就已形成，数目多达200万个。出生后大部分退化，到青春期剩下3万个或更少。

女性青春期发育以后，在正常情况下，每一个规则的月经周期排出一个成熟的卵子，有时会排出两个。直到绝经期，女性一生排出约400个卵子，最多也不超过500个。因此卵子的发育起源于胎儿时期，形成于青春期，发育在育龄期，历时几十年。高龄孕妈妈的卵子历经数十年，可能出现畸形的概率就比较高，现在认为35岁即为高龄孕妈妈。在55岁左右，女性就进入绝经期，卵巢失去排卵功能，从而使女性失去生育功能。

🌸 高龄女性的卵巢容易老化

女性自35岁以后，随着年龄的增长，卵子周围组织密度增加，会引起内分泌的改变。女性在青春期时，卵巢功能极其旺盛，随着年龄的增长，卵巢功能逐渐衰退，会影响卵子的减数分裂，造成染色体不分离。

研究发现，染色体不分离的先天愚型儿，60%～70%是由于母亲的卵子染色体不分离造成的，有30%是父亲的精子染色体不分离造成的。

🌸 高龄怀孕容易导致出生缺陷

高龄孕妈妈怀上染色体异常胎儿的概率大大增加，最常见的是21-三体综合征，也就是唐氏综合征。

21-三体综合征的发生与孕妈妈年龄有很大关系。35岁以下的孕妈妈所生婴儿此病的发病率为1‰～2‰，35～40岁的孕妈妈所生婴儿此病的发病率为4‰，40岁以上的孕妈妈所生婴儿患此病的概率达4%。另外，高龄产妇所生婴儿患18-三体综合征、13-三体综合征、性染色体异常的机会也增多。

🌸 高龄产妇的产程较长

年龄超过35岁的高龄初产妇，机体软组织弹性较差，宫颈及盆底组织、阴道、外阴变硬，宫口不易扩张或扩张较慢，会导致产程延长。

🌸 高龄初产妇易发生妊娠并发症、产科并发症

年龄在35岁以上的高龄产妇发生妊娠并发症、产科并发症、难产、先天愚型儿的概率明显增高。

🌸 高龄产妇分娩时易出现羊水栓塞

高龄妊娠是羊水栓塞的高危因素。严重情况下会造成孩子残疾甚至死亡。因此，高龄产妇分娩时要严密观察，一旦出现异常现象，就要果断采取措施终止妊娠，一般采用终止妊娠可减少羊水栓塞发生的机会。

高龄孕妈妈需要注意些什么

并非35岁以上的女性就不能生育健康的孩子。35岁以上的孕妈妈在孕期应进行产前诊断和胎儿染色体检查，如果发现胎儿染色体异常，就应采取必要的措施；若胎儿染色体正常，则可解除思想顾虑，平安度过孕期。

● 高龄孕产妇应在孕4月行产前诊断，检查无创DNA或行产前胎儿染色体。据统计，大于35岁的高龄产妇所生婴儿唐氏综合征的发生率较高。

● 为安全起见，高龄孕产妇在整个妊娠期都应禁止或减少性生活。

● 社会和家人应给予高龄孕产妇更多的关注，指导和帮助她们处理、减轻生活中受到的应激压力，顺利度过孕产期。

了解遗传的奥秘

我们知道，子女身体上的许多性状都是由父母遗传而来的。所以，子女的相貌、行为甚至喜好常常酷似父母。那么，父母是通过什么将他们

的很多性状传给下一代的呢？简单地说，父母是通过染色体上的遗传基因来传递遗传信息。

什么是遗传基因

男女结合一旦受孕，这个受精卵便含有分别来自双亲的基因物质。基因是遗传的基本单位，这是一种化学物质。贮存着一定的遗传信息，决定着下一代的不同遗传性状。

遗传基因是否正常、健全，是下一代人的身心能否健康发展的先天物质条件。

神秘的染色体

染色体存在于人体细胞的细胞核内，当细胞进行有丝分裂的时候，通过某种特定的染色，才能使它们着色从而能被观察到，由此，医学上把它们命名为"染色体"。

人体染色体都是配对存在的，数量固定，只有在生殖细胞中为23条。正常人每一个配子（精子和卵子）含22条常染色体和一条性染色体X或Y，即是22+X或22+Y的一个染色体组，称为单倍体。

单倍体染色体的全部DNA分子称为基因组，当精子和卵子结合成受精卵时，两个配子的基因组相融合使受精卵内的染色体数目又恢复到46条，并由来自男性的性染色体来决定胎儿的性别。

可见，在子代细胞的染色体中一半来自父亲，一半来自母亲，子女携带了父母双方的遗传信息，孩子身上就具有了双亲的影子。子女长大成人后，生成精子或卵子时，染色体仍然对半减少，如此循环往复，来自父母

的各种特征得以一代又一代地传递。

外貌特征是如何遗传的

在已知的十大特征性遗传中，有些是"绝对"像，有些是像又不像，有些像得微不足道。

接近百分之百的"绝对"遗传特征如下。

下颌：下颌是非常绝对的显性遗传。比如，父母中任何一方有突出的大下巴，宝宝长大后毫无例外地长着酷似父母的大下巴，遗传真的很神奇。

肤色：遗传时不偏不倚，让人无法选择。它的原则是"中和"。比如，父母的皮肤较黑，宝宝也不会很白；如果一方白，一方黑，那么宝宝的肤色会是一个不黑不白的"中性"肤色。

双眼皮：这也属于"显性遗传"。一般来说，父亲的双眼皮，几乎百分百地留给子女们。甚至一些孩子出生时是单眼皮，成人后又会变成像他父亲那样的双眼皮。另外，大眼睛、大耳垂、高鼻梁、长睫毛，都是五官遗传时最能从父母那里得到的特征性遗传。

眼球的颜色：黑色等深颜色相对浅颜色是显性遗传。如果父母一方是蓝眼睛，而另一方是黑眼睛，那么他们的宝宝也不会是蓝眼睛的。

有半数以上概率的遗传

身高：只有30%的主动权掌握在子女手里，因为决定身高的因素35%来自父亲，35%来自母亲。

秃头：父亲有秃头，儿子有50%的概率。

青春痘：父母双方若长过青春痘，子女们长青春痘的概率将比无家族史者高出20倍。

🍀 虽有遗传，概率不高

少白头：这属于概率较低的隐性遗传，因此不必过分担心父母的少白头会在这里"如法炮制"。

🍀 先天遗传，后天可塑

声音：通常男孩的声音大小、高低像父亲，女孩则像母亲。但是，这种受父母生理解剖结构所影响的音质如果不美，多数可以通过后天的发音训练而改变。

双腿：酷似父母的那双脂肪堆积的腿，完全可以通过运动而塑造为修长健壮的腿。

但是双腿若因遗传而显得过长或过短时，就无法改变了。

血型的遗传

我国是世界上最早探讨血型的国家。早在三国时代，便有"滴血验亲法"以确认血缘关系。人类的血型有很多种，十分复杂。我们通常说的A、B、O和AB四种血型，实际上是属于一个血型系统，即ABO血型系统。血型是有遗传规律的，依照血型遗传规律，如果知道父母的血型，便可推算出子女可能是哪种血型，不可能是哪种血型，这在法医的亲子鉴定上，可提供某些参考价值，当然，目前最准确的方法是DNA检测。除此之外，

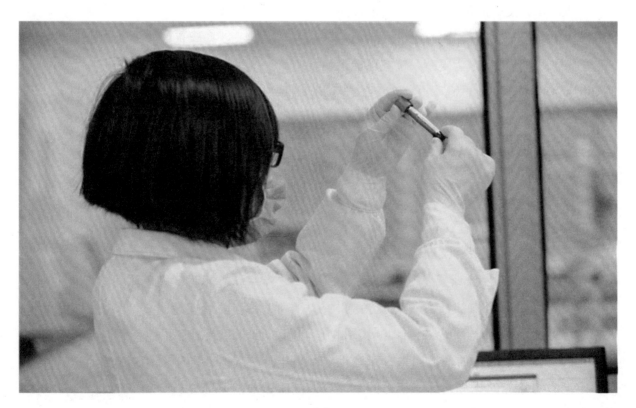

采血

了解血型的遗传规律，对输血或治疗血液性疾病，也有重要意义。

父母血型	子女可能的血型	子女不可能的血型
O+O	O	A、AB、B
O+A	A、O	AB、B
O+B	B、O	A、AB
O+AB	A、B	O、AB
A+A	A、O	AB、B
A+B	A、B、AB、O	–
A+AB	AB、B、A	O
B+B	B、O	A、AB
B+AB	B、A、AB	O
AB+AB	AB、A、B	O

如表所示，父母都是O型血者，遗传关系最简单，宝宝只可能是O型血；而父母为"A＋B"型血时，遗传关系最为复杂，宝宝可能出现AB、A、B、O等四种血型。

智力是如何遗传的

遗传对智力的影响是客观存在的。父母的智商高，孩子的智商往往也高；父母智力平常，孩子智力也一般；父母智力有缺陷，孩子有可能智力发育不全或智力迟钝。

智力还受主观努力和社会环境的影响，后天的教育及营养等因素起到相当大的作用。家庭是智力发展最基本的环境因素，家庭提供了定向教育培养的优势条件。智力的家族积聚性现象恰恰说明了先天和后天因素对智

力发展的作用。

由此可见，遗传是智力的基础，后天因素影响其发展。因此，要想使后代的智力超群，就必须在优生和优育上下功夫，使孩子的智能得到充分发挥。

贴心提醒

脾气性格是否遗传

性格的形成有许多先天的成分，例如父母一方是急性子，一方是慢性子，那么子女几乎有一半的可能性是急性子或慢性子。而如果母亲在孕期经常生气、发脾气，则血液中激素水平会很快升高，体内的有害化学物质的浓度也会在短时间内增多，这些物质通过血液循环很快就会遍及全身，并且能通过胎盘屏障进入羊膜腔。奇怪的是，这些物质还会在胎儿身上直接发生作用。孩子出生后在性格、情绪上会还原母亲的性格和情绪。

哪些父母会把不良基因遗传给宝宝

35岁以上的高龄孕妈妈

有关资料证明，染色体偶然错误的概率越到生殖年龄后期越明显增高。因为女性一出生，卵巢里就贮存了她一生全部的卵细胞。当年龄较大时，卵子就相对老化了，发生染色体异常的可能性就会相应增加。统计资料显示，此种可能性约为4.5%。

北京妇产医院专家：备孕怀孕分娩坐月子全书

夫妻一方为平衡易位染色体的携带者

如果父母一方为平衡易位染色体的携带者，他们孕育的胎儿有1/4的概率将流产，1/4的概率是易位型先天愚型，1/4的概率是平衡易位染色体的携带者，只有1/4的概率是正常的。

有习惯性流产史的夫妻

统计资料显示，习惯性流产女性的染色体异常的概率比正常人高12倍。凡是胎儿有染色体异常的，均易流产。

夫妻双方为高度近视者

近视有两种类型，一种是单纯近视，另一种是高度近视，它们的发生与遗传因素有一定的关系。

单纯近视又称普通近视，指600度以下的低中度近视，极为常见。其发生与遗传因素和环境因素均有关系，一般认为系多基因遗传。

高度近视又称变性近视，指600度以上的近视。夫妻双方如均为高度近视，其子女通常会发病。

贴心提醒

孩子身高与父母的关系

一般来说，身高70%取决于遗传。不过，遗传只能决定身高生长的潜力，但此种潜力能否得到正确发挥则有赖于各种环境条件（如营养、体育锻炼、疾病防治、生活规律、心理健康等）。

备孕夫妇应进行遗传咨询

一对夫妻或遗传病患者及其家属，向医生或遗传学家提出有关遗传病的问题，并请求给予解答，就是遗传咨询。

遗传咨询的重点人群

- 有遗传病家族史。
- 夫妻一方有遗传病或先天缺陷。
- 夫妻为近亲血缘关系。
- 曾经生过先天性愚型儿、无脑儿、脊柱裂等先天性畸形儿。
- 有习惯性流产、早产或原因不明的胎死宫内者。

遗传咨询的时间

进行遗传咨询，总的原则是宜早不宜迟。

知道自己家族中有遗传病史，应在婚前检查中如实告知医生，以便通过双方染色体的检查，来判断婚后是否会生畸形儿。如果双方染色体的重新组合会导致遗传病的延续，那么就要科学、慎重地考虑。

孕前咨询

夫妻双方中一方有遗传病家族史或已生过一个先天性畸形儿，应在准备怀孕前去咨询。有的遗传病与环境、季节有关系，医生会对何时怀孕有利提出具体意见。另外，有些遗传病需要在孕前做必要的治疗，治疗时服用的一些药物可能对胎儿发育不利。因此，孕前先去咨询，遵照医生的建议怀孕，有利于优生。

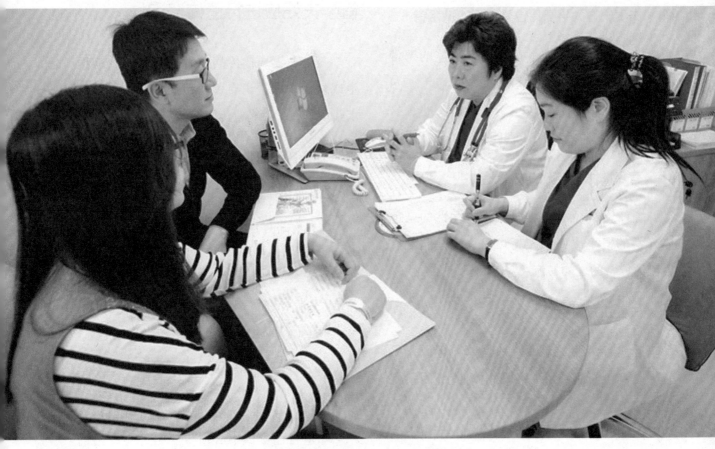

王琪教授在为备孕夫妇进行遗传咨询

🌰 孕早期及时咨询

怀孕后应在1～2个月时去咨询，最晚不要超过3个月。孕早期咨询，医生可以通过询问妊娠反应、做必要的检查来判断胎儿是否正常。如果正常，仍需要继续观察监护胎儿发育情况；如果出现异常，早期引产对孕妈妈身体的影响会小一些。

预防"缺陷宝宝"

根据我国的实际情况，应重点推广以下六项预防出生缺陷的措施：

- 避免近亲结婚。
- 预防接种，预防孕早期感染风疹病毒等。
- 补充叶酸或复合维生素与微量元素制剂，预防孕早期微量营养素缺乏。
- 避免接触铅、苯、农药等致畸物。
- 避免服用某些可致畸的药物。
- 孕期及早进行出生缺陷的产前筛查。

孕前检查甲状腺功能

我国妊娠期甲状腺疾病呈现影响广泛、危害严重、早期干预效果好、筛查策略待更新等四大特点。我国近1/10的妇女妊娠前半期都曾出现过临床甲状腺功能减退症、亚临床甲状腺功能减退症、甲状腺自身抗体（TPOAb）阳性等妊娠期甲状腺疾病，对母婴健康造成不良影响。

作为我国育龄女性的常见病之一，妊娠期甲状腺疾病包括临床甲状腺功能减退症、亚临床甲状腺功能减退症、甲状腺自身抗体阳性等，以妊娠期临床甲减为例，此病严重增加早产、低体重儿和流产等妊娠不良结局的风险，使发生流产的风险增加60%，发生妊娠期高血压的风险增加22%，甚至死胎。

妊娠期甲状腺疾病对母婴健康特别是胎儿脑部发育带来不利影响，因此建议备孕夫妇要重视孕前检查甲状腺功能。妊娠期甲减的症状包括精力不济、昏昏欲睡、体重增加、怕冷、便秘和记忆力减退等。这些症状易与妊娠反应混淆，且轻度甲减没有或仅有轻微的症状，易被忽视。

《妊娠和产后甲状腺疾病诊治指南》要求国内有条件的医院和妇幼保健部门对妊娠早期的女性开展甲状腺疾病筛查，筛查时机应选择在妊娠8周以前，最好在怀孕前就开展甲状腺指标筛查。

一旦确诊患病，可在怀孕前经有效治疗后再择机怀孕，最大程度确保母婴健康。

● 妊娠期甲状腺疾病的高危人群包括：

1. 有甲状腺疾病史或甲状腺手术史或碘-131治疗史者

2. 有甲状腺疾病家族史者

3. 有甲状腺肿者

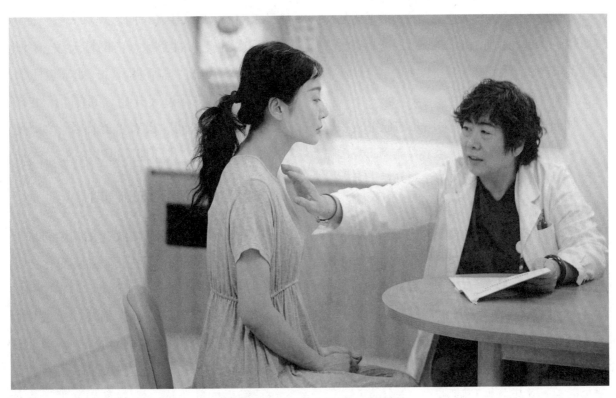

王琪教授为备孕女性检查甲状腺

4. 甲状腺抗体阳性的女性

5. 有甲减的症状或临床表现者

6. 1型糖尿病患者

7. 其他自身免疫病患者：包括白癜风、肾上腺功能减退症、萎缩性胃炎、恶性贫血、系统性硬化症、系统性红斑狼疮、干燥综合征等

8. 肥胖症（BMI>40）者

9. 曾经进行过头颈部放射治疗的人

10. 不孕女性

11. 30岁以上女性

12. 服用胺碘酮的女性

13. 服用锂制剂者

14. 碘放射造影剂暴露的女性

为什么妊娠期甲减会导致胎儿智力水平下降？

● 胎儿的大脑发育需要甲状腺激素。

● 妊娠早期即妊娠的前12周，处于胎儿脑发育的第一快速发育期，但此时胎儿自身的甲状腺功能尚未建立，胎儿脑发育所需的甲状腺激素完全依赖母体供应。

如何避免妊娠期甲减对胎儿的危害？

● 早筛查：育龄期女性在怀孕前到正规医院的内分泌科或相关科室检测甲状腺功能。通常会抽取受检者一定量的静脉血进行实验室检查，当天或次日即可获得检查结果。

● 早治疗：妊娠期甲减的治疗是简单而有效的。即在整个怀孕和哺乳期补充足量的外源性甲状腺素，即可有效避免胎儿智力水平下降。

妊娠和哺乳期服药治疗甲减安全吗？

服用正确剂量的外源性甲状腺素是绝对安全的，不影响妊娠和哺乳。

准确预测排卵期

女性在每个月经周期中，可能怀孕的时间仅5天左右。受孕通常也只能发生在性交后的24小时里。因而掌握女性排卵期是很重要的。

❀ 公式推算法确定排卵期

如果通过观察，你的月经很规律，28天一次，那么你可将月经周期的最长天数和最短天数均定位28天，代入下面这个公式：

排卵期第一天=最短一次月经周期天数-18天

排卵期最后一天=最长一次月经周期天数-11天

可计算出你的"排卵期"为本次月经来潮后的第11～17天。此种计算方法是以本次月经来潮第1天为基点，向后顺算天数，而不是以下次月经来潮为基点，倒算天数，因此不易弄错。找出"排卵期"后，如果想怀孕，可从"排卵期"第1天开始，每隔1日性交1次，连续一段时间，极有可能怀孕。如不想怀孕，就要错过"排卵期"过性生活。

❀ 观察宫颈黏液可预知排卵期

这是一种根据阴道黏液变化判断排卵日的方法。女性月经周期宫颈黏液变化分为"干燥期——湿润期——干燥期"。在中间的湿润期，白带较多而且异常稀薄，一般持续3～5天。观察分泌物像鸡蛋清样，清澈、透明、高弹性，拉丝度长的这一天就是排卵日。

月经后的几天内，黏液又少又稠，这种

状态下的黏液提示，阴道内的环境呈酸性，不利于精子存活，是最不易受孕的阶段。在排卵前，卵巢分泌的雌激素不断增加，雌激素促进宫颈分泌出潮湿、润滑、富有弹性、清亮或白色的黏液，犹如鸡蛋清状。这类黏液的分泌可以过滤异常精子，为健康的精子提供营养和通道，引导精子经过宫颈、子宫进入输卵管。所以，这类黏液也称为"易受孕型黏液"，这时同房，最有可能怀孕。

🍄 记录基础体温确定排卵期

人体处在清醒而又非常安静，不受肌肉活动、精神紧张、食物及环境温度等因素影响时的状态叫作"基础状态"，基础状态下的体温，就叫作"基础体温"，也叫"静息体温"，通常在早晨起床前测定。女性的基础体温随月经周期而变动，在卵泡期内体温较低，排卵后升高0.3～0.6℃。基础体温通常受很多因素影响，测量有可能不准。如某天体温比

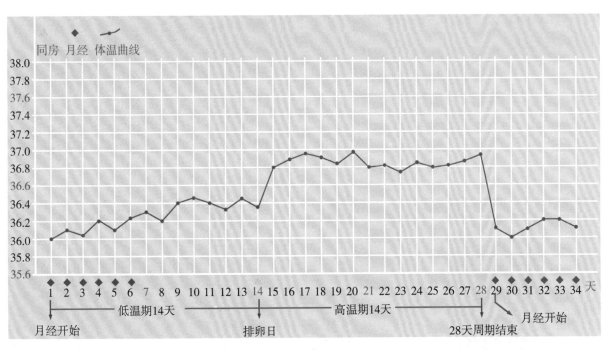

基础体温表

低温平均线超过0.5℃以上，且持续3天以上，就表示有温度上的高温期出现；排卵一般发生在体温持续上升前的低温那天，如果持续2周以上基础体温较高，就有可能怀孕了。

多少脂肪最适合怀孕

🍄 最适合怀孕的身材比例

BMI即Body Mass Index，也就是身体质量指数，简称体质指数或体重指数，是目前国

际上常用的衡量人体胖瘦程度的一个标准，用体重（千克）除以身高（米）的平方，就能得到BMI值了。对女性来说，BMI值的正常范围是18.5～23.9千克/平方米。

太胖或太瘦都可能影响怀孕

如果孕前体重超标，怀孕期间就容易出现高血压、糖尿病等问题，孕妈妈过胖，胎儿却容易营养不良。

如果孕前体重过轻，怀孕期间容易营养不良，使胎儿在宫内生长受限，分娩时也容易缺氧，造成产程延长，给孕妈妈和胎儿都带来安全隐患。

体脂肪率过低也会造成排卵停止或症状明显的闭经，严重时还会引起不孕，因此，爱美的备孕女性一定不要过度节食，保持恰好的体脂肪率，才有利于宝宝的顺利降临。

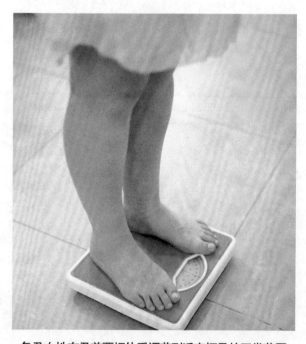
备孕女性在孕前要把体重调节到适宜怀孕的正常范围

身体调理原则

身体过瘦的女性要多吃鸡鸭鱼肉类、蛋类和豆制品类食品补充营养，一定要吃早餐和午餐。此外，还要适当运动，增加消耗，增进代谢。

身体过胖的女性则相反，应控制热量的摄取，少吃油腻及甜腻的食品，杜绝快餐、自助餐，午餐前最好喝杯水，晚餐少进食，更应避免暴食解压行为。此外，还要有计划地进行高耗能运动，比如做家务、散步及慢跑等。

过度减肥影响生育

有些女性为追求苗条身材，常常靠过度节食来减轻体重，久而久之，月经越来越少，甚至出现闭经。

减肥可能会减掉月经

这是因为，身体内的脂肪数量对月经至关重要。体内脂肪量必须达到体重的17%时月经才能来潮，而要建立规则的月经，体内脂肪量必须达到体重的22%～26%。这些脂肪主要分布在乳房、腹部及髋、臀部。同时，正常的体重或适量的体内脂肪是维持正常卵巢功能的必要条件。一般来说，偏胖的女孩初潮早，消瘦者则迟缓。如果女性患神经性厌食症，体重下降到一定程度，月经即停闭。这是身体的一种天然的自我保护功能，因为体重过低时不能胜任妊娠及分娩的负担，所以也就不能排卵。如果每月减去的体重过快，即使体重仍在正常范围内，也有可能引起闭经。

体重过轻影响生育

体重过轻对身体的害处还不仅限于月经。如果长期不排卵，子宫缺乏必要的性激素刺激，势必影响生育功能；营养长期不足，还会使身体抵抗力下降，易患呼吸道、消化道疾病；节食还可引起钙的吸收不足而导致骨质疏松症等。所以女性的体重应保持在正常范围内，千万不要因为节食而伤身体。如果你发现自己的体重低于平均标准体重的20%，应视为体重过低或消瘦，如不加注意就会影响到月经了。

女性标准体重的计算方法：

标准体重=52-（158-身高）×0.5（千克）

性生活质量决定受孕成功率

夫妻性生活的质量决定着受孕的成功与否。一般来说，和谐美满的夫妻性生活，能提高受孕的概率。

什么才是和谐美满的夫妻性生活

和谐美满的夫妻性生活心理标准是什么呢？心理学家把夫妻性生活划分为三种行为过程：一是边缘性行为，可概括为甜言蜜语的"悄悄话"；二是过程性行为，即试探性的爱抚动作，包括抚摸与接吻；三是实际性行为过程，即性交过程。边缘性行为、过程性行为双方都得到了满足，才可能进行实际性行为。只有经过这样一个完整的过程，双方心理上的需要达到平衡，而不是服从、勉强和被动，才能

充分地分享夫妻性生活的愉快欢欣，使心理上的满足超过生理的需要。这种良好的心理状态下产生的性生活，可使夫妻感情逐渐升华，成为互敬互爱如胶似漆的亲密伴侣。

验证夫妻性生活是否美满

验证夫妻性生活是否美满，应以双方心理上的满足感为主要"标尺"。只为满足生理上的需要，简单、粗暴的性交，没有情感的交流，只能是性欲的发泄，当然无法获得和谐美满的性生活。

和谐的性生活是每对夫妻的共同愿望，更是优生的前提条件。因此，夫妻要相亲相爱，争取性生活和谐，为优生做好充分的准备。

正常的夫妻性生活需要具备的条件

正常的夫妻性生活是一种复杂的生理和心理过程，如果不具备健全的生理和心理条件，就难以维持正常的夫妻性生活，自然也就无法达到怀孕的目的。具体地说，夫妻维持正常的性生活至少要具备以下条件。

要有健全的生殖器官

生殖器官是进行夫妻性生活的"工具"。如果男女任何一方生殖器官发育畸形，如男性的小阴茎、隐匿阴茎、阴茎海绵体纤维化，女性先天性无阴道、阴道闭锁或狭窄、阴道横隔等，都会造成性交障碍。男女一方或双方如果性器官感染某些炎症，也会影响夫妻生活，甚至根本无法同房。

❀ 应有定量的性激素

因为性激素不仅与性器官发育有密切关系，还可引起性中枢兴奋，产生性欲和维持性功能。如果性激素不足，就会造成性欲减退或性功能障碍，不能进行正常的性生活。各种因素引起的垂体功能低下，是导致性腺功能低下、性激素分泌不足的主要原因。

❀ 要有良好的精神状态

性生活既是一种生理活动，也是一种心理活动过程，其中包括夫妻的笃深感情。如果夫妻不和，感情破裂，性生理反应就会随之减弱、淡漠；如果夫妻炽热相爱，性生理反应就会增强、旺盛。

另外，夫妻双方如一方有过度疲劳、紧张、忧郁、悲伤、恐惧等原因，就无心同房，甚至对此感到厌烦，自然也就不可能维持正常的性生活。

精神压力过大影响生殖健康

受孕不是一件很容易的事情，尤其对处于某一特殊环境或职业中的女性来说更是如此。虽然精神压力对于怀孕的直接影响相对较小，但是如果精神压力过大，很可能会造成食欲不佳，导致营养失衡，可能会影响到母体及胎儿健康。

❀ 压力大会影响子宫和乳腺

许多女性都有这样的经历，由于工作上的不顺利或者因为家庭矛盾而生气，如果正赶上月经来潮的第一天或第二天，月经往往会突然停止，明显显示出精神因素对生殖器官功能的不利影响——打乱了月经规律，当然也会影响生育能力。其实月经受到影响还是次要的，更重要的是给子宫和乳腺的健康埋下了隐患。因为乳腺和子宫是女性的生殖器官，对孕育生命起着关键作用，当承受过大精神压力时，往往会产生疾病，影响生育。

❀ 压力过大影响体内激素分泌

来自心理上的压力会造成内分泌的紊乱和失调，直接影响到正常的生理功能。有些女性因盼子心切，而变得整天神经兮兮；或是生活节奏太紧张，人体生物钟严重紊乱；或是工作遭受严重打击，心情抑郁、失眠多梦等，这些因素均会使大脑皮质功能受到抑制，下丘脑-脑垂体与生殖腺的"指挥"与"衔接"功能受到影响，致使内分泌系统失调，最终不能正常排卵，进而引发更加严重的机体疾患。对于患有严重心理疾病的女性，一定要及时做心理咨询，或者接受精神病科医生的治疗。心理疾病和生理性疾病一样，都可引发身体的不适或病症，不要讳疾忌医。

十月怀胎全过程大揭秘

一个小小的受精卵，逐渐发育为有着复杂内部结构的小生命，十月怀胎的过程每一步都充满着奇妙的变化呢！人们通常说"十月怀胎，一朝分娩"，并不是说孕育宝宝需要10个月的时间，这只是一个概数。医学上的孕期约280天，也就是40周左右，是从末次月经的第一天开始算起的。为了便于说明，所谓的怀孕第1周，其实是处于女性的经期周。排卵发生在月经周期的中间，一个成熟的卵子，从卵巢中排出，开始朝着子宫出发，精子和卵子结合成受精卵，受精卵再着床到子宫内膜上生长发育，称为受孕。

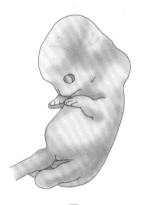

8周

第1个月

在受精后几小时内，受精卵开始分裂，一周后，受精卵已分裂发育成几百个细胞，形成一个小圆球，并将自己嵌入子宫内膜上，正式开始了胚胎的发育。23天后，神经细胞开始发育。一个月时，胚芽的身体增长为圆筒状，头尾弯向腹侧，有长尾巴，外形像海马，此时血液循环建立，胎盘雏形也形成了。

第2个月

胎儿的生长发育进入分化期，脑、脊髓、眼、听觉器官、心脏、胃肠、肝脏初具规模，已经能够分辨出头、身体和手足。

第3个月

胎儿的面颊、下颌及耳郭已发育成形，眼睛及手指、脚趾清晰可辨。心脏、肝脏、肾脏、输尿管更加发达，胎儿的骨骼和关节尚在发育中，而外生殖器已分化完毕，可辨认出胎儿的性别。

第4个月

胎儿头部伸直，脸部已有了人的轮廓和外形，下颌骨、面颊骨、鼻梁骨等开始形成，耳郭伸长，皮肤逐渐变厚而不再透明。内耳等听觉器官已基本完善，对子宫外的声音刺激开始有所反应。

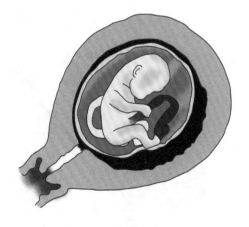

12周

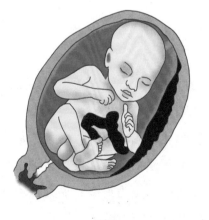

16周

第5个月

胎儿头部及身体上呈现出薄薄的胎毛，长出指甲，牙床开始形成；头发、眉毛齐备；皮下脂肪开始沉积，但皮下血管仍清晰可见；胎儿已会吞咽羊水。如果用听诊器听可听到胎心音。

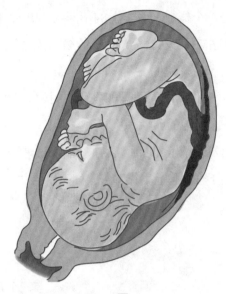

20周

第6个月

胎儿骨骼发育良好，开始吸吮手指。胎儿在羊水中姿势自如地游泳并会用脚踢子宫，这时，如果子宫收缩或受到外力压迫，胎儿会猛踢子宫壁，把这种信息传递给妈妈。

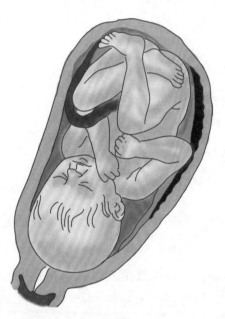

24周

第7个月

此时的胎儿满面皱纹，有了明显的头发，胎儿大脑发育已进入一个高峰期，脑细胞迅速增殖分化，脑体积增大；由于胎儿内耳与大脑发生联系的神经通路已接通，因此对声音的分辨能力更为提高；胎儿还有了浅浅的呼吸和微弱的吸吮力。

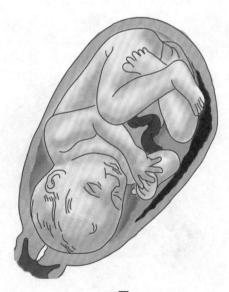

28周

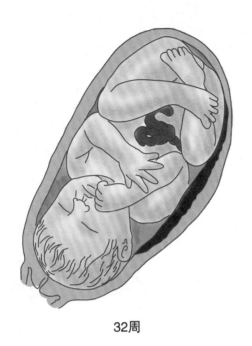

32周

第8个月

胎儿指甲已长至指尖，皮肤呈淡红色，并变得光滑，皮下脂肪日渐增多。

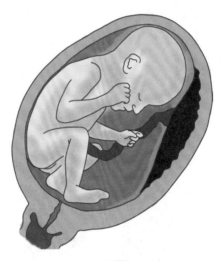

36周

第9个月

胎儿生殖器官基本形成，肺和胃肠的功能已较发达，具备了一定的呼吸和消化功能。

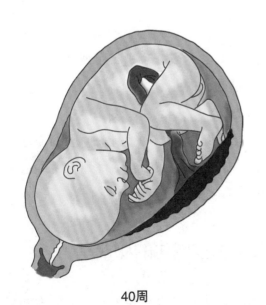

40周

第10个月

胎儿已足月，皮肤红润，皮下脂肪发育良好，额部发际清晰。胎儿的位置下移至下腹部，并且转身，准备诞生。

胎教早知道

什么是胎教

所谓胎教，就是给胎儿创造良好的孕育环境，通过母亲与胎儿正常的信息交换，使胎儿受到良好的宫内教育，促使胎儿的身心健康地生长和发育。胎教的内容包括孕妈妈的孕期保健、外界环境对孕妈妈的影响和孕妈妈情绪波动对胎儿的影响，其中母亲良好的精神生活尤为重要。

胎儿在子宫内可以学习、倾听、感觉和记忆。胎儿在16周时已经有触觉和味觉；到18周时，胎儿会有视觉和听觉；到了30周时胎儿会有记忆。

胎教的真谛在于激发胎儿内部的潜力，胎教可以改变、强化胎儿素质。经过胎教的婴儿学走路、学说话早，反应灵敏，记忆力强。而且在智能、个性感情、能力等方面的发育都有突出的表现。

据研究，人的智力获得有50%在4岁以前，30%在4～8岁获得，20%在8岁以后完成。4岁以前的50%就包括通过胎教培养的智力。婴儿出生前形成的大脑旧皮质是出生后形成的大脑新皮质的基础，只有在大脑旧皮质良好的基础上才能使大脑新皮质得到更好的发育，以达到超常的智商水平，发挥其非凡的才能。

脑细胞的特点是其增殖时"一次性完成"，错过这个实施胎教的大好时机就无法补偿了。美国费城一家生理研究所对200多名接受过胎教的4～7岁儿童进行了调查，结果发现，受过胎教的儿童比没有接受胎教的对照组智商要高20%～45%。

胎儿有了发育良好的大脑，还要保护它不受到损伤，如外伤、产伤、中枢神经系统感染（无论是宫内感染还是产后感染）、高热等。

什么是胎教成功的秘诀

胎教成功的秘诀是相信胎儿的能力和对

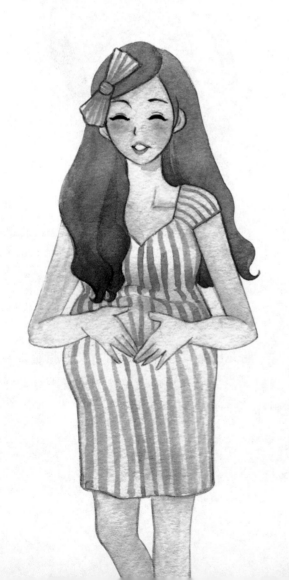

胎儿倾注爱心。胎教的目的是输入良性信息，确保胎儿生长的环境良好。这就要求孕妈妈心态要好，情绪稳定，营养均衡。此外，夫妻和睦、定期保健、有病及时治疗、顺利生产也是相当重要的。在此基础上，再给予胎儿良性感觉信息刺激，以开发胎儿大脑潜能。

胎教不是为了培养神童

很多重视胎教的父母经常会陷入胎教的误区，他们以为胎教就是教胎儿唱歌、说话、算算术，通过10个月的胎教培养出一个个小神童。

真正的胎教应从孕前甚至婚前开始，如进行婚前检查，了解生理功能；婚后在计划怀孕前选择理想的受孕季节，保持良好的心情，避免不良因素影响；考虑职业、工作环境对受孕和胚胎发育的影响等，可向专业医生进行咨询。

胎教的目的并非是教胎儿唱歌、识字、算算术，而是通过各种适当合理的信息刺激，促进胎儿各种感觉功能的发育，为出生后的早期教育打下良好的基础。

受过胎教的孩子，也不一定个个都是神童，而是因为胎教可以发掘个体的素质潜能，让每一个宝宝的先天遗传素质获得超常发展。如果把胎教和出生后的早期教育很好地结合起来，每个宝宝都能成为优秀的人才。

胎教更能激发右脑潜能

左脑是语言脑，右脑是图像脑。1981年加州理工学院的罗杰·斯佩里教授在因对右脑和左脑的研究获得诺贝尔生理学或医学奖后，人们逐渐认识到了左右脑的区别。通常，人们只是机械性地使用左脑，但左脑会抑制右

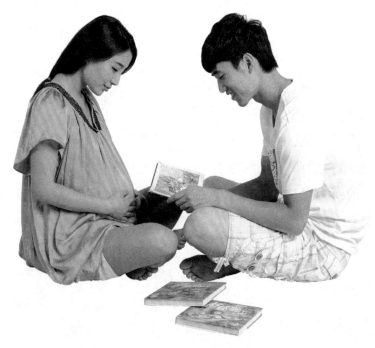

怀孕期间每天给胎儿读一读童话故事

脑发挥作用。实际上,右脑蕴藏着惊人的能力,只要学会使用右脑,每个人都能变得优秀。在早教课程中,不少专家都把开发宝宝的右脑列为一项重要课程。这样的课程听起来高深莫测,其实并不难,在胎教中就可以开始尝试。

🌰 右脑式朗读

孕妈妈在朗读的时候,可以试着把这些语言通过自己的想象使其形象化,也就是把文字描绘成画面,以便更具体地传达给胎儿。因为胎儿的大脑已经开始发育了,他对语言的接收不是用耳而是用脑来进行的,所以对他讲话不能单凭声音,还要在头脑中先把所讲内容形象化或是抓住某种感觉再讲出来,这样,语言就变成了一帧帧画面或是立体的形象,孕妈妈和胎儿之间就形成了一种立体的双向传递方式。

🌰 右脑式欣赏

孕妈妈在欣赏美好的画面时,不宜走马观花,而是要尽量记住这些美好的画面,即使画面在眼前消失,美好的印象仍保留在脑海中,这无疑是对胎儿的一种良好刺激。同样,孕妈妈在聆听美好的乐曲时,总会有那么美妙的一两段旋律在心中盘旋,这也构成了立体的传递,对胎儿的右脑发育大有好处。

🌰 右脑负责爱

右脑世界是充满爱的世界,心中充满爱,没有私心,才能更轻松地开发右脑。认识到这一点后,右脑胎教就是水到渠成的事了。右脑最基本的功能就是心灵感应。胎儿时期,孕妈妈与胎儿进行心灵交流,使母子产生一体感,就能发挥心灵感应的能力,心灵感应是一种不通过语言就能进行交流的能力。

胎教从什么时候开始好

每一个宝宝在胎儿期都具有相同的潜能,如果这些潜能得不到及时开发,就有可能被永远掩盖。胎教的主要功能之一就是帮助胎儿开发潜能。

胎教最重要的时间就是在脑部的发育阶段。脑部能否迅速发育,主要取决于胎教的实施情况。胎教是有意识地对胎儿进行教育,在大脑形成期给予充分的营养和适当的信息诱导。适宜地开发,大脑皮质的沟回就会相应增多,孩子也就越聪明。

🌰 胎教开始的时间

从广义上讲,胎教应该从择偶就开始,因为父母的形象、教养、性格、品质和健康状况等对子女都会产生深刻的影响。从优生学的观点讲,胎教应从孕前3个月开始,以确保"种子"的优良和"土壤"的肥沃。从狭义、具体地施加"刺激影响"方面来说,应该从怀孕1~3个月开始。父母传递给胎儿的信息,具有决定孩子未来的作用。准爸妈们应该好好把握这个时机。

胎教的重点

胎教并非单纯地教导胎儿学习数字或文字。究竟科学的胎教是什么，胎教的重点又是什么呢？

专家提醒准爸妈，胎教本身是为了促进胎儿感官功能的发育。那么只要是对胎儿有益的事情都可以归入胎教的范畴。大到环境的改善、情绪的调节，小到听音乐、散步及与胎儿说悄悄话都是胎教的内容。在怀孕期间保持稳定的身心状态、多用积极乐观的心态影响胎儿，是胎教的精髓所在。

胎教要顺应胎儿的身心发展规律

胎教其实并不难，只要顺应胎儿身心发展的自然规律，为其"修路搭桥"，为他的生存发展创造一个好环境，父母健康的身心，优美、宁静、舒适、和谐的生活环境，母亲平和、安乐的心境，这些都能使胎儿的感觉器官——大脑皮质受到良性刺激，为孩子将来拥有大智慧和好性情奠定基础。

每天胎教需要多长时间

从广义上来说，从开始备孕就应该为胎教做准备。在不影响孕妈妈和胎儿休息的情况下，胎教的时间长短没有限制，随时随地都可以进行。

音乐胎教类：孕妈妈可以选择自己喜欢的，或轻缓柔和，或欢快流畅的音乐，每天按照实际情况安排一次10分钟左右的音乐胎教时间。

情绪胎教类：包括讲故事，读诗歌、散文等，宜选择篇幅较短的，内容积极正面的进行朗读，时间控制在10分钟左右。

实施胎教的最佳时间

中午12点：此时人的视力处于最佳状态，可以清晰地看到美丽的风景，孕妈妈可以在这段时间欣赏优美的绘画作品。

晚8点左右：这个时间是孕妈妈听觉神经最敏感的时间，也是最佳胎教时间。孕妈妈已经吃过晚饭并稍作休息，精神慢慢恢复。此时最好能和准爸爸一起进行胎教，效果更佳。

以上是针对不同胎教方法所需要的时间。日常生活中，孕妈妈和准爸爸给胎儿营造一个良好的生长环境，在正确的时间选择正确的胎教内容，就是对胎儿最好的爱。带着这份爱，让我们开始胎教的旅程吧！

孕早期胎教要点

第1个月应有一个安全舒适的体内环境

第1个月正是精子和卵子相遇成为受精卵，并进一步分裂发育的阶段，此时夫妻双方最重要的是要预防环境对身体的伤害，远离辐射、避免剧烈运动，保持良好的生活规律，给受精卵一个安全舒适的体内环境，使之能够健康发育。

第2个月多注意用药安全和营养

此时到了胚胎发育最关键的时期，胚胎

对致畸因素比较敏感，要多注意用药安全。此外，孕吐反应可能引起营养不良，要树立母儿同安的观念，在精神与饮食营养上保护胎儿。

❀ 第3个月多注意保持愉快的心情

怀孕第3个月时胚胎各器官分化到了关键期，愉快的心情可调节内分泌，进而促进胎儿的发育。

孕中期胎教要点

❀ 感觉训练

胎动的出现标志着胎儿中枢神经系统已经分化完成，这时应给胎儿各感觉器官适时、适量的良性刺激，这样还可以为宝宝出生后的早教奠定基础。

❀ 听觉训练

有意识地对胎儿进行听觉训练，如播放优美抒情的乐曲、聊天、讲故事等，以刺激胎儿的听觉发育。

❀ 触觉与动作协调训练

胎儿这时对触觉与力量很敏感，孕妈妈可轻轻拍打和抚摩腹部，这对胎儿将来动作的灵活性与协调性有益。

❀ 健康监护训练

多注意自己身体的水肿、便秘等问题，学会监护胎儿、数胎动、听胎心等。

孕晚期胎教要点

❀ 光敏感训练

随着胎儿各器官发育成熟，当光源经腹壁照射时，胎儿的头部可转向光源方向，并出现胎心率的改变。

❀ 重复以往的胎教训练

为了巩固胎教效果和促进分娩，孕妈妈应适当坚持重复以往的一些胎教内容，并保持良好的情绪。

❀ 分娩训练

孕妈妈还应掌握相应的分娩知识，多练习一些分娩技巧。

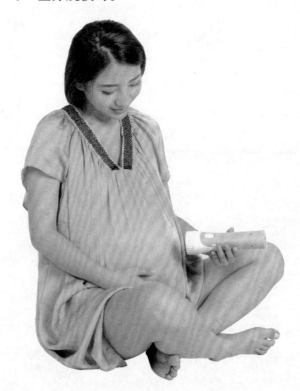

光敏感训练

营养早知道

备孕女性营养准备的必要性

备孕是指育龄女性有计划地怀孕并对优孕进行必要的前期准备，是优孕与优生优育的重要前提。备孕女性的营养状况直接关系着孕育和哺育新生命的质量，并对女性及其下一代的健康产生长期影响。为保证成功妊娠、提高生育质量、预防不良妊娠结局，夫妻双方都应做好充分的孕前准备。

健康的身体状况、合理膳食、均衡营养是孕育新生命必需的物质基础。准备怀孕的女性应接受健康体检及膳食和生活方式指导，使健康与营养状况尽可能达到最佳后再怀孕。健康体检应特别关注感染性疾病（如牙周病）以及血红蛋白、血浆叶酸、尿碘等反映营养状况的检测，目的是避免相关炎症及营养素缺乏对受孕成功和妊娠结局的不良影响。

营养准备的三大要点

备孕女性膳食在一般人群膳食基础上需要关注以下三点。

- 调整孕前体重至适宜水平
- 常吃含铁丰富的食物，选用碘盐，孕前3个月开始补充叶酸。
- 禁烟酒，保持健康生活方式。

孕前体重与新生儿出生体重、婴儿死亡率以及孕期并发症等不良妊娠结局有密切关系。肥胖或低体重的育龄女性是发生不良妊娠结局的高危人群，备孕女性宜通过平衡膳食和适量运动来调整体重，使BMI达到18.5～23.9千克/平方米范围。

育龄女性是铁缺乏和缺铁性贫血患病率较高的人群，怀孕前如果缺铁，可导致早产、胎儿生长受限、新生儿低出生体重以及妊娠期缺铁性贫血。因此，备孕女性应经常摄入含铁丰富、利用率高的动物性食物，铁缺乏或缺铁性贫血者应纠正贫血后再怀孕。碘是合成甲状腺激素不可缺少的微量元素，为避免孕期碘缺乏对胎儿智力和体格发育产生的不良影响，备孕女性除选用碘盐外，还应每周摄入1次富含碘的海产品。叶酸缺乏可影响胚胎细胞增殖、分化，增加神经管畸形及流产的风险，备孕女性应从准备怀孕前3个月开始每天补充400微克叶酸，并持续整个孕期。

良好的身体状况和营养是成功孕育新生命最重要的条件，而良好的身体状况和营养要通过健康生活方式来维持。均衡的营养、有规律的运动和锻炼、充足的睡眠、愉悦的心情等，均有利于健康的孕育。计划怀孕的女性如果有健康和营养问题，应积极治疗相关疾病（如牙周病），纠正可能存在的营养缺乏，保持良好的卫生习惯。此外，吸烟、饮酒会影响精子和卵子质量及受精卵着床与胚胎发育，在怀孕前6个月夫妻双方均应停止吸烟、饮酒，并远离吸烟环境。

1. 调整体重到适宜水平

肥胖或低体重备孕女性应调整体重，使BMI达到18.5～23.9千克/平方米范围，并维持适宜体重，在最佳的生理状态下孕育新生命。

（1）低体重（BMI＜18.5千克/平方米）的备孕女性，可通过适当增加食物量和规律运动来增加体重，每天可有1～2次的加餐，如每天增加牛奶200毫升，或粮谷、畜肉类50克，或蛋类、鱼类75克。

（2）肥胖（BMI≥28.0千克/平方米）的备孕女性，应改变不良饮食习惯，减慢进食速度，避免过量进食，减少高能量、高脂肪、高糖食物的摄入，多选择低GI（血糖生成指数）、富含膳食纤维、营养素密度高的食物。同时，应增加运动，推荐每天30～90分钟中等强度的运动。

2. 多吃含铁、碘丰富的食物

备孕期保证平衡膳食是充足营养的基础，铁、碘对身体非常重要，应该引起足够重视。

（1）铁：动物血、肝脏及红肉中铁含量及铁的吸收率均较高，一日三餐中应该有瘦畜肉50～100克，每周1次动物血或畜禽肝脏25～50克。在摄入富含铁的畜肉或动物血和肝脏时，应同时摄入含维生素C较多的蔬菜和水果，以提高膳食铁的吸收与利用。

富含铁和维生素C的菜肴推荐：

猪肝炒柿子椒（猪肝50克，柿子椒150克），含铁12.5毫克，维生素C118毫克。

鸭血炒韭菜（鸭血50克，韭菜100克），含铁16.8毫克，维生素C24毫克。

水煮羊肉片（羊肉50克，豌豆苗100克，

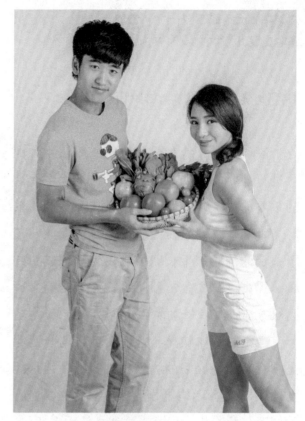

备孕夫妻要保证合理膳食、均衡营养

油菜100克，辣椒25克），含铁7.6毫克，维生素C118毫克。

（2）碘：依据我国现行食盐强化碘量25毫克/千克、碘的烹调损失率20%、每日食盐摄入量按6克计算，摄入碘约120微克，便几乎达到成人推荐量。考虑到孕期对碘的需要增加、碘缺乏对胎儿的严重危害、孕早期妊娠反应影响碘摄入，以及碘盐在烹调等环节可能的碘损失，建议备孕妇女除规律食用碘盐外，每周再摄入1次富含碘的食物，如海带、紫菜、贻贝（淡菜）等，以增加一定量的碘储备。

含碘丰富的菜肴推荐：

海带炖豆腐（鲜海带100克，含碘114微克；豆腐200克，含碘15.4微克）。

紫菜蛋花汤（紫菜5克，含碘212微克；鸡蛋25克，含碘6.8微克）。

贻贝（淡菜）炒洋葱（贻贝100克，含碘346微克；洋葱100克，含碘1.2微克）。

上述菜肴的含碘量分别加上每天由碘盐获得的120微克碘，碘摄入量为250～470微克，既能满足备孕妇女对碘的需要，也在安全范围内。

3. 健康生活，做好孕育新生命的准备

夫妻双方应共同为受孕进行充分的营养、身体和心理准备：①怀孕前6个月夫妻双方戒烟、禁酒，并远离吸烟环境，避免烟草及酒精对胚胎的危害；②夫妻双方要遵循平衡膳食原则，摄入充足的营养素和能量，纠正可能的营养缺乏和不良饮食习惯；③保持良好的卫生习惯，避免感染和炎症；④有条件时进行全身健康体检，积极治疗相关炎症疾病（如牙周病），避免带病怀孕；⑤保证每天至少30分钟中等强度的运动；⑥规律生活，避免熬夜，保证充足睡眠，保持愉悦心情，准备孕育新生命。

备孕女性提前服用叶酸

叶酸是一种水溶性B族维生素，因最初是从菠菜叶中提取得到的，故称为叶酸。叶酸对预防神经管畸形和高同型半胱氨酸血症、促进红细胞成熟和血红蛋白合成极为重要。叶酸是机体不可缺少的维生素，在体内的总量仅5～6毫克，但几乎参与机体所有的生化代谢过程，参与体内许多重要物质如蛋白质、脱氧核糖核酸（DNA）等的合成。

当体内叶酸缺乏时，其直接的后果就是细胞的分裂和增殖受到影响。这在血液系统则表现为血红蛋白合成减少，红细胞不能成熟，从而导致巨幼细胞性贫血。如在妊娠早期缺乏叶酸，则会影响胎儿大脑和神经系统的正常发育，严重时将造成无脑儿和脊柱裂等先天畸形，也可因胎盘发育不良而造成流产、早产等。

目前已经证实，孕早期叶酸缺乏是胎儿神经管畸形发生的重要原因。因此，在怀孕前后补充叶酸，可以预防胎儿发生神经管畸形。孕期叶酸应达到600微克/日，除常吃含叶酸丰富的食物外，还应补充叶酸400微克/日。

怀孕以后，胎儿和胎盘开始形成和发育，母体子宫、乳房也进一步发育，这是细胞生

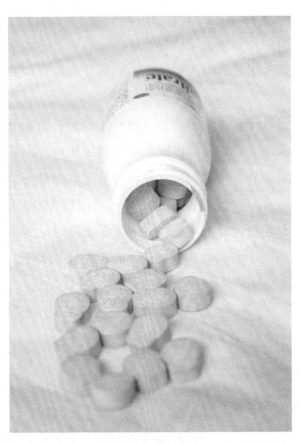

备孕女性应从孕前3个月开始每天补充400微克叶酸

长、分裂旺盛的时期，对叶酸的需要量大大增加，可达到正常成年人的两倍。

妊娠早期是胚胎分化、胎盘形成的关键阶段，胎儿的神经管系统是最早发育的系统，如果缺乏叶酸，就可能导致胎儿畸形，尤其是胎儿神经系统的畸形。

妊娠中、晚期，母体血容量增加，子宫、胎盘、乳房迅速发育，胎儿继续迅速生长发育，加上这时孕妇从尿中排出的叶酸量也增加，使叶酸的需要量相应增加。如叶酸供给不足，孕妇发生胎盘早剥、子痫前期、孕晚期阴道出血的概率就会升高，胎儿则容易出现宫内发育迟缓、早产、低出生体重。叶酸水平低下的产妇生下的婴儿体内叶酸贮备少，出生后由于身体迅速生长，叶酸很快被耗尽，还会造成婴儿体内叶酸缺乏。这样婴儿出生后的生长发育，包括智力发育都会受到影响。

研究表明，孕妇体内叶酸水平明显低于非孕女性。其原因除了需要量增加和丢失量增多外，孕前妇女叶酸营养状况差也是一个原因。由于饮食习惯的影响，我国约有30%的育龄女性缺乏叶酸，其中北方农村妇女更为严重。

 专家提醒

为了提高人口素质，普遍提倡在计划怀孕前3个月就开始补充叶酸，直至妊娠结束。

☁ 补叶酸吃什么

绿叶蔬菜中，如菠菜、生菜、芦笋、龙须菜、油菜、小白菜、甜菜等都富含叶酸；谷类食物中，如酵母、麸皮面包、麦芽等；水果中，如香蕉、草莓、橙子、橘子等，以及动物肝脏中均富含叶酸。

叶酸遇热会被破坏，因此建议食用上述食物时不要长时间加热，以免破坏食物中所含的叶酸。营养学家曾推荐孕妈妈每天吃一只香蕉，因为香蕉富含叶酸与钾元素。为预防神经管缺陷，也可以口服药物，如斯利安或叶维胶囊0.4毫克/日，计划怀孕前3个月和孕期前3个月口服，或至妊娠结束。

孕前3个月加强营养补充

夫妻双方准备要孩子前应注意身体健康，不能有营养缺乏症，尤其是准备怀孕的女性更不能缺少营养，切忌偏食、挑食或节食，以免造成某些营养素的缺乏，给怀孕带来很多麻烦，甚至是危害。

女性在孕前补充营养很重要，其原因有二：一是营养不良，易导致不孕；二是女性在孕前营养不良，可导致孕初胎儿发育迟缓。

☁ 女性营养不良，易导致不孕

这是因为，母体是否健康以及营养是否充足，会影响卵子的活力。例如，严重营养不良的女性，会因闭经而不孕；青春期女性营养不良可导致月经稀少而闭经，影响以后

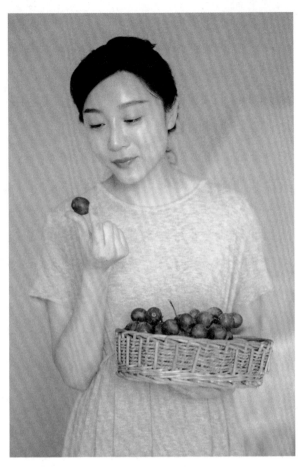

备孕女性应多吃水果

的生殖能力；一些女性由于挑食、偏食严重，或不当的节食减肥，也会导致某些营养缺乏，进而造成不孕。

女性在孕前营养不良易导致孕初胎儿发育迟缓

在十月怀胎内，胎儿发育最重要的时期是前3个月。在这个时期内，胎儿各个重要器官——心、肝、胃、肠和肾等都要分化完毕，并初具规模，而且大脑也在急剧发育，因此，这一关键时期胎儿必须要从母体那里获得足够而全面的营养，特别是优质蛋白质、脂肪、矿物质、维生素，一旦不足，就会妨碍胎儿

的营养来源，很大部分就只能依靠孕妇体内的储备，即怀孕前的营养储备。

许多营养素在人体内的储备期限是相当长的，比如脂肪能贮存20～40天，维生素C能贮存60～120天，维生素A贮存长达90～356天，铁为125天，碘为1000天，钙的贮存时间最长，高达2500天，即6年之久。

孕前营养素储备多少，直接影响到胎儿的早期发育

国内外大量调查资料表明，胎儿的健康状况与孕妇在孕前的营养状况明显有关。那些孕前营养状况好的孕妇所生的新生儿，不仅体格符合标准，健康情况较好，而且患病率都低于孕前营养状况差的孕妇所生的新生儿。孕前营养状况对儿童学龄期的智力发育也会产生影响。为了生育一个健康聪明的孩子，年轻夫妇应该从想要孩子的时候开始，就适当加强营养。

当然，具体从何时起、增加什么、增加多少，还要因人而异。营养状况一般的夫妻，应该从孕前3个月开始就要注意多摄取含优质蛋白、脂肪、维生素和微量元素丰富的食品，其中尤其不可以忘记钙、铁、碘、维生素A和维生素C的摄入，适当多吃些水产品、骨头汤、瘦肉、动物肝肾、新鲜蔬菜和水果等。对于那些体质瘦弱、营养状况差的夫妻，孕前加强营养更为重要，开始加强的时间要更早一些，最好在孕前半年左右就开始。

孕前3个月补充维生素

维生素是人体必需的营养素，它维护着身体的健康，维持着生命的延续，维生素缺乏会影响受孕和孕育健康宝宝，所以准备生育的夫妻必须在孕前3个月补充维生素。

维生素的补充，要多元化，并要合理补充。因为不同的维生素对人体起着不同的作用。比如，维生素A可维持正常视力和皮肤健康，增强对细菌的抵抗力，当妇女维生素A缺乏时，就难以受孕，即使怀孕也容易流产；维生素D可促进钙的吸收；维生素E在孕早期有保胎、防止流产的作用，缺少维生素E会出现不孕症；维生素C可保护细胞组织免受氧化损伤，增强免疫力，防止维生素C缺乏病（坏血病）和牙龈出血；叶酸有助于红细胞的生成，防止巨幼红细胞性贫血和胎儿神经管畸形，维生素B_1、维生素B_2参与能量代谢，其他B族维生素在孕期还有减轻胃部不适、促进食欲、减少妊娠反应等作用。

备孕女性需要做很多的准备工作，备孕男性同样需要注意维生素的补充。据研究发现，维生素C能减少精子受损的危险，提高精子的运动性；维生素D能提高男性生育能力；维生素A能使精子的活动能力增强；B族维生素与男性睾丸的健康有着直接而密切的关系；维生素E有调节性腺和延长精子寿命的作用，维生素E还能改善血液循环，可以提高毛细血管尤其是生殖器部位的毛细血管的运动性，可提高性欲、促进精子的生成。

一般来说，我们都是通过均衡的饮食来满足维生素的补充，所以可从下面的食物中获得我们所需的维生素。

维生素C：水果和新鲜蔬菜，如所有绿色蔬菜、西红柿、卷心菜、菜花、猕猴桃、鲜枣、草莓、橘子等。

维生素A：动物的肝脏、蛋黄、奶油、胡萝卜、绿叶蔬菜等。

维生素B_1：谷类、豆类、坚果类、猪瘦肉及动物内脏。

维生素B_2：动物内脏以及蛋、奶等。

维生素B_6：动物类食物，如内脏；全谷物食物，如燕麦、小麦麸等；豆类，如豌豆、大豆等；坚果类，如花生、核桃等。

维生素E：麦胚油、玉米油、花生油、香油、豆类、粗粮、坚果、芝麻。

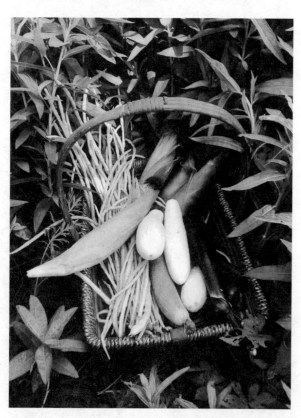

多吃新鲜蔬菜补充维生素

当正常饮食无法满足体内所需的营养时，补充复合维生素也是一种有效的途径。不过，为了避免过量服用某些维生素危害胎儿的发育，最好先咨询医生，选择适合的维生素，以使备孕夫妻在孕前摄入适量的维生素，健康地受孕。

孕前饮食禁忌

❀ 忌常吃高糖食物

常吃高糖食物，会使人体吸收糖分过量，这样会刺激人体内胰岛素水平升高，使体内的热能代谢以及蛋白质、脂肪、糖类代谢出现紊乱，引起糖耐量降低，使血糖升高，甚至成为潜在的糖尿病患者。孕前夫妻双方尤其是妻子，经常食用高糖食物易引起糖代谢紊乱，如果孕前体内血糖较高，在孕期极易

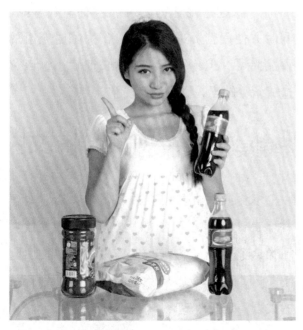

备孕女性要远离咖啡、薯片、可乐

出现妊娠期糖尿病，不仅危害孕妇的健康，还会影响胎儿的健康发育和成长。另外，常食高糖食物还容易引起体重增加，同时容易引起蛀牙，对怀孕不利。

❀ 忌过食辛辣食物

过食辛辣食物可以引起正常人的消耗功能紊乱，出现胃部不适、消化不良、便秘，甚至发生痔疮。尤其是想怀孕的夫妻，孕前吃辛辣的食物，如果出现消化不良，必然影响营养素的吸收。一旦出现便秘、痔疮，身体会不适，精神会不悦，这样对受孕非常不利，所以在孕前3个月要少吃辛辣食物。

❀ 远离咖啡及含咖啡因的饮品

研究表明，咖啡对受孕有直接影响，每天喝一杯以上咖啡的育龄女性怀孕的可能性只是不喝咖啡者的一半。准备怀孕的女性最好不要过多地摄入咖啡。一些国外专家研究后认为，咖啡因作为一种能够影响女性生理变化的物质，可以在一定程度上改变女性体内雌、孕激素的比例，从而间接抑制受精卵在子宫内的着床和发育；体内大量沉积的咖啡因还会降低精子和卵子的质量，降低受孕的成功率。另外，喝过多的咖啡，还会降低机体对铁质的吸收，而怀孕期间母体会需要大量的铁营养素。

❀ 忌饮可乐型饮料

专家曾对市场上出售的三种不同配方的可乐饮料进行了杀伤精子的实验，得出的结论是，育龄男子饮用可乐型饮料，会直接伤

害精子，影响生育能力。

若受损伤的精子与卵子结合，就可能导致胎儿畸形或先天不足。医学家将成活的精子加入一定量的可乐饮料中，1分钟后测定精子的成活率。结果表明，新型配方的可乐型饮料能杀死58%的精子，而早期配方的可乐型饮料可杀死全部精子。专家们对育龄女性饮用可乐型饮料也提出了忠告，奉劝她们少饮或不饮为佳，因为多数可乐型饮料都含有咖啡因，很容易通过胎盘的吸收进入胎儿体内，可危及胎儿的大脑、心脏等重要器官，会使胎儿畸形或患先天性痴呆。另外，可可、茶叶、巧克力等食品中，均含有咖啡因，对孕育非常不利，最好不吃。

不宜吃腌制食品

在腌制鱼、肉、菜等食物中，容易产生亚硝酸盐，它在人体内酶的催化作用下，易与体内的各种物质作用生成亚硝酸胺类的致癌物质。这类食品虽然美味，但对身体有害。

忌生吃水产品

如果想怀孕就一定要避免各种各样的感染，其中最容易忽视也是最不容易做到的是放弃一些饮食习惯，比如吃生鱼片、生蚝等。因为这些生的水产品中的细菌和有害微生物可能会导致流产或死胎。

避免食用罐头食品

很多人都喜欢食用罐头食品，虽然罐头食品口味鲜美，但在制作过程中会加入一定量的添加剂，如人工合成色素、香精、防腐剂等。尽管这些添加剂对成人影响不大，但孕妇食入过多则对健康不利，是导致畸胎和流产的危险因素。另外，罐头食品经高温处理后，食物中的维生素和其他营养成分都已受到一定程度的破坏，营养价值不高，因此，计划怀孕的女性也应尽量不吃此类食品。

不要常吃微波炉加热的食品

微波炉加热油脂类食品时，首先破坏的是亚麻酸和亚油酸，而这两样都是人体必需而又最缺乏的优质脂肪酸，这对孕前脂肪的摄入会有影响，不利于孕育健康宝宝。

不宜常吃方便面

方便面是方便食品，为了方便、利于保存，会含有一定的化学物质，如防腐剂和添加剂等。这些化学物质对怀孕有不利影响。同时方便面营养也不全面，作为临时充饥的食品尚可，但不可作为主食长期食用，以免造成营养缺乏，影响健康受孕。

孕前要改变不良的饮食习惯

不良的饮食习惯会造成营养失衡。对于有生育计划的夫妻来说，必须积极调整饮食习惯，避免营养失衡。营养失衡有可能引起不孕，也有可能影响胎儿的发育。计划怀孕的夫妻一定要改变以下不良习惯。

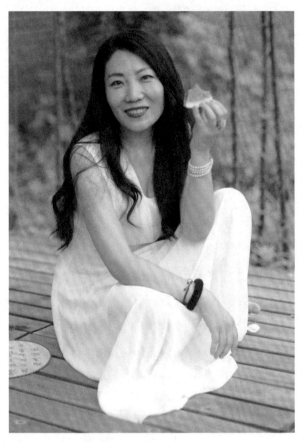

健康的饮食习惯有助于怀孕

☁ 把水果当主食

有的女性认为吃水果可以使皮肤细腻、红润，还可以充分地补充维生素，就把水果当主食。这样的做法也是不科学的。虽然水果里含有丰富的维生素，但有的水果糖分含量很高。如果过多地摄入糖分，会增加体内血糖的含量，既有可能引发妊娠期糖尿病，也会影响其他营养素的摄入。

☁ 偏爱多食高蛋白肉类

备孕男性精子的生成需要优质的蛋白质，但不能过多，如果高蛋白摄入过多，维生素摄入不足就容易造成酸性体质，使精子的质量受到影响。而对蔬菜、水果之类含有丰富维生素的食物则应多吃，备孕男性不爱吃水果、蔬菜，这就缺少了蔬果当中的营养物质，还有可能产生不出健康的精子，从而降低生育能力。

☁ 饮食单一

孕前女性，除导致营养不良外，还会出现贫血的症状或低蛋白血症。女性身体营养失调，会影响卵子的活动能力，严重的还会导致不孕。胎儿在母体中的发育需要大量的营养作为后盾，特别是怀孕的头3个月内，胎儿的各个重要器官基本形成，大脑也开始急剧发育。这个时候，胎儿需要从母体获得充足全面的营养，而这些营养一部分来自孕前的营养储备；如果储备不足，势必造成胎儿发育不良，而且还会因为缺少某些重要的营养素导致发育畸形。

备育男性不宜多吃的食物

☁ 不要多吃加工过的肉制品和脂肪含量高的乳制品

研究显示，常吃蔬菜和水果的男人，比常吃肉制品和全脂乳品的男人，精子质量高很多。西班牙阿里坎特的研究人员，对1061名参加生育能力检查的男性进行了调查。结果发现，其中一半男性精液质量比较差，他们和另一半精液中拥有正常精子数量的男性相比，都喜欢经常大量吃加工过的肉制品和脂肪含量很高的乳制品。

　　研究负责人说，研究结果无疑证实了平衡膳食对保护生育能力至关重要。环境中的污染物通过饲料进入牲畜体内，在肉类和其他高脂肪食品的生产加工过程中也会产生多种有害化学物质。

　　如果大量食用肉类、乳品等来源于牲畜的食品，这些物质将在人体内大量积聚，影响精子的质量和数量，不利于妻子受孕。计划要孩子的男性一定要注意膳食平衡、合理，不要大量吃加工过的肉制品及脂肪含量高的乳制品。

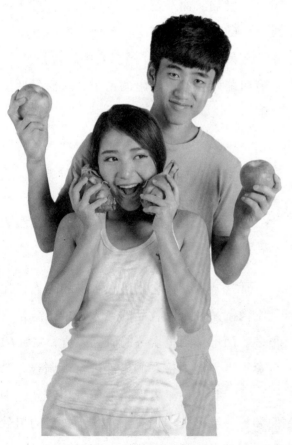

备孕期间，男女都应多食新鲜水果

不要常吃油条

　　油条是我国的传统早餐，处于生育年龄的夫妇，如果长期进食油条的话，很容易导致人体内铝元素的含量超标，从而引发不孕症。油条含明矾会影响生育。铝并非人体所需的微量元素，但我们每天能接触到它。比如，有人炒菜用铝锅，如果在炒菜时加点醋就容易导致铝的溶解，伴随食物进入人体。我们也经常进食含有铝元素的食品添加剂，加工某些食物时，为了成型、好看，常常使用固化剂、抗结剂、食用色素等含铝的添加剂。

　　对于年轻男性来说，铝在体内超标，就会导致睾丸生精的微环境发生异常，精子的生成被阻滞或发育受阻，最终导致成熟精子的数量和质量都降低，进而影响生育能力。而女性怀孕后，铝元素超标则会导致胎儿发育异常。作为传统食品，油条只可以偶尔食用但不可长期食用。

不宜多吃动物内脏

　　研究显示，许多动物内脏中金属镉的含量超过国家标准100倍。镉可以诱导男性睾丸、附睾等组织器官发生结构功能退行性变化，最后导致生殖系统能力减退。除了重金属镉，还有铅也可直接作用于男性生殖系统的核心器官——睾丸，造成精子数量减少、精子畸形率增加、活动能力减弱，影响生育。从理论上讲，人体自身有一定的排毒能力，有毒物质不会积存在体内，但如果超量摄取，人体自身的排毒能力就显得不足，有毒物质便会在人体内蓄积，当达到一定量时，就会损害人体健康。

动物内脏不仅仅含重金属，而且容易被病原微生物和寄生虫污染，如果不做熟炒透，还会增加食用者感染疾病的机会。有的营养专家提示，男性，尤其是备育男性，也不是不能吃动物内脏，但要注意摄取的量。建议每周最多吃一两次动物内脏即可，而且每次食用量不要超过50克。此外，吃动物内脏时，最好多搭配一些粗粮和蔬菜，以补充膳食纤维。动物内脏中含有胆酸，粗粮和蔬菜与胆酸结合，能够增加胆酸的排泄，降低胆固醇的吸收，从而达到降血脂的保健作用。

备孕夫妻要多吃新鲜蔬菜

新鲜蔬菜富含维生素、矿物质、膳食纤维（纤维素、半纤维素、果胶等）和植物化学物；蔬菜是β-胡萝卜素、维生素C、叶酸、钙、镁、钾的良好来源。蔬菜的水分较多，新鲜蔬菜一般含水量为65%~95%，热量低，一般每100克热量低于30千卡。在不同种类的蔬菜中，深色叶菜、十字花科蔬菜保护健康的作用最为显著。建议成年人保证每天摄入300~500克的蔬菜，其中深色蔬菜占一半以上。适合生吃的蔬菜，可以作为饭前饭后的"零食"和"茶点"，既保持了蔬菜的原汁原味，还能给健康带来益处。

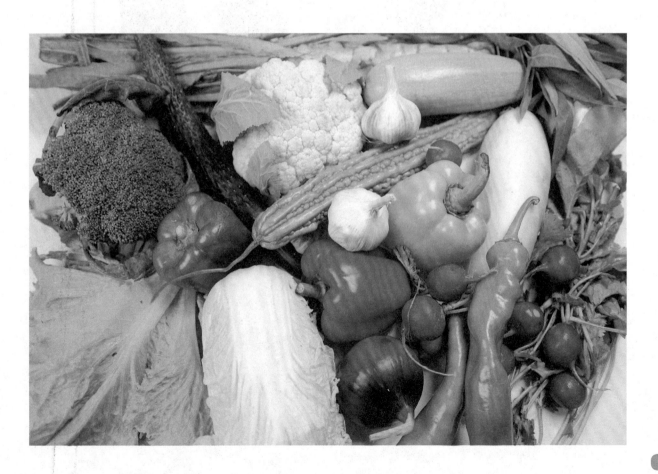

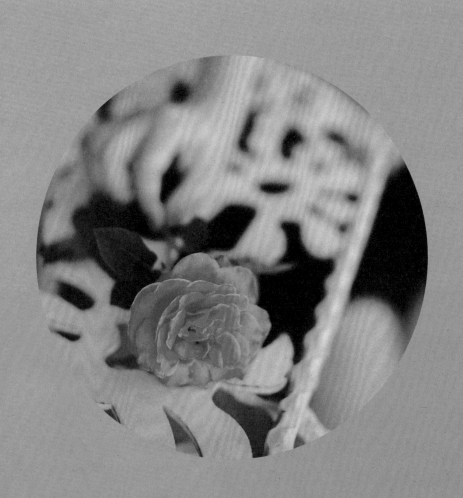

Part 2

特别篇
关注二胎

备孕二胎的身体准备

第一胎产后，身体有什么变化

🌸 阴道的变化

年龄的增长和生育的经历会使阴道随之延伸，生完第一胎后，阴道的前壁会增长0.5～1.2厘米，后壁会增长1.0～2.0厘米。

如果分娩时产道有损伤，也可能累及会阴体及附着在此处的组织，如尿生殖膈、球海绵体肌、肛提肌等。有时虽然阴道黏膜和皮肤并没有可见伤，但深部肌肉、筋膜、神经纤维却可能发生损伤，阴道和阴道外口的支持组织弹性减弱，变得松弛，情况严重时，可以借助手术修补阴道前后壁。

🌸 宫颈的变化

第一胎产后，子宫颈皱起，变成像袖口一样的形状，7～10天后恢复到原来的形状。之后，宫颈口关闭，从未产时的圆形变成经产后的横裂形。

🌸 内分泌的变化

产后雌激素和孕激素水平下降，阴道皱襞减少，外阴腺体的分泌功能和抵抗力也开始降低。这时，需要调节内分泌，改善产道的不适感觉。

内分泌疾病不仅会使女性出现面部黄褐斑、乳房肿块和子宫肌瘤，还可能会引起免疫系统疾病、骨质疏松症、高脂血症等。

🌸 月经的变化

生完第一胎后，月经是否会恢复规律，跟哺乳引起的激素水平变化有关，月经周期不一定还和以前一样。有的人产后月经周期完全变了，甚至生完二胎后再度改变，也有的人会和从前一样。

月经的恢复表明排卵的开始，这就意味着你又有了生育能力。如果暂时不打算生二胎，就要考虑避孕。

第一胎产后，子宫脱垂了吗

有的人生完孩子后，觉得性生活不满意，到了医院检查才发现是阴道前壁膨出，阴道相对变短，子宫也轻微脱垂。在孕产过程中，支撑子宫的各种韧带组织过度伸展，甚至发生撕裂损伤，子宫脱垂的发生率在50%以上，阴道前壁膨出的发生率在1/3以上。

整个孕期和产后，缺乏锻炼、盆底肌肉松弛也是导致子宫下垂的原因之一。体型偏瘦或偏胖以及高龄的产妇，由于肌力差，更容易出现子宫脱垂。

🌸 子宫脱垂怎么办

可以试试盆底康复器，也被称作阴道哑铃：取仰卧姿势，将特制的阴道哑铃涂上润滑膏，插入阴道，收缩肌肉，将哑铃往上吸，然后站立起来开始进行锻炼，以恢复和加强盆底肌力，改善阴道松弛、子宫脱垂的状况。

医学上还可以采用生物反馈技术来唤醒深层和浅层的肌肉，控制那些难以锻炼到的肌肉（腹肌、内收肌等）进行收缩。轻度盆底肌肉松弛经过训练，康复率可以达到50%左右。

宫颈内口松弛怎么办

❀ 宫颈内口松弛易致早产或流产

如果第一胎早产或曾经流产，再次怀孕时发生早产或流产的孕周就会提前。

一般从怀孕4～5个月开始，宫颈内口就变得容易松弛，松弛程度发展严重后，容易导致破水而流产，但这种流产很少出血或下腹胀痛，白色分泌物却较多。所以，孕妇察觉到白色分泌物增多的时候，就要及时去医院。

❀ 及早发现宫颈内口松弛

二胎孕前检查时，一定不要忘了做常规超声检查或宫颈扩张试验。怀孕中期，如果阴道流液很多，就要及时做超声检查，测定宫颈长度和宫颈内口宽度，以便及时发现和治疗宫颈内口松弛。

保护好输卵管

因输卵管问题导致不孕的女性越来越多了，输卵管的损伤离我们并不远。输卵管其实是很脆弱的，很容易因为炎症等因素造成粘连、堵塞。如何保护好输卵管，保证它的

通畅与健康呢？

❀ 防止性生活带来的感染

拒绝紊乱和不洁的性生活，防止受到性传播疾病感染。

❀ 避免人工流产

做好避孕措施，尽量避免人工流产，因为很多的输卵管阻塞都是不正规的人流造成的，即使是正规的人流术，也不宜频繁做，否则也会增加感染的机会。

❀ 特殊时期禁止性生活

人工流产1个月内禁止性生活。经期或产褥期内也应禁止性生活。

❀ 治疗感染要彻底

如果发生了盆腔炎或流产后感染，一定要治愈，应该在症状消失后根据医生指导再继续服用药物。

❀ 良好的生活和卫生习惯

身体一旦出现了不适，要及时诊治，不要拖延。

如何保持卵巢年轻

❀ 经期多补铁

经血会带走大量铁元素，而铁能为卵子提供充足养分。经期多吃木耳、动物内脏等高铁食品，让卵子更健康。

保持良好的情绪

适当缓解压力，劳逸结合，不要过度疲劳。过多的压力会引起免疫功能下降，内分泌失调，使代谢紊乱，导致体内酸性物质沉积。酸性物质是引起癌症的重要成分。

加强体育锻炼

每天至少运动半小时，增强体质，提高免疫力。而且最好在阳光下运动，这样可以减少体内酸性物质的形成。

远离止痛药

止痛药可以抑制大脑神经，长期服用会迷惑神经中枢，降低其对卵巢发出指令的速度，使卵子活性减弱。

哺乳

产后哺乳可使卵巢功能受到抑制，对卵巢也是一种保护。

定期检查

定期检查有助于早发现、早诊断、早治疗。如果发现异常而不能确诊，就定期随访，一旦诊断明确，就要及时治疗。如果是恶性卵巢肿瘤，最好进行手术、放化疗和中医等综合治疗。

大龄生二胎，先调整身体状态

调好身体再怀孕

第二胎怀孕时，身体出现状况的概率也随着年龄的增长而升高，尤其是到了35岁以后，感染上各种疾病的概率变得较大，不仅会影响受孕，怀孕后也会影响到自身和胎儿的健康。因此，在备孕阶段就要注意预防一些疾病，夫妻双方先去医院进行全面的健康体检，如果发现身体存在问题，应积极治疗，把身体调整到健康状态再怀孕。

提高生育功能

大龄女性从备孕阶段开始，就应做到每天保持充足的睡眠，以保障身体的免疫力，增强器官组织尤其是生殖系统的功能，有利于身体形成优质的受精卵。想要提高卵子的质量，要注意每天补充新鲜蔬果、鸡蛋、牛奶、瘦肉等优质蛋白含量丰富的食物，做好营养储备。

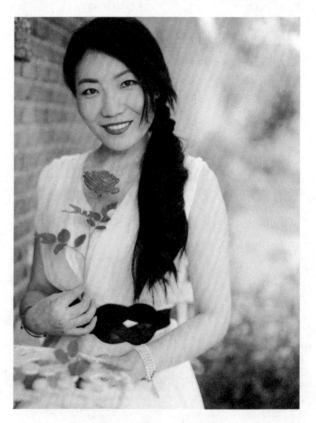

怀二胎前需调理好身体

什么时候生二胎

顺产后多久可以怀二胎

如果第一胎是顺产，那么恢复期相对较短，一般只要经过1年，产后女性的生理功能就可以基本恢复。到那时，别忘了做孕前检查，看看输卵管、子宫等生殖器官是否适合再生育，如果一切正常，就可以怀二胎。

剖宫产后多久可以怀二胎

剖宫产后短期内，子宫切口不一定能愈合得很好，加之瘢痕会使切口弹性减弱，不牢固，在孕末期或分娩时瘢痕有可能裂开，使子宫穿孔或破裂，导致大出血，甚至危及生命。

所以，为了使切口愈合得更好，最好两年后再怀第二胎。在计划外的这段时间，一定要做好避孕措施。

第一胎早产，多久可以怀二胎

早产后，子宫至少需要3个月的时间才能完全恢复，有些器官完全恢复可能还要更久一些，因此，最好1年后再怀第二胎。

为了预防第二胎再次早产，一定要做好孕前检查，了解可能引起早产的原因，以便采取相应的措施。

流产后多久可以怀二胎

即使流产了，身体也经历了一个怀孕的过程，各器官已经为适应怀孕而发生了相应的变化。如果短时间内急于再次怀孕，身体尚未完全恢复，对自己和胎儿都是不好的，最好等3～6个月后再怀孕。

高龄孕产妇生二胎应注意什么

🌸 预防胎儿出生缺陷

35岁以后甚至年龄更大，怀第二胎，卵子受外界影响的程度更大，外界的噪声、废气、微波辐射等也都可能会影响受精卵的分裂，使受精卵在分裂中产生不同情况的病变。随着年龄的增大，卵巢功能也开始减退，容易发生卵子染色体老化。这些最终都会增加宝宝出生缺陷的可能，也是高龄孕妇要面对的最大挑战。

高龄孕妇的宝宝更易发生先天性心血管畸形、唐氏综合征、唇裂等先天性疾病。

🌸 了解风险所在，重视优生优育

• 大龄女性要了解二次怀胎的风险，重视优生优育，孕前做好产前筛查，孕期做好每次产检，保证宝宝的健康。

• 从孕前开始，就养成良好的生活习惯，远离烟、酒、茶、咖啡等，并坚持每天适当锻炼，同时也要动员丈夫一起锻炼，提高身体素质以确保精子的质量。

- 孕前3个月就开始口服叶酸片，每天0.4毫克，避免胎儿出现神经系统发育疾病。如果孕前没有及时吃，怀孕后要继续补充，直到孕12周为止。

- 孕9～20周，要进行唐氏筛查。这项检查是提取孕妇的血液，检测血液中所含的各种物质的量和浓度，以此来断定胎儿可能出现的一些病症。

- 孕17～20周，做羊水穿刺等检查。这项检查可以直接获得染色体的数量，根据检查结果就可以知道胎儿是否有异常。

✿ 更要重视孕期保健

高龄孕妇在整个孕期，都更容易出现并发症，如心脏病、高血压、糖尿病等，容易造成复杂的高危状况。因此，高龄孕妇更需要重视怀孕期间的保健工作，更加密切地关注身体的各种数据，如血糖、血压等指标。

✿ 更需要关注体重

随着年龄的增加，身体新陈代谢放慢，20岁的女性一天摄入3000卡热量，刚好消耗光，但35岁的女性一天摄入2500卡，也可能有200卡没消耗。所以，女性年龄大了更容易发胖。如果孕期体重过度增加，易患糖尿病、高血压等并发症，这时就需要控制体重。

如果体重控制得比较理想，第二次生产，即使自然分娩也会顺利很多，产程也会更短。因为子宫、产道经过第一次生产，已经扩张

过一次，第二次扩张就相对容易了。

✿ 孕前就开始锻炼身体

女性随着年龄增长，软产道弹性力量会下降，产后子宫收缩能力会相对变弱，容易出现产后大出血。由于体力不够，生殖道和生殖器官的功能下降，或许还会伴随一些并发症，身体在产后的复原能力也会相对减弱。

因此，大龄女性备孕二胎之前，应该先锻炼好身体，保证足够的精力，这样才能更好地承担生二胎这个幸福而又艰巨的任务。

✿ 更需预防流产

研究表明，高龄孕妇更容易流产，请看这样一组数据：

- 在所有怀孕的女性中，流产发生的概率是15%左右。

- 在35岁左右的怀孕女性中，流产发生的概率约是25%。

- 在40岁左右的怀孕女性中，流产率为35%左右。

- 在45岁左右的怀孕女性中，流产率就已经达到50%～60%。

可以看出，随着年龄的增大，流产率也随之增高了，而高龄孕妇流产的最主要原因是胚胎染色体异常。

✿ 二胎时丈夫年龄大，也要预防流产

如果丈夫的年龄大，妻子怀孕后也容易发生流产。这是因为年龄偏大的男性精子发生遗传异常的概率远高于年轻男子。随着年

龄增长，男性精子发生遗传异常的概率和染色体异常的危险增加，这些异常如果传递给了胎儿，就容易导致自然流产。

🌸 更需预防早产

随着年龄及怀孕次数的增加，女性宫颈内口更易松弛，也更易出现各种并发症，这些因素都可能会引起早产。高龄孕妇发生早产的概率比适龄孕妇高约37%。

早产的宝宝器官和组织的发育尚不成熟，功能也不健全，先天性畸形的可能性相对更高，也会比足月的宝宝更易患病或死亡。因此，高龄孕妇更要关心自己的身体状况，特别注意孕期监测和产检。怀孕中、晚期如果出现异常的子宫收缩、下腹痛、阴道出血或水样分泌物，就要及时到医院进行检查。

🌸 更需预防难产

随着年龄的增长，骨盆的关节相对变硬而不易扩张。韧带的弹性也会变得较弱，为生产时骨盆扩大造成难度，不利于胎儿进入产道。另外，子宫的收缩能力也不那么好了，在分娩过程中容易出现宫缩乏力，影响胎儿顺利进入产道，从而给生产造成困难。

🌸 提前为分娩做准备

高龄产妇自然分娩的难度更大，需要提前做好准备。年龄偏大的产妇，骨盆的关节在变硬，韧带和软产道组织弹性较小，子宫

收缩力相应减弱，容易导致产程延长，甚至难产、宝宝产伤和窒息。所以应该定期产检、及时了解身体及腹中胎儿的情况，提前与医生进行沟通与咨询，决定自己的分娩方式。

🌸 产后尽早开始活动

孕末期和产后，容易发生下肢深静脉血栓，表现为下肢水肿、疼痛、压痛、心跳及呼吸加速。肥胖孕妇、经产孕妇、剖宫产产妇、产后不及时活动的产妇更易发生。

所以，产后要尽早开始活动，除了能预防下肢深静脉血栓外，也能促进恶露排出，加速子宫收缩、复原，还能促进肠蠕动，避免剖宫产后肠粘连。

备育二胎的男性也要提前3个月补充叶酸

虽然胎儿在母体中发育，但精子的质量对后代的影响非常重要。男性体内叶酸的水平会影响精液中携带的染色体数量，精子染色体异常可能会导致不孕、流产和新生儿缺陷。摄取叶酸可以提高男性精子质量，降低精子染色体异常的风险。

形成精子的周期需要3个月，所以备育二胎的男性也需要至少提前3个月开始补充叶酸，等妻子怀上宝宝后可以停止补充。男性每天摄入0.4毫克叶酸，精子异常的风险就会降低20%~30%。

二胎孕前检查

生二胎也要做孕前检查

生二胎和生第一胎一样，也要进行必要的孕前检查。孕前检查主要包括常规的身体检查、妇科检查和优生优育检查，是为了确认是否具备孕育健康宝宝的条件。一般的体检是不能代替孕前检查的。

孕育二胎需要你有强大的硬件，因为随着孕期的进展，胎儿渐渐发育长大，体内血容量逐渐增加，会给孕妇的肝脏、肾脏以及心脏都带来巨大的负荷。生完第一个宝宝后，如果这些内脏器官功能出现了或大或小的问题，都会影响孕妇和胎儿的健康。

因此，孕前要对心脏、肝脏、肾脏等身体重要器官进行相应的检查，了解它们的基本情况，也就是孕前常规检查。

孕前要给生殖系统做检查

生殖系统一切正常，孕育过程才可以顺利进行。对于将要再次怀孕的女性，生殖系统检查是很有必要的，它可以帮你了解现在的身体是否能够正常受孕，也可以帮你了解孕育胎儿的身体环境是否良好。

对生殖系统功能的检查，一般需要妇科检查、白带常规、妇科B超等。这些检查可以确定子宫、卵巢、输卵管等的形态是否正常，也能确定是否存在妇科肿瘤等生殖器官的疾病，是否存在滴虫、真菌、支原体衣原体等阴道炎症或盆腔炎症。一旦发现问题，要及早进行治疗，以免影响怀孕，也避免怀孕后对胎儿产生不利影响。

检查输卵管是否畅通

输卵管是一对细长而弯曲的肌性管道，全长7~14厘米，位于子宫底的外侧，当卵巢排出卵子，输卵管会把卵子拾起来，然后等待精子前来，精子和卵子"约会"成功后，受精卵开始游向子宫内进行发育。

对怀孕来说，输卵管是否通畅很重要。如果第一胎产后，由于病变等原因造成输卵管不畅，就会容易出现继发性不孕、宫外孕等问题。

因此，如果有输卵管病变的潜在危险因素，包括生殖道炎症史，如输卵管炎、附件炎、盆腔炎、慢性宫颈炎、淋病、支原体衣原体感染等，或者宫内操作史，如人工流产、放置宫内节育环等，为了确保安全，孕前一定要进行输卵管的检查。

高龄备孕女性一定要做性激素六项检查

性激素六项包括促卵泡激素（FSH）、黄

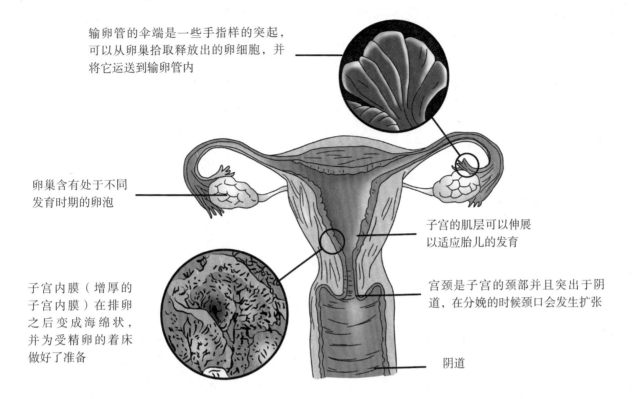

输卵管的伞端是一些手指样的突起，可以从卵巢拾取释放出的卵细胞，并将它运送到输卵管内

卵巢含有处于不同发育时期的卵泡

子宫内膜（增厚的子宫内膜）在排卵之后变成海绵状，并为受精卵的着床做好了准备

子宫的肌层可以伸展以适应胎儿的发育

宫颈是子宫的颈部并且突出于阴道，在分娩的时候颈口会发生扩张

阴道

体生成素（LH）、催乳素（PRL）、雌二醇（E2）、孕酮（P）和睾酮（T）。

通过对这些激素的分析，不仅可以判断生殖内分泌水平是否正常，也可以了解黄体和卵巢的功能，看是否存在多囊卵巢或卵巢功能降低等情况，然后就能根据情况采取相应的措施。尤其对高龄备孕女性来说，这项检查更是必不可少的。

筛查导致胎儿畸形的病原体

弓形虫、风疹病毒、巨细胞病毒和单纯疱疹病毒等对胎儿有很大危害，我们常听说的优生四项或致畸四项，就是对这些病原体的筛查。一旦母体被这些病原体感染，胎儿就可能发生宫内感染，导致畸形、流产或死胎。做优生四项检查，主要是了解近期有没有被感染的可能，也了解身体有没有产生有效的抗体，从而采取相应的措施。

此外，梅毒螺旋体、淋球菌、艾滋病病毒等病原体也会使胎儿在子宫内受到感染，因此在怀孕前，夫妻双方要做梅毒、淋病、艾滋病等的筛查。

生二胎，男性也要做孕前检查

每个家庭的情况不一样，尤其是二胎政策放开，问题会多种多样。现在80后、90后夫妇居多，不同年龄段的准备面临的问题也是不一样的。

有些男性每天又抽烟又喝酒，节日期间更是烟酒过度。还有一些男性没有做好准备，本身高血压或者糖尿病，在备孕过程中吃药等。

再有就是大龄男女备孕，尤其当男方的年龄大于45岁时，建议男方和女方都要做产前诊断。因为男方的年龄越大，孩子出生缺陷的发生率也会越高。

孕前检查什么时候做

孕前检查的时间过早或过晚，都可能影响到结果的准确性。检查的最佳时机是怀孕前3～6个月。女性孕前检查要避开月经期，月经干净后3～7天进行孕前检查是比较好的。男性应该在性生活后的3～7天内进行孕前检查，检查前3天内是不能有性生活的。

男方备孕常规检查有哪些

检查项目	检查内容	检查目的
肝功能	肝功能检查目前有大小功能两种，大肝功能除了乙肝全套外，还包括血糖、胆汁酸等项目	各型肝炎，肝脏损伤诊断
染色体异常	检查遗传性疾病	有遗传病家族史的育龄夫妇检查染色体是否正常
精液常规检查	检查精子一般性状、精子存活率、精子活动力、精子计数、精子形态等	看男性的精子是否健康、精子成活率如何、是否能达到怀孕的要求，这是实现怀孕的先决条件
泌尿系统	检查阴茎、尿道、前列腺、睾丸、精索	看是否存在影响生育的生殖系统疾病，如是否存在隐睾、睾丸炎，是否患有梅毒、艾滋病等影响生育的一系列疾病
血常规	男性血常规18项	看男性是否患有白血病、病毒感染、糖尿病、肝炎、败血症、黄疸、肾炎、尿毒症等影响生育的疾病
心电图	心电反应性疾病检查	可了解心律不齐、心肌梗死、心绞痛等心脏早期疾病

二胎孕期保健

二胎没有早孕反应，正常吗

　　早孕反应通常表现为恶心呕吐、头痛、疲倦、乳房触痛、食欲不振，一般在孕9周左右最严重，孕14周左右消失。这很大程度上与孕期HCG（人绒毛膜促性腺激素）水平变化有关，孕早期HCG快速升高，孕中期又会下降。

　　有的孕妇第一胎怀孕时早孕反应严重，第二胎却几乎没有早孕反应，这是正常的。当然，如果第一胎没什么反应，第二胎反应很剧烈，也是可能的。在有反应的孕妇中，每个人反应的强烈程度和主要表现也不同，如果怀的是多胞胎，由于HCG水平高，早孕反应通常会更严重。

头胎剖宫产，警惕剖宫产瘢痕妊娠

　　二胎怀孕时如果出现不规则流血，不一定是先兆流产，也可能是剖宫产瘢痕妊娠引起的。

☁ 什么是剖宫产瘢痕妊娠

　　剖宫产术后子宫瘢痕妊娠，是指绒毛种植于剖宫产子宫切口瘢痕处，妊娠物完全位于子宫腔外，周围被子宫肌层及纤维瘢痕组织所包围。再次怀孕时，受精卵通过窦道侵入瘢痕处肌层内种植。随着妊娠的进展，绒毛侵入子宫肌层，就有可能引起胎盘粘连，

穿透子宫壁而引起子宫破裂、大出血，甚至危及生命。

头胎剖宫产，二胎要预防子宫破裂

　　子宫上的瘢痕，在二胎怀孕和分娩时有发生破裂的风险。如果是瘢痕子宫，也就是曾因为剖宫产、子宫肌瘤剔除、子宫破裂或子宫穿孔等原因在子宫上留下了瘢痕，或者在第一胎剖宫产后，子宫下段的伤口有较明显的延裂，生二胎时发生子宫破裂的风险都会增加。所以，剖宫产后，最好等两年到两年半再怀二胎。

第二胎更要当心流产

　　很多女性在怀二胎时，年龄已经偏大，卵子也随之达到"高龄"的状态。一旦卵子老化，质量就会下降，受精卵在分裂时，染色体异常的概率就会增高，导致流产。

　　有些流产是属于无法防止的流产，也就是不论以何种方法都不能避免其发生流产。绝大部分的自然流产都是胚胎不健全所致，这些萎缩变形的卵泡有60%～70%是因为染色体异常或受精卵本身有问题，受精卵长到某种程度后，就会萎缩，从而发生胚胎停育、流产。对此，怀有二胎的妈妈们不要太难过，因为这类流产属于一种自然淘汰，是为

了防止生出一个不健全的宝宝。

如何预防第二胎流产

尽量在适孕年龄生产，不要当大龄产妇或大龄父亲。

· 谨记自己的月经周期以及可能受孕的时间。

· 注意均衡营养，多吃富含维生素和矿物质的食物。

· 养成良好的生活习惯，起居要规律，学会缓和不良情绪和缓解工作压力。

· 改善工作环境，尽可能避开污染物质。

· 孕前要检查有无任何感染，必要时先使用抗生素彻底治疗。

· 如果黄体期过短或分泌不足，最好在月经中期和怀孕初期补充黄体素。

· 如果患有内科合并疾病，应先积极治疗，最好等病情得到控制或稳定一段时间以后再怀孕。

· 如果子宫颈闭锁不全，最好在孕14~18周做子宫颈缝合术。

· 如果有习惯性流产（自然流产超过3次以上），应该进行详尽的检查，包括妇科B超检查、血液特殊抗体监测、内分泌激素测定和夫妻双方血液染色体分析等。

第一胎剖宫产，二胎需要剖吗

🌀 这些情况下，二胎仍需剖宫产

· 第一胎时，据以选择剖宫产的指征依

然存在，如骨盆狭窄、头盆不称、胎位不正、软产道畸形或狭窄、某些内外科并发症如心脏病等。

· 第一胎剖宫产后，子宫上的切口愈合得不好，有切口厚薄不匀、切口瘢痕过薄、切口瘢痕破裂等情况。

· 第一胎剖宫产时，子宫的切口是垂直型切口（纵形切口），或T形切口等子宫随机切口，那么二胎时子宫破裂的危险会增加，不适合尝试阴道分娩。

· 第二胎怀孕期间，出现了严重的产科并发症，如重度子痫前期、前置胎盘、胎盘早剥等，不适合阴道分娩。

· 第二胎怀孕期间，胎儿遇到了问题，如胎儿宫内缺氧、多胎妊娠、宫内感染、胎儿过大等。

· 如果第二胎尝试阴道分娩，但在试产中发现产程进展不顺利，或出现胎儿在子宫内缺氧、子宫瘢痕有先兆破裂的迹象，都需要紧急进行剖宫产手术。

第一胎剖宫产，二胎能顺产吗

如果第一胎剖宫产时因为一些难以改变的原因，比如骨盆狭窄，那么这次很可能仍需剖宫产。

如果第一胎剖宫产的原因现在已经不存在了，比如宫颈扩张缓慢、宫缩差等，并且也没有其他需要剖宫产的原因出现，剖宫产瘢痕也恢复良好，并且距离上次生产已经超过两年（相隔时间长，二胎顺产的成功率更

高 ），那么这次是可以尝试顺产的。

如果顺利度过了孕期，决定顺产了，产前也要做B超检查，分娩过程中也要有医护人员密切关注，留意宫缩的节律、强度，是否有不协调宫缩（如病理性缩复环的出现），子宫下段是否有压痛，是否有血尿、胎心异常等情况，产程进展是否顺利等。如果产妇自己感到不适，也要及时反馈给医生。

第一胎剖宫产，二胎顺产要注意什么

☁ 警惕子宫破裂

即使这次怀孕已经适合尝试顺产了，也不能完全排除剖宫产瘢痕发生破裂的可能，虽然这种可能性小于1%，可一旦发生是很危险的，如导致严重的失血性休克、胎儿缺氧甚至死亡。

☁ 需要催产，就不再继续尝试

如果需要催产，子宫破裂的危险性就相对更大些，安全起见，一旦需要催产素来启动和维持宫缩，就不要继续尝试顺产了。因为如果受了几个小时的煎熬还是不能顺产，就需要紧急剖宫产，而这种计划外的剖宫手术，危险性会高于计划内的剖宫产。在紧急剖宫产中，出现并发症的概率会增加，如大出血、子宫和切口部位感染，少数情况下也可能需要切除子宫。

在试产失败后的紧急剖宫产中，胎儿出

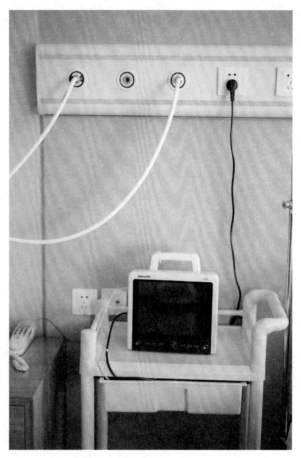

产房环境

现长期神经损伤甚至死亡的风险也会增加，尽管这些问题的总体发生率并不高，但也需要谨慎对待。

☁ 产程中要有严密监护

剖宫产后尝试顺产，产程中要有持续的电子胎心监护，因为如果胎儿出现问题，最早的表现通常都是胎心的变化。

产程中需要输液，以根据需要进行紧急剖宫产手术，产程中不能吃任何东西。

医生会严密观察产程进展，留意是否有子宫破裂的可能性，并且定时监测血压和脉搏，倾听产妇的感受。

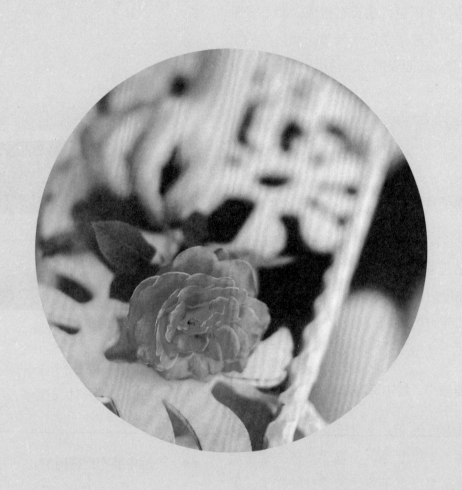

Part 3

怀孕篇

保障安全，
轻松度过孕期

怀孕 第1个月

胎儿的神经管形成

胎儿的发育

在怀孕的第1个月，胚胎生长缓慢。受精后7～10天，受精卵便在子宫内膜着床，并从母体中吸收养分，开始发育。怀孕的前8周，胎体称为胚胎，还不能称为胎儿。胚胎在怀孕第3周后期长到0.5～1.0厘米，体重不到1克。用肉眼已能看出其外形。从外表上，胚胎还无法明显地区分头部和身体，并且长有鳃弓和尾巴，与其他动物的胚胎发育并无两样。原始的胎盘开始成形，胎膜于此时形成。

孕妈妈的变化

虽然称为妊娠第1个月，但孕妈妈在前半个月中身体并未受孕。在后半个月，孕妈妈也没有表现出相应的妊娠反应，对大多数人而言，只有基础体温最能传达怀孕的正确信息。当然，妊娠的征兆因人而异，月经该来而过了数天仍未来的，是最明显的特征。

孕1月生活专家指导

1 对于准备怀孕的女性来说，一旦月经延期或迟迟未来，都要考虑已经怀孕的可能性。

2 怀孕初期可能会出现头痛、没有胃口等类似感冒的症状，不要随意吃药，以免造成胎儿畸形。

3 觉得身体不适时，不要勉强承受高强度的工作或进行剧烈的运动，更不要长途旅行，以免造成意外流产。

4 保持良好乐观的情绪。孕妈妈的情绪可以通过神经递质的作用影响到胎儿，孕妈妈良好的情绪会促进胎儿的大脑发育，让宝宝将来有较高的智商，相反，如果孕妈妈情绪低落、不安，将会影响胎儿的神经系统发育。

5 摄取均衡的营养。胎儿中枢神经系统的发育需要充足的蛋白质，这时要特别注意加强营养，均衡丰富的营养会给脑细胞和神经系统一个良好的生长环境。另外，还应多注意摄取富含叶酸的食物，每天的饮食中要包含叶酸丰富的新鲜蔬菜，根据自身情况在医生的指导下补充叶酸制剂。

6 丈夫更应注意自己的言行，给妻子更多的体贴、关怀和温情，做好饮食调理，加强孕期营养，以满足胎儿生长发育的需要。同时，要主动分担家务，让妻子在舒适、和睦、宽松的环境中健康、愉快地度过妊娠期。

孕期保健

婚后半年再怀孕

新婚期间，家庭事务多，既要操办又要应酬，身体劳累；再加上在新婚蜜月期间，性生活频繁，精子和卵子发育不十分健康，如果这时怀孕，有可能造成胎儿发育不良。尤其是举办婚礼，要招待亲朋好友，新郎新娘免不了要陪吃陪喝，香烟中的尼古丁和白酒中的乙醇可直接或间接地使发育中的精子和卵子受到不同程度的损害，这种受到损害的精子和卵子结合形成的受精卵，往往发育不正常，容易导致胎儿智力低下等问题。

节日期间不要怀孕

节日之际，夫妻都忙忙碌碌，睡眠少，疲乏时多，若酒后同房，一旦受孕，就会造成胎儿畸形或智力低下。若女方也饮酒则更为可怕。研究指出，孕妈妈酗酒是胎儿先天性畸形、先天智力低下等缺陷的原因之一。酗酒者比不酗酒者生出畸形儿的概率高2倍。触目惊心的事实和研究结果提醒人们，节日期间，因饮酒频繁，切莫怀孕。

不要在旅游期间怀孕

由于旅途中难免缺乏良好的洗漱、洗浴设备，不易保持会阴部和性器官的清洁卫生，易造成泌尿生殖系统感染。此外，旅途中吃住卫生条件也不能保证，容易发生呼吸道或消化道感染，难免会自行服用各种抗菌药物，无论是感染，还是服用药物，都对胎儿不利。

不要在身体疲劳时怀孕

身体疲劳时怀孕严重影响优生，疲劳会降低男性精子质量。男性的睾丸对外界刺激非常敏感，对劳累的反应尤其强烈，而劳累很有可能破坏精子的功能。精子质量随现代生活方式之日趋疲劳而在日趋恶化。能引起疲劳的现代生活因素很多，比较明确的有如下10种：

- 频繁地性交。
- 过于集中并持久的脑力劳动。
- 远程而紧张的旅行结婚。
- 激烈地争吵或生气。
- 剧烈的体育运动。
- 陪坐久久不散的宴席。
- 过度的体力劳动或连续的夜班。
- 摆宴席招待较多的客人。
- 沉迷于夜生活。
- 操办或参加婚嫁礼仪。

避免对怀孕有危害的工作

🌸 接触有毒化学物质的工作

经常接触铅、镉、汞等金属，会增加妊娠

女性流产和死胎的可能性，其中甲基汞可致畸胎，铅可引起婴儿智力低下；二硫化碳、二甲苯、苯、汽油等有机物，可使流产率增高，氯乙烯可使婴儿先天痴呆的发生率增高。因此这些岗位的职业女工，应在孕前调换工种。

🌸 高温作业、振动作业和噪声过大的工作

研究表明，工作环境温度过高，振动剧烈或噪声过大，均可对胎儿的生长发育造成不良影响，因此这些岗位的职业女性应暂时调离岗位，以保障母婴健康。

🌸 接触电离辐射的工作

研究结果表明，电离辐射对胎儿来说是看不见的凶手，可严重损害胎儿健康，甚至会造成畸胎、先天愚型和死胎。所以，接触工业生产放射性物质，从事电离辐射研究、电视机生产以及医疗部门的放射线工作的人员，均应暂时调离工作岗位。

🌸 接触传染病病毒的工作

医务工作者，尤其是某些科室的临床医生、护士，这类人员在传染病流行期间，经常与患各种病毒感染的患者密切接触，而这些病毒（主要是风疹病毒、流感病毒、巨细胞病毒等）会对胎儿造成严重危害。因此，临床医务人员在计划受孕或早孕阶段若正值病毒性传染病流行期间，应加强自我保健，严防病毒危害。

🌸 密切接触生化试剂的工作

化工生产离不开生化试剂，而许多试剂和化学药品都是有害物质，可危害女性及胎儿健康，引起流产、早产、胎儿畸形、弱智。因此，在生物化学研究岗位工作的备孕女性应做好防护。

受孕最好在家中进行

良好的环境能使女性情绪稳定、乐观。在这期间受孕更有利于优生。良好的环境包括宜人的气候、整洁的居所、清新的空气，这有利于精卵结合着床和胎儿的发育成长。

备孕夫妇最好选择在家中受孕。家中更安静、卫生，夫妻对家庭环境又很熟悉和放

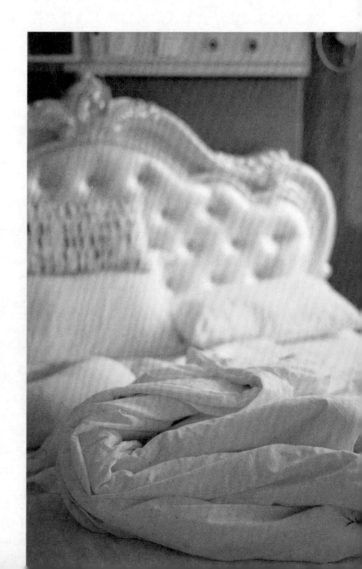

心，能做到精神放松、情绪稳定，更有利于优生。同时，受孕时卧室的环境也很重要。比如卧室的环境应尽量安静，不受外界不良环境的干扰；要保持室内空气流通，清新宜人；室内陈设应摆放得整齐有序，被褥、枕头等床上用品清洁整齐，最好是刚刚洗晒过，能散发出一股清香味道。这是因为恬静而清洁整齐的环境会对人们的心理产生正面的影响，有利于夫妻双方心情舒畅和情意缠绵，可以在最佳状态下受孕。

性高潮有利于提高受孕率

专家认为，男女双方的性高潮都有利于提高受孕率和实现优生优育，极度的性高潮不但容易受孕，有助于实现优生，甚至还有可能提高生男孩的概率。

男性在性高潮中射精，由于精液激素充足，活力旺盛，有利于及早与卵子会合，减少在运行过程中受到外界因素的伤害。对于女方来说，性高潮带来的有利条件更多，子宫颈碱性分泌液的增多，不仅有利于精子的游动和营养供应，还可以中和阴道的酸性环境，对精子有保护作用。研究还发现，性高潮时子宫颈稍张开，这种状态可保持30分钟之久，为精子大开方便之门，此时的子宫位置几乎与阴道形成直线，避免走"弯路"。

女性高潮还会出现额外排卵，因为高潮时激素分泌充足，输卵管的液体增多，已经成熟的卵子可得到更多营养，而在卵巢里尚未成熟的卵子可以提前成熟并排出。

选择最佳受孕体位

受孕的原理是精子首先经过宫颈进入宫腔，再到达输卵管，与卵子结合。所以，要想受孕成功，最重要的是夫妻在行房时，要为精子能顺利进入宫腔而采取正确的体位。

❀ 男上女下：受孕最佳体位

男上女下，是受孕的最佳体位。采取这种体位时，位于上方的男性一次次冲刺都能更深更近地触到女方宫颈，等于无形中帮助精子更快更容易地遇到卵子而结合。而对女方而言，平躺仰卧的姿势方便精液射在宫颈口周围，当宫颈外口浸泡在精液中时，给精子进入子宫创造了有利条件。而男方在最后冲刺的时候，尽量接近深处，也是使精子上行路程缩短的方法。

❀ 最大限度深入的后位式

采取后位式，确实可以确保男性的精液尽可能地接近创造新生命的圣地——子宫，因为这是可以最大限度深入的角度。但有一点需要注意的是，当丈夫射精后，妻子应立即翻身躺下，以免精液流出。

❀ 根据体型选择体位

● 高大型女性最好采用缩短身体的体位，如屈曲位或后背位。

● 娇小型女性一般动作比较敏捷，可适应各种体位，但如果男方相当高大，则不宜采取屈曲位和伸张位，最好采用坐位或骑乘位。

● 肥胖型女性适合采用一般体位和后背位。

● 消瘦型女性最好采用坐位、后背位、侧位或骑乘位。

如何推算预产期

由于孕妈妈通常难以准确地判断受孕的时间，所以医学上规定，以末次月经的第一天起计算预产期，整个孕期共为280天，10个妊娠月（每个妊娠月为28天）。

根据末次月经计算：末次月经日期的月份加9或减3，为预产期月份数；天数加7，为预产期日，如果得数超过30，减去30得出的数字就是预产期的日期，月份则延后1个月。

举例：最后一次月经是2016年2月1日，月份为2+9=11，日期为1+7=8，预产期为2016年11月8日。

末次月经是2016年4月25日，月份为4-3=1，日期为25+7-30=2，预产期为2017年2月2日。

根据胎动日期计算：如果记不清末次月经日期，可以依据胎动日期来进行推算。一般胎动开始于怀孕后的18~20周。计算方法为：初产妇是胎动日加20周；经产妇是胎动日加22周。

根据基础体温曲线计算：将基础体温曲线的低温段的最后一天作为排卵日，从排卵日向后推算264~268天，或加38周。

根据B超检查推算：做B超时测得胎头双顶间径、头臀长度及股骨长度即可估算出胎龄，并推算出预产期。此方法大多作为医生B超检查诊断的依据。

从孕吐开始的时间推算：孕吐一般出现在怀孕6周末，就是末次月经后42天，由此向

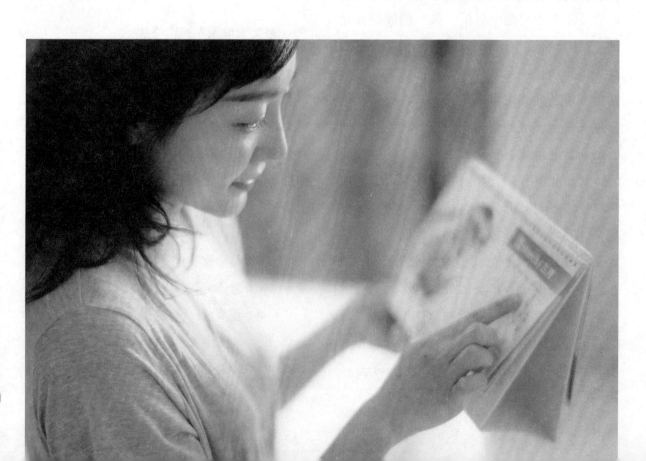

后推算至280天即为预产期。

什么是高危妊娠

产前检查包含重要的一项，就是医生将判断孕妈妈是否属于高危妊娠。在妊娠期有某种致病因素可能危害孕妈妈、胎儿乃至新生儿或导致难产，这种现象就称为高危妊娠。如果属于高危妊娠，就应按医生的建议进行严密监护，必要时还需住院监护及治疗。

🐾 高危妊娠包括哪些情况

孕妈妈年龄小于16岁或大于35岁。

有异常妊娠病史者，如流产、宫外孕、早产、死胎、死产、难产、新生儿死亡、新生儿溶血性黄疸、新生儿畸形、先天性疾病等。

各种妊娠并发症，如妊娠期高血压疾病、胎盘前置或早期剥离、羊水过多或过少、胎儿宫内生长迟缓、过期妊娠及母儿血型不合等。

各种妊娠并发症，如心脏病、糖尿病、肾病、肝炎、甲状腺功能亢进、血液病及病毒感染等。

存在分娩异常者，如胎位异常、巨大儿、多胎、骨盆或软产道异常等。

胎盘功能不全。

妊娠期曾接触过放射线、化学毒物或服用过对胎儿有影响的药物。

贴心提醒

由于高危妊娠可增加围产期母婴发病率及死亡率，故应特别重视。一般由有经验的医师对高危妊娠进行监测。即使属于高危妊娠也不要害怕，只要与医生密切配合，一般都可安全度过妊娠期和分娩期。

高龄妊娠需要注意些什么

年龄超过35岁怀孕称为高龄妊娠。高龄妊娠易引发一些妊娠并发症，因此需要提高警惕，但是也不宜过于紧张，只要孕妈妈保持积极、健康、愉快的心情，加强孕期保健，就能顺利度过妊娠期，生下健康、可爱的宝宝。在怀孕期间，高龄孕妈妈需要注意以下几点。

🐾 高龄妊娠易引起的并发症

随着年龄的增大，特别是35岁以后，女性身体各个器官逐渐出现功能减退和老化。高龄妊娠很容易发生异常情况，如流产、早产、妊娠期高血压疾病、妊娠期糖尿病、畸形儿及难产等。

🐾 高龄妊娠并发症的病因

高龄妊娠容易引发上述妊娠并发症，究其原因，是因为随着年龄的增长，女性卵巢功能逐渐减退，婴儿出生缺陷率也会增加，孕卵出现异常的概率增高，容易引起流产、早产或畸形儿。

高龄妊娠分娩方式的选择

高龄产妇的盆底及腹部肌肉收缩力和弹性减弱，骨盆周围韧带和结缔组织硬化，骨盆可塑性变差，导致行剖宫产的机会增加。

年龄大的产妇往往没有信心顺产，一般都会要求剖宫产分娩。其实高龄妊娠并不一定需要剖宫产，如果分娩条件好，仍应选择阴道分娩。适合阴道分娩的因素包括骨盆宽大、胎儿中等大小或稍小、无脐带异常、孕妈妈对分娩充满信心等。

高龄孕妇的保健

高龄妊娠属于高危妊娠，应在孕期加强保健，有针对性地对常见妊娠和分娩并发症进行预防。从怀孕前3个月起就常规补充叶酸，孕20周后开始补充钙片。在孕24～28周时进行糖尿病筛查。

怀孕初期避免噪声和震动

噪声与震动是常见的环境危害因素。噪声长期刺激丘脑，影响垂体-卵巢轴，进而影响女性月经。对孕妈妈而言则增加流产机会，还会引起胎儿低体重、新生儿生命力低下、听力受损害、听觉发育差、智商低下、神经系统病变等。超过100分贝以上的强噪音影响更大。

震动对孕妈妈的影响主要表现为自然流

产、先兆流产、早产、死产等。机场噪声对附近居民影响较多，而纺织女工、列车乘务员等也会受到一些影响。

孕妈妈要戒烟忌酒

孕妈妈饮酒会造成流产或死胎，即使足月分娩，也会影响发育。孕妈妈饮酒可能会使后代智力发育不良、畸形、鼻梁短、鼻孔朝天、小眼睛、眼睑下垂，也有发生白内障或视网膜色素异常的；肢体畸形，如短肢；先天性心脏病发病率占50%，主要是心房间隔缺损；生殖器畸形，如大阴唇发育不良，阴茎短小，等

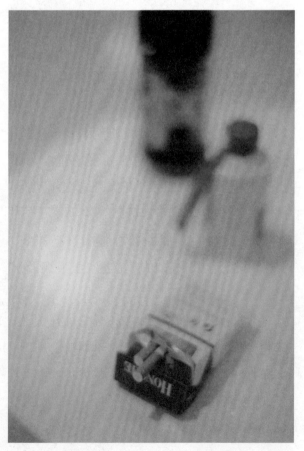

备孕和怀孕期间，夫妻双方都不要抽烟、喝酒

等。除此之外，孕妈妈饮酒还会使胎儿产生皮肤血管瘤、黑色素痣、横膈膜异常等，所以孕妈妈妊娠期间要禁止饮酒。

孕妈妈吸烟的危害主要有以下几个方面：吸烟量大可引起流产、早产、死胎。吸烟会增加新生儿的死亡率，有人报道，新生儿因综合征死亡的，其中约68%是属于孕妈妈吸烟造成的，如孕妈妈每天吸20支以上的香烟，可使胎儿围生期死亡率增加到35%。

孕妈妈吸烟引起的流产、早产比不吸烟者高2～3倍，吸烟的孕妈妈所生的婴儿比不吸烟的孕妈妈所生的婴儿体重平均约低150～240克，低体重儿（出生时体重低于2.5千克）在不吸烟产妇所生的婴儿中占4.7%，而吸烟的孕妈妈所生的低体重儿占7.7%～12%；吸烟孕妈妈生的婴儿患先天性心脏病的概率比不吸烟者多2倍，而且大多是严重的心脏病。

因此，孕妈妈最好戒烟忌酒。不仅如此，在准备怀孕前的3个月起，夫妻双方都不要吸烟、饮酒，以免导致生殖细胞畸形，不利于优生。

不要接触农药

孕妈妈不应接触农药，以免中毒后危害胎儿，这是很基础的常识。但是有些孕妈妈认为，只要戴上口罩就不会影响胎儿了。其实，这种看法是很片面的，不科学的。

目前在农业生产中大量使用的是有机磷农药，这种农药不但可以通过呼吸道进入人体，还会通过皮肤和黏膜进入体内。在喷药时，农药呈细雾状，人体根本无法避开农药接触，如仅仅注意了呼吸道吸入而忽视了皮肤和黏膜的防护，孕妈妈还是会受到农药的侵害。

孕妈妈皮肤的新陈代谢较强，因此对农药的吸收力也更强，更容易发生农药中毒。一旦发生中毒，不仅会对孕妈妈本人身体健康造成损害，也会对胎儿发生较强的致畸影响，轻者会妨碍胎儿的正常生长发育，重者会发生畸形或死胎。

孕期不宜饲养宠物

病菌污染的来源有很多，随着人们对宠物喜爱度的增加，现在宠物所携带的病原逐渐成为严重危害孕妈妈和胎儿健康的重要因素。猫和狗身上很容易携带弓形虫病的病原体，而孕妈妈一旦感染弓形虫，此病毒就会随着淋巴和血液循环系统散播于全身的各个器官，并侵犯胎盘，甚至可能导致流产、死胎、畸形、早产等不良后果。

所以，孕妈妈最好远离宠物，如果已经饲养宠物，必须讲究一定的科学方法，或者考虑在怀孕期间将宠物转给朋友或送到宠物寄养中心。

孕妈妈若孕前没有做过弓形虫检查，或者孕前检查弓形虫显示为易感染，在孕期不小心接触过宠物，应该及时去医院咨询就诊。除了小动物，生肉类食物特别是猪肉、牛肉和羊肉也可能带有弓形虫。所以，孕期不要吃未熟的肉，加工生肉后、吃东西前都要洗手。

胎教早知道

做好孕期胎教计划

怀孕之初，孕妈妈就应做好孕期的胎教计划。孕妈妈的健康、饮食、情绪、运动、娱乐等都属于胎教的内容。在胎儿发育的每个月份，科学地提供视觉、听觉、触觉等方面的刺激，使胎儿的大脑神经细胞不断增殖，神经系统和各个器官的功能得到合理的开发和训练，以最大限度地发掘胎儿的智力潜能。

孕妈妈保持好情绪有利于受孕

愉快的情绪可以使人体内产生有益健康的物质，对怀孕有利；如果长期精神焦虑不安，情绪不愉快，肾上腺皮质激素就会分泌过多，过多的肾上腺皮质激素会对怀孕产生不良影响，甚至可能影响受孕。遇到较大的精神刺激时，女性可能会出现暂时性内分泌紊乱，不利于受孕。

准爸爸也要保持良好情绪

情绪对男性精子的生成、成熟和活动能力有一定影响。

如果因家庭琐事，夫妻不和，双方终日处于忧虑和烦恼之中；或工作劳累，压力过大，整日情绪不佳，这些不良的精神状态都可直接影响神经系统和内分泌的功能，使睾

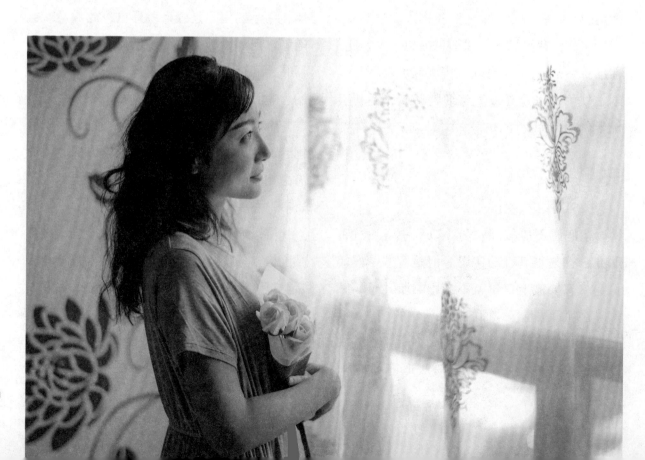

丸生精功能出现紊乱，精液中的分泌液成分也受到影响，极不利于精子存活，大大降低了受孕的成功率。严重者因情绪因素可造成早泄、阳痿，甚至不射精。

胎教对胎儿有什么好处

胎教是一种比较特殊的教育，胎儿在宫内的学习与出生后宝宝的学前学后教育都不一样，不同于一般的学习概念和学习功利性。胎教并不是要向胎儿灌输生活知识和科学知识，而是为了促进胎儿的身心发育，提高胎儿的个体功能，对胎儿的心灵起到塑造、健全、完善和完美的作用。那么，胎教究竟有什么样的现实意义呢？

胎教能促进胎儿大脑健康发育

由于胎教的内容集情感、艺术、形象和声音于一体，因而可促进胎儿右脑的发育，使宝宝出生后知觉和空间感灵敏，更容易具有音乐、绘画、空间鉴别能力，并使宝宝情感丰富，形象思维活跃，直觉判断正确。同时，胎教给胎儿大脑以新颖鲜明的信息刺激，具有怡情养性的作用，因而有利于胎儿大脑的健康和成熟。

此外，胎教还有利于胎儿大脑潜能的全面开发。由于胎教重视情感化和形象化，使胎儿的语言学习和数字等知识学习会变得更加容易，这也就调动了左脑的功能，令左右脑功能得到互补，使大脑的潜能得以更好地开发和利用。

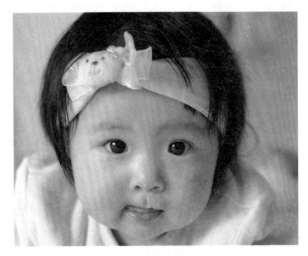

受过胎教的宝宝更聪明

胎教有利于胎儿的心理健康

胎教给胎儿的心理影响是积极的、能动的，不仅有利于胎儿感知能力的培养，而且有利于胎儿情感接受能力的培养，使胎儿未出世就容易在感知、情感等方面和父母相互沟通和交流。触摸胎儿时，胎儿能做出相应的动作；为胎儿播放音乐或唱歌时，胎儿能变得很安静，这都是感知能力和情感接受能力的体现。这两种能力是基本心理功能，有了这两种能力，胎儿出生后在成长过程中就能更好地接受审美教育，具有想象、直觉、顿悟和灵感能力，并具有情感体验、调节和传达能力，使宝宝心理得到健康发展。

胎教有利于完善胎儿的人格

胎教有助于胎儿以及胎儿出生后精神素质的塑造，即有助于人格的完善。人格的形成与人的早期经验很有关系，如果能够在人生的开始就受到整体性审美教育，那么这种教育就会对一个人的心灵产生长远的、深刻的、潜移默化的影响，最终使这个人的人格趋向完善，并使这个人成为一个真诚、善良、美丽的人，成为能够自我认识、自我完善和自我实现的人。胎教就是人生最早的审美教育，对一个人的发展起着开创性的作用，如人们常说的那样，良好的开端就是成功的一半。通过澳大利亚和我国的专家对胎教儿童的追访表明，经过胎教的儿童大都性格活泼、爱蹦爱跳，而且身体健康、聪明好学，有的成为早慧儿童，有的具有艺术等方面的特殊能力。

了解胎儿的脑发育过程

孕育聪明孩子的前提取决于胎儿时期大脑的发育过程。胎儿的大脑从孕6月起就已具有140亿个脑细胞，也就是说已经具备了一生中所有的脑细胞数量，其后的任务只是在于如何提高大脑细胞的质量。

在受孕后的第20天左右，胚胎大脑原基形成。

孕2月时，胚胎大脑沟回的轮廓已经很明显。

孕3月，胚胎脑细胞的发育进入了第一个高峰时期。

孕4月至孕5月时，胎儿的脑细胞仍处于迅速发育的高峰阶段，并且偶尔出现记忆痕迹。

孕6月，胎儿大脑表面开始出现沟回，大脑皮质的层次结构也已经基本定型。

孕7月，胎儿大脑中主持知觉和运动的神经已经比较发达，开始具有思维和记忆的能力。

孕8月时，胎儿的大脑皮质更为发达，大脑表面的主要沟回已经完全形成。

把握受孕瞬间的胎教

大凡父母，都希望孩子能继承父母的优点，是一个强壮、聪慧、俊美的宝宝，要实现这个愿望，受孕瞬间正是关键的时刻。

祖国医学认为，男女交合时必须心情良好，才能为优生打下良好的基础。《景岳全书》指出，"男女交合应在时和气爽，情思清宁，精神闲裕"的状态下进行。这样"得子非唯少疾，且聪慧贤明"。因此，在选择好的最佳受孕日里，下班后应早些回家，夫妻双方共同操持家务，在和谐愉快的气氛中共进晚餐。饭后夫妻最好单独待在一起，再放上一曲双方共同喜欢的音乐，一边听一边进行感情交流。可以体会对方的情感和需求，可以表达自己的感受，也可以共同回忆恋爱中的趣事，憧憬未来的家庭和孩子……当夫妻双方在情感、思想和行为等方面都达到高度协调时同房。在同房的过程中，夫妻双方都应有良好的意念，要把自己的愿望转化为具体的形象，想象大自然中一切美好的东西。

准爸爸在胎教中的"角色定位"

❀ 靠谱的"心理咨询师"

由于在生理上和心理上的变化，孕妈妈

在妊娠期间的脾气、性格会发生一定程度的变化，常会出现烦躁、易怒、紧张、抑郁等情绪波动。面对孕妈妈的不良情绪，准爸爸要做好开导工作。在孕妈妈发脾气、愤怒的时候，准爸爸应以最宽大的胸襟面对孕妈妈，不仅不可随性地与孕妈妈争吵，还应以换个角度的方法调节孕妈妈的情绪，而且要提醒孕妈妈，发脾气会影响胎儿的健康。准爸爸还可以开动脑筋制造一些小惊喜，帮助孕妈妈增加生活情趣并缓解不良情绪。

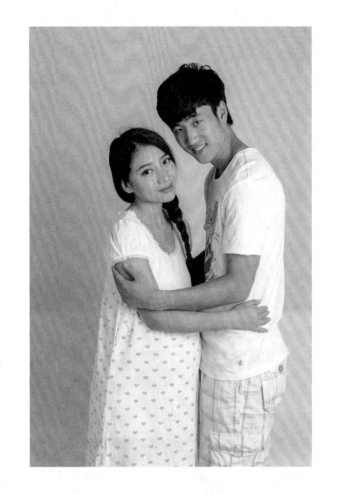

♣ 生活上的"好帮手"

孕妈妈在孕早期会出现一定程度的妊娠反应，如果调理得当，则能安心度过孕早期。相反，如果准爸爸没有照料好孕妈妈，很可能会加重她的妊娠反应，也可能令她出现不良情绪，从而影响孕妈妈自身及胎儿的健康。为此，准爸爸要在精神和物质两方面，充分照顾好孕妈妈。

在精神方面，准爸爸要一切从孕妈妈的角度出发，多与孕妈妈聊天、沟通，给她讲些小笑话和幽默故事，经常和她腹中的胎儿说说话，以使她的心情更加愉快。

在物质上，准爸爸应保证孕妈妈充分的营养摄取，同时，针对恶心、食欲不振等妊娠反应，为孕妈妈提供一些口味清淡、易于消化的可口食物。

♣ 胎教的"好助手"

在孕妈妈对胎儿进行胎教时，准爸爸要做好"助手"的工作。比如给胎儿朗诵诗歌、读一些童话故事，帮助孕妈妈制作一些小卡片，为胎儿唱歌、跟胎儿"做游戏"；孕妈妈在户外散步、做体操时，准爸爸要陪同孕妈妈，做好安全陪护。

营养早知道

营养全面，结构合理

女性怀孕后要比怀孕前需要更多的营养，这是为了保证母、胎两者的营养需要，使胎儿能够健康成长，同时也是孕妈妈为分娩和产后哺乳做准备。对于孕妈妈的营养补充，应注意科学合理，要根据孕妈妈的个人情况，因地、因时、因条件地安排其孕期膳食，使饮食符合营养要求。

在怀孕的第1个月里，孕妈妈的身体并未发生很大变化，因此，可以按照正常的饮食习惯进食，要本着营养丰富全面、饮食结构合理的原则，膳食中应该含有人体所需要的所有营养物质，包括蛋白质、脂肪、碳水化合物、维生素及矿物质等。

☁ 充足的蛋白质

为了保证受精卵的正常发育，孕妈妈要补充充足的优质蛋白，富含优质蛋白的食物有鱼类、蛋类、乳类、肉类和豆制品等。

☁ 碳水化合物

怀孕后如果碳水化合物和脂肪摄入不足，就会导致胎儿大脑发育异常，出生后智力下降。因此，孕妈妈每天要摄入150克以上的碳水化合物。碳水化合物主要来源于蔗糖、面粉、大米、玉米、红薯、马铃薯、山药等粮食作物。

☁ 维生素

维生素对保证早期胚胎器官的形成发育有重要作用。孕妈妈要多摄入叶酸及其他B族维生素、维生素C等。叶酸存在于绿叶蔬菜、柑橘、香蕉、动物肝脏、牛肉中，富含其他B族维生素的食物有谷类、鱼类、肉类、乳类及坚果类。

☁ 微量元素

各种微量元素对早期胚胎器官的形成发育有重要作用。富含锌、钙、磷、铜的食物有乳类、肉类、蛋类、花生、核桃、海带、木耳、芝麻等。

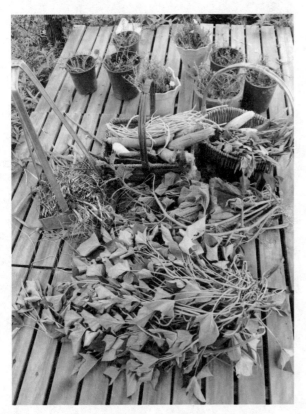

孕妈妈尽量食用无污染的天然食物

🌸 饮食搭配要合理

怀孕早期是胎儿细胞分化、器官形成的重要阶段，其中脑和神经的发育尤为迅速。因此，这一时期孕妈妈的健康和胎儿的发育都至关重要。孕妈妈一定要吃早餐，而且要保证质量。按照三餐两点心的方式进食。果类蔬菜与叶类蔬菜搭配，根类蔬菜和叶类蔬菜搭配，还要做到红色、紫色、黄色和绿色蔬菜搭配。一日三餐要营养均衡、搭配合理。

孕妈妈要多喝牛奶

营养专家认为，孕妈妈补钙最好的方法是每天喝200～400毫升牛奶，每100克牛奶中

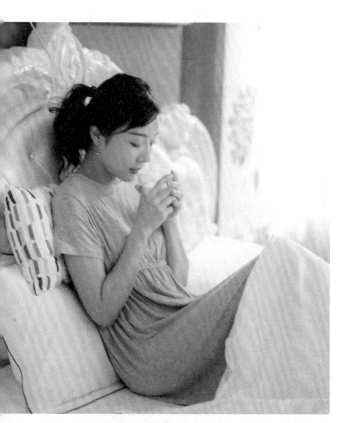

孕妈妈要多喝牛奶

含钙约120毫克。牛奶中的钙最容易被孕妈妈吸收，而且牛奶中磷、钾、镁等多种矿物质搭配也十分合理。

在整个孕期，母体需要贮存钙50克，其中供给胎儿30克。如果母体钙摄入不足，胎儿会从母体的骨骼中夺取，以满足生长的需要，这就使母体血钙水平降低。

现在市面上有很多专门为孕妇研制的孕妇奶粉，根据孕妈妈的生理需求，在奶粉中强化钙质，同时兼顾其他营养，如维生素和各种必需的微量元素等，冲调方便，口感好，是孕妈妈不错的选择。

不宜过度补充叶酸

孕早期叶酸并非补得越多越好。过量摄入叶酸会导致胎儿某些进行性的、未知的神经损害的危险增加，也会影响其他维生素和微量元素的吸收。临床显示，孕妈妈对叶酸的日摄入量可耐受上限为1000微克，每天摄入400微克的叶酸对预防神经管畸形和其他出生缺陷非常有效。

不宜偏食肉类

孕早期最好以清淡、易消化的食物为主，不宜偏食肉类。人体呈微碱状态是最适宜的，如果偏食肉类，会使体内趋向酸性，导致胎儿大脑发育迟缓。孕妈妈长期挑食、偏食，会造成营养不良，影响胎儿生长，所以，孕妈妈除了食用肉类外，还应吃些新鲜蔬菜和

水果，使身体达到酸碱平衡。

不宜食用易导致过敏的食物

过敏体质的孕妈妈，在孕期要谨慎食用虾、蟹、贝壳类食物及辛辣刺激性食物，这些食物易引起过敏性体质的孕妈妈发生过敏，而孕期又不宜服用抗过敏药物，所以过敏体质的孕妈妈应尽量避免食用这类食物。

养成良好饮食习惯，母子均受益

胎儿的细胞分化、器官形成主要发生在孕早期，其中，尤以人体最重要的器官——脑和神经系统的发育最为迅速。同时，这一时期也是孕妈妈体内发生适应性生理变化的时期。因此，这一时期的膳食安排和营养供应对孕妈妈的健康和胎儿的发育均具有十分重要的作用。

🌸 三餐定时定点

无论有多忙，孕妈妈都应安排好自己的三餐。最理想的用餐时段为：早餐，上午7点半左右；午餐，12点左右；晚餐，下午6点左右。吃饭时间最好为30～60分钟，进食的过程要保持愉快的心情。

养成定点吃饭的习惯，专心进餐，尽量不要被外界干扰而影响或打断进餐。

🌸 三餐定量

三餐都不宜被忽略或合并，且分量要充足，每餐各占一天所需热量的1/3，或呈倒金字塔形——早餐丰富、午餐适中、晚餐量少。

🌸 营养均衡且食物种类多变化

身体所需的营养尽量由食物中获得，而非拼命补充维生素制剂。目前仍有许多营养素尚未被发现，所以建议多变化食物的种类，每日膳食结构要合理。从理论上讲，每天吃25种不同的食物，营养才充足全面。

🌸 以天然的食物为主

孕妈妈在怀孕时应尽量多吃原汁原味的食物，如五谷、青菜、新鲜水果等；烹调的方式以保留食物原有的味道为主，少用调味料，少吃快餐，更不要食用过期、变质的食品。

🌸 采用合理的加工烹调方法

合理的加工烹调方法可以减少营养物质的损失，符合卫生要求，可避免各种食物污染，以保留食物原味为主，少用调味料。炊具用铁制或不锈钢制品，不用铝制品和彩色搪瓷用品，以免铅元素、铝元素对人体造成伤害。

制订一个切实可行的营养计划

从妊娠开始，孕妈妈就应该为自己制订一套合理而可行的营养计划，因为妊娠是特殊的生理时期，母体摄入的营养不但要维持自身机体代谢和消耗所需，还要提供给体内的小生命正常生长发育所需要的全部营养和热能。

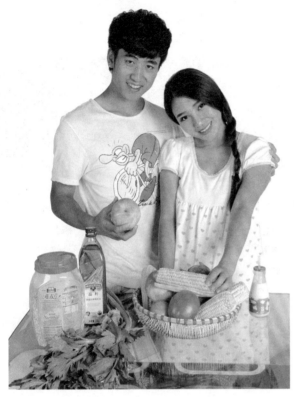

孕期要经常食用玉米、西红柿、麦片等健康食物

🌸 合理安排饮食

因为生活节奏加快、工作压力大，很多孕妈妈的营养状况是不均衡的。为此，要注意三大营养素比例及钙质、铁质的补充。

一般来说，三大营养素的热量比例应为：蛋白质占0～14%，油脂占20%～30%，碳水化合物占58%～68%。孕妈妈因为子宫扩大压迫到肠道，比一般人更容易便秘，所以还需要能促进肠道正常蠕动的膳食纤维。此外，亚麻油酸和次亚麻油酸也非常重要，它们是胎儿脑部发育所必需的脂肪酸，且两者之间的比例最好在（4～10）:1，以维持胎儿脑部和视网膜的正常发育。孕妈妈怀孕需要大量的钙质，并通过胎盘供给胎儿。同时，孕妈妈的铁质需求量也比未怀孕女性有所增加。

🌸 自我调节饮食习惯

孕妈妈的健康和胎儿的营养都要靠饮食来维护。所以孕妈妈的营养一定要合理，荤素搭配，粗细结合，饥饱适度，不偏食不挑食。孕妈妈可根据自身的活动量、体质及孕前的体重决定饮食摄入量和饮食配比结构。要特别注意加强蛋白质、矿物质及维生素的摄入，饮食宜清淡、少食多餐，避免食用高热量甜食、肥肉和油炸食物等。

孕期营养菜谱推荐

苦瓜橙子汁 清热排毒抗氧化

材料 苦瓜100克，柠檬1/4个，橙子1个，圆白菜100克。

调料 蜂蜜适量。

做法

❶苦瓜洗净，去除中间的籽与膜，切成块状；橙子去皮，切块；圆白菜洗净，掰成小片。

❷将苦瓜块、圆白菜片、橙子块一起放进榨汁机，加入适量冷开水搅打均匀后，盛入杯中，最后调入蜂蜜、挤入柠檬汁搅拌即可。

功效 苦瓜含有清脂素，生吃最好。清热解暑，明目解毒。橙子能够抗氧化，强化免疫系统。研究表明，在所有的水果当中，柑橘类的抗氧化物质含量最高。

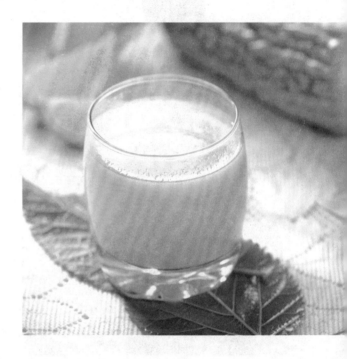

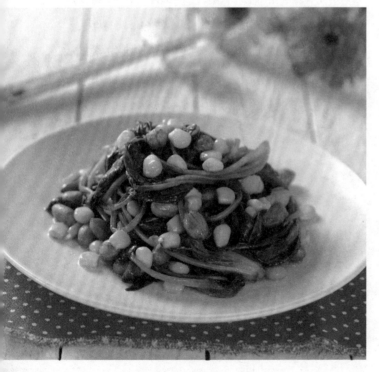

果仁菠菜 补充叶酸

材料 菠菜100克，玉米粒、花生仁各30克。

调料 盐、香油各少许。

做法

❶将菠菜洗净，氽烫，切段；玉米粒、花生仁分别煮熟。

❷将菠菜段、花生仁、玉米粒放入盘中，放少许盐、香油拌匀即可。

功效 菠菜含有丰富的叶酸，每100克菠菜的叶酸含量高达50微克。叶酸的最大功能在于保护胎儿免受神经管发育缺陷，避免有裂脑儿、无脑儿的情况发生。同时，菠菜中的大量B族维生素还可防止孕妈妈盆腔感染、精神抑郁、失眠等常见的孕期并发症。

韩式蛋包饭 营养全面，为孕妈妈增加能量

材料 米饭150克，洋葱丁30克，里脊肉丁50克，鸡蛋1个，姜末2克，西蓝花150克。

调料 番茄酱（或韩式辣椒酱）适量，盐少许，植物油适量。

做法

❶ 锅中放油烧热，放入里脊肉丁炒至变色盛出。

❷ 锅中放入姜末炒香，放入洋葱丁煸炒，再放入米饭炒匀，然后放入炒好的里脊肉丁，翻炒2分钟，放盐调味盛出。

❸ 平底锅抹一层油，烧热，淋入蛋液，晃动锅，将蛋液铺满锅底，半凝固时放入炒好的米饭，包好后放入盘中。吃时淋入番茄酱（或韩式辣椒酱）。

❹ 西蓝花洗净，掰成小朵。

❺ 烧一小锅水，放入少许盐和油煮沸，西蓝花小朵放入水中氽烫至颜色变成深绿色，捞出，迅速冲凉水后控干，装盘上桌。

功效 食材多样，营养丰富，口味甜咸适口，既能为孕妈妈补充足够蛋白质和碳水化合物，又能补充足够的维生素C和膳食纤维。

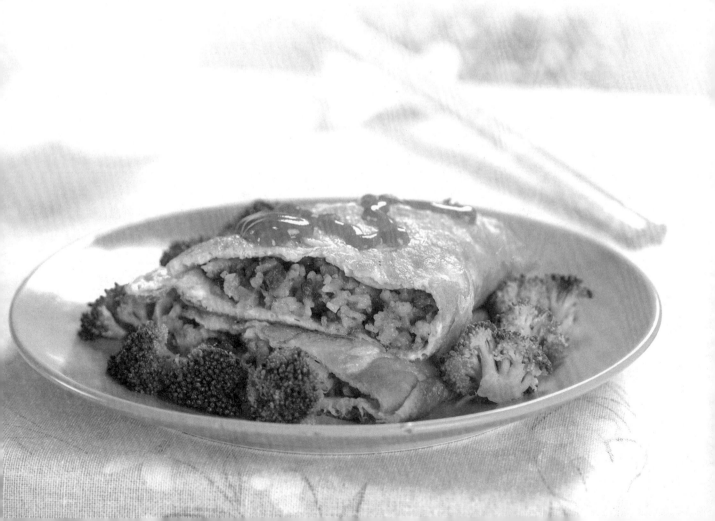

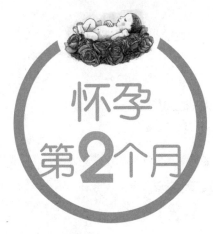

怀孕第2个月

胎盘形成，脐带出现

胎儿的发育

怀孕满8周时，胎儿身长约2.5厘米，体重约4克。胎儿的心、胃、肠、肝等内脏器官及脑部已经开始分化发育，手、足、眼、口、耳等器官已经形成，可以说越来越接近人的形体，但仍是头大身小。绒毛膜更加发达，胎盘形成，脐带出现，胎儿与母亲更加紧密地联系在一起。

孕妈妈的变化

这一阶段，孕妈妈的神经会变得十分敏感，常常感觉异常疲劳、困倦，并经常受到急躁、不安、忧郁、烦闷等情绪的困扰。如果早孕反应剧烈，孕妈妈会感觉恶心、难受，突然见到某种食物或闻到某些气味会想吐。同时，孕妈妈还会出现白带增多、乳房增大、乳房胀痛、乳头变得异常敏感等情况。由于骨盆充血压迫到膀胱可能会引起便秘、腹泻、多尿等现象，同时，也会常感到下腹发胀。

此时的子宫如鹅卵一般大小，只比未怀孕时大一点儿，腹部还没有增大的迹象。

孕2月生活专家指导

孕2月是保胎的重要时期。此时正是胚胎发育最关键的时刻，胚胎对致畸因素也特别敏感，因此要慎之再慎。

1 远离被动吸烟环境。吸烟的孕妈妈一定要在孕期戒烟，不吸烟的孕妈妈，也要远离"二手烟"，因为"二手烟"造成的污染程度并不比自己吸烟差。医学研究显示，在孕期，女性经常吸烟或被动吸烟，会导致胎儿颌面部或口腔发育畸形。

2 保持睡眠及心理放松。每天保证8小时以上的充足睡眠，并养成午间小睡的好习惯。

3 孕早期不要做X线检查。早孕阶段，尤其是最初15～56天，胚胎器官在高度分化、形成中，接受X射线后极易发生畸形。因此，在怀孕前3个月要尽力避免接受X射线检查，常规的肺部透视也要推迟到妊娠4个月后。

4 节制性生活。这一时期，胎盘尚未完全形成，母体孕激素的分泌量还不够多，是最易发生流产的时候。因此，要尽量节制性生活。

孕期保健

怀孕后生理上有哪些变化

倦怠嗜睡

怀孕时虽然身体健康却总感到疲惫、乏力，或没有兴趣做事情，整天昏昏欲睡，提不起精神，尤其在怀孕的前3个月里。这种异常的疲倦感通常过了前3个月就会消退。

基础体温上升

如果一直坚持测量基础体温，会发现此时基础体温持续升高。36.7℃～37.2℃的低热状态会一直持续到怀孕13～14周，所以，高温状态持续3周以上，基本可以确定为怀孕了。

停经

由妊娠引起的最大变化就是停经。对于月经周期稳定的女性，如果月经停止1周以上，基本可以确定为怀孕。但环境变化或精神刺激有时也会引起月经推迟或闭经，所以不要急于做出判断。

乳房变化

此时乳房发胀、痛，逐渐增大，乳头感到刺痛，乳晕变大、开始着色（色泽加深），乳房皮下可见静脉扩张。

痣、雀斑明显

妊娠可引起乳房、面部、腹部、外阴部、腋下等部位的色素沉着，这是由黑色素增加引起的，快者从怀孕早期开始就能出现。痣、雀斑特别明显，眼睛周围肤色变深。

白带增多

白带是一种无味、有韧性的乳白色黏液，怀孕时白带开始增多。受精卵在子宫内着床，导致白带的分泌量增多，但如果白带太多，颜色深如巧克力色，同时有脓，则可能患有阴道真菌性炎症或滴虫性炎症。此时需到医院就诊。

晨吐

此时，许多孕妈妈出现恶心、呕吐或腹部不适感。晨吐的特点是，对某些气味特别敏感，以及特别厌恶某种食物。一些气味可能"直达胃部"，让你立刻作呕。有些孕妈妈对某些味道重的食物，像大蒜、鱼或咖啡，不论在怀孕之前是否介意，但怀孕后就特别反感。也有些孕妈妈开始想吃某些以前从来不碰的食物或以前认为没有味道的食物。

早孕反应强烈不宜保胎

尽管早孕反应在清晨空腹时较重，但对生活工作影响不大，不需要特殊治疗，只要调节饮食，注意起居，在妊娠12周左右便会自然消失。

但是，也有少数孕妈妈反应较重，发展为妊娠剧吐，呈持续性，甚至无法进食或饮水。由于频繁剧吐，呕吐物除食物、黏液外，还可有胆汁和咖啡色渣样物（证明有胃黏膜出血），孕妈妈明显消瘦，尿少，此时应及早到医院检查。

如果出现血压降低，心率加快，伴有黄疸和体温上升，甚至出现脉细、嗜睡和昏迷等一系列危重症状，就不宜强求保胎，应及时住院终止妊娠。因为在这种情况下会生出体质不良的婴儿，甚至是畸形儿。

如何判断是否妊娠

确定妊娠有时候并不那么简单，尤其是早孕，在妊娠6周以前，因为有些征象还不明显，所以，即使经验丰富的妇产科大夫也经常需要借助于一些客观指标才能下结论。

基础体温

排卵后的基础体温要比排卵前高些，上升0.5℃左右，并且持续12～14天，直至月经前1～2天或月经第1天才下降，如果继续测试3～4天即可判断是否妊娠。

宫颈黏液

女性在妊娠后，卵巢的"月经黄体"分泌大量孕激素。因此，宫颈黏液涂片有许多排列成行的椭圆体。由此可确定怀孕的事实。

妇科检查

妊娠期间，生殖系统，尤其是子宫的变化非常明显。月经刚过几天时进行妇科检查，如果检查发现阴道壁和子宫颈充血、变软、呈紫蓝色；子宫颈和子宫体交界处软化明显，以致两者好像脱离开来一样，子宫变软、增大、前后颈增宽而变为球形，并且触摸子宫引起收缩，则可判定已经怀孕了。

B型超声显像仪检查

若受孕5周时，用B型超声显像仪检查，显像屏可见妊娠囊，孕7～8周时出现胎心搏动。

妊娠试验

妊娠试验就是检测母体血或尿中有无绒毛膜促性腺激素，如果有，说明体内存在胚胎绒毛滋养层细胞，即可确定怀孕。

妊娠自我测试

妊娠自我测试，一般是利用早孕试纸进行自我监测。

早孕试纸具有如下几个优点：

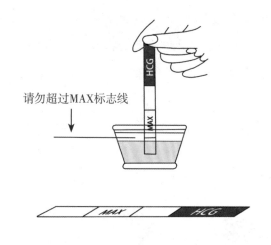

请勿超过MAX标志线

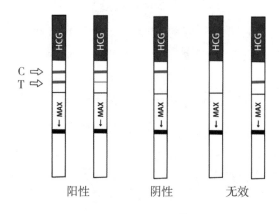

阳性　　　阴性　　　无效

早孕试纸验孕

上端均应显示紫红色带，若无此带则表示试纸失效。紫红色带的有无及颜色深浅，表示被检测者尿中绒毛膜促性腺激素含量的多少，若色浅可延长至5分钟再观察，然后得出结论。

去医院确诊是否怀孕

从前面所说的数种征兆中，我们虽然可大致判断是否怀孕了，但是这些判断总是难以确保准确的。有时我们自以为是怀孕了，但实际上是卵巢发生疾病、子宫外孕或葡萄胎等异常的病态。所以还是应接受妇产科医生的诊疗，明确诊断。

- 操作简单，只需一条试纸，无需其他辅助材料。
- 灵敏度高，结果准确，准确率近100%。
- 显示结果快，受孕后7～10天即可测出。
- 试纸质量稳定，室温下干燥保存，有效期为2～3年。

使用时将试纸带有MAX标记线的一端插入被检测女性的尿液中，平放片刻。20～30秒后即可显示结果：若试纸条上出现一条紫红色带为阴性（未怀孕），若试纸条上出现两条紫红色带则为阳性（怀孕）。

但需注意无论尿呈阳性或阴性反应，试纸

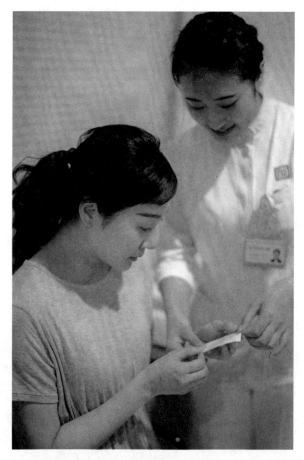

去医院确认是否怀孕

门诊须知

第一次去检查时，在实际做检查之前会有一个问诊。如果能事先做好准备，将资料记在备忘录上，问诊时就不会感到慌张了。以下是第一次问诊的事项：

● 本人的健康状况。包括现在的身体状况（有无呕吐、微热）以及从前是否生过什么大病。

● 月经的状态。关于过去月经来潮的情形，如初潮的年龄，月经的周期（月经第一天到次月月经的间隔天数）是否规则，持续的天数，来经时的情形（有无腹痛、腰酸、头痛的现象），最后一次来经开始的日期及持续的天数。以上这些都要详细地告知医生，因为这和怀孕的月数及预产期的确定，有着很大关系。

● 结婚年、月、日。

● 最近同房的时间及频率。

● 有无怀孕、分娩的经验。如果有的话，当时的状况是否正常？如果分娩时曾接受产科手术，当时情形如何，例如剖宫产或用产钳分娩等，为何会有此手术？还有分娩时的出血量、胎儿是否正常等。

● 有无特异的体质和疾病。

● 丈夫及家人的健康状况。

● 内诊。为了确定是否怀孕，必须从外面观察子宫的膨胀情形和乳房的状态，然后诊视子宫等性器官。内诊时，医生一只手两个手指放置在阴道内，另一只手按压下腹部，两手配合，便可了解产道、子宫及附件有无异常情况，核查子宫大小与怀孕天数是否相符，有无生殖器官畸形和肿瘤等。

贴心提醒

孕检，准爸爸应陪护

怀孕早期的检查是产前检查的一部分，从确诊怀孕起，就应定期到医院做检查，以便医生随时掌握情况，及时进行必要的健康指导。

准爸爸陪伴孕妈妈去做孕期检查，会让孕妈妈感到安心和踏实，减轻心理压力。准爸爸通过参与孕期检查，不仅能清晰地感到胎儿的存在和成长，而且更能体会到妻子承受的身体负担，从而更加怜爱妻子，增进夫妻感情，促进家庭和睦，还可以了解孕妈妈的身体变化状况，及时发现异常问题，有助于优生。

孕2月常规检查项目

血常规检查	一般孕期妇女的血色素在110克/升以上时为正常。血小板有重要的凝血功能，正常值为$100 \times 10^9 \sim 300 \times 10^9$/升，如果血小板的数量过低，就易发生出血，尤其是产后大出血，危及产妇的生命。必要时要进一步检查血小板过低原因，并及时处理
尿常规检查	通过检查孕妈妈的尿液，观察有无尿蛋白、尿糖、尿酮体、红白细胞等。通过尿常规检查，可以了解孕妈妈的肾脏功能，有无妊娠期高血压疾病、糖尿病、酸中毒以及泌尿系统感染等

肝肾功能检查	肝肾功能不正常会直接影响妊娠进程，此外有极少数孕妈妈还会发生脂肪肝、妊娠特发性肝内胆汁淤积综合征等，这些都可借助肝功能化验及时诊断，并给予治疗
血型检查	检查孕妈妈的血型后，可为分娩时做好输血的准备，还能有效预防血型不合的情况发生
感染性疾病筛查	孕早期常规要做三项感染性疾病筛查，包括乙型肝炎病毒（HBV）筛查、艾滋病病毒（HIV）筛查及梅毒血清学检验（RPR）等。

贴心提醒

产前检查要做几次

整个怀孕期间，孕妈妈要进行早孕确诊、产前检查、分娩、产后随诊等一系列检查。产前检查的次数为：早孕确诊后，在怀孕3个月内做第一次复查，5～7个月每月检查一次，8～9个月每半月检查一次，9个月后每周检查一次。

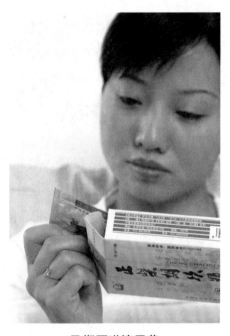

孕期要谨慎用药

孕期如何安全用药

🌸 孕早期慎用药

怀孕初期是胎儿器官发育的关键阶段，如中枢神经、心脏、眼睛、耳朵、四肢、牙齿等，所以孕早期要尽量少用药。怀孕时间越短，药物对胎儿的影响就越大。

🌸 不要自行用药

过了孕早期，胎儿的中枢神经和脑部还在持续发育，还是需要慎重选择药物。不同的药物对胎儿造成的影响也大不相同，所以，一定不要自行服用药物。

🌸 及时就医

担心用药影响到胎儿，很多孕妈妈遇到不适也都尽量忍耐了。其实，有些检查和治疗对胎儿并没有太大影响，如果因为顾虑而不处理，延误病情反而会影响治疗。因此，孕妈妈若身体不适，应尽早去医院，请医生进行诊断和治疗。

怀孕篇：保障安全，轻松度过孕期

085

孕妈妈要远离会导致胎儿畸形的药物

● 抗生素、抗真菌类药物：此类药物众多，孕妈妈们要特别注意。

孕妈妈使用抗生素的注意事项如下。

青霉素类药物毒性较小，是首选药物。

先锋霉素类药物包括头孢氨苄、头孢唑啉、头孢克洛等，是次选的药物。

氨基苷类药物可经胎盘进入胎儿循环，会损害胎儿脑神经和胎儿肾脏。

四环素类药物毒性大，可抑制骨骼发育，使小儿乳齿染色。

氯霉素可通过胎盘进入胎儿循环，导致新生儿灰婴综合征、再生障碍性贫血。

磺胺类药物可导致新生儿高胆红素血症、核黄疸等。

长效磺胺可使幼鼠发生先天性异常，不用为宜。

喹诺酮类药物对软骨发育有影响。

外用抗真菌药对胚胎的毒性较小。

● 镇静催眠类药物：安定、利眠宁等药物短期应用较安全。

● 风噻嗪类精神药物：抗精神病的药物应在医生指导下应用。

● 解热镇痛药物：妊娠早期若长期服用阿司匹林，易导致胎儿腭裂、唇裂、肾脏畸形、心血管畸形、神经系统畸形；消炎痛可导致动脉导管过早关闭。

● 泻药：妊娠期禁用，以免发生反射性子宫收缩，引起流产。

● 抗凝血药物：如双香豆素等，可能导致胎儿小头畸形，应在医生指导下应用。

● 激素类药物：性激素，如己烯雌酚、炔孕酮、炔雌二醇、甲羟孕酮、甲睾酮等对胎儿有致畸作用。

● 维生素类药物：孕期服用维生素药物要适量，不可过量。

● 甲状腺素和抗甲状腺药物：如他巴唑、脲类等，有可能存在致畸作用，应在医生指导下应用。

● 抗肿瘤类药物：可导致多发性先天性缺陷。

● 中成药：凡说明书上注有"孕妇禁用"或"孕妇慎用"的中成药皆不宜服用。

● 中草药：在怀孕最初3个月内，除慎用西药外，中草药亦应慎用，以免造成畸胎。

孕妈妈要警惕阴道流血

精子和卵子结合成受精卵，分裂发育成胚泡，于受精后5～6天埋入子宫内膜。在孕酮的作用下，卵巢卵细胞的发育受到抑制，排卵受到抑制，子宫内膜发育成蜕膜，月经周期停止。因此，怀孕后不应有阴道流血，一旦出现阴道流血，应立即进行检查。

孕期阴道流血的主要原因有先兆流产、宫外孕或葡萄胎等，故应引起足够的重视。

宫颈癌也可能引起孕期阴道流血，但发生率很低，可通过孕早期宫颈涂片发现宫颈癌和癌前病变。过度的性生活、吃巧克力过多，吃辣椒、桂圆等热性、刺激性食物都可能加重出血症状。

北京妇产医院专家：备孕怀孕分娩坐月子全书

婚后第一胎不宜做人工流产

许多新婚夫妻在没有准备的情况下意外怀孕，就想进行流产。从医学角度考虑，婚后第一胎不宜做人工流产。

人工流产手术作为避孕失败后的补救措施，对绝大多数女性的健康不会产生太大的影响，但一小部分女性可能会出现一些并发症，如盆腔炎、月经病、宫腔粘连、输卵管阻塞等，甚至影响以后生育。

这是由于未生育过的女性宫颈口较紧，颈管较长，子宫位置也不易矫正，容易造成手术时的损伤和粘连。尽管人工流产并发症经过治疗大多是可以痊愈的，但也有少数久治不愈，甚至造成终身不育。

什么是习惯性流产

孕28周前胚胎停止发育，或自动从子宫内排出，就是自然流产。孕酮（PRGE）和人绒毛膜促性腺激素（HCG）都是怀孕的标志，当检查发现它们明显降低，有阴道流血，然后有胚胎组织排出，就可以诊断为自然流产了。

自然流产如果发生两次，称为复发性流产，如果发生3次或3次以上，就叫作习惯性流产。

流产容易复发

流产的病情会随着次数的增多而愈加严重，复发率也会越来越高。有了一次流产，复发率就有25%，有过两次流产，复发率就达到30%，3次复发率为35%，4次以上复发率就会达到50%以上。

不同原因的复发性流产在表现上没有明显的区别，因此需要进行全面系统的检查才能明确流产的原因。

流产的原因是什么

🌸 染色体异常

有些胚囊无法长成胎儿，也就是萎缩性胚囊。有的胚囊长成了胎儿，却在孕8周后突然失去了心跳。这类情况60%左右是受精卵本身有问题，如染色体异常，是自然淘汰的结果，勉强安胎也可能生出有缺陷的宝宝。

导致流产的染色体异常包括父母染色体异常、胚胎染色体异常。

①父母染色体异常：可能同时也有免疫功能紊乱，保险起见，最好能一并检查。

②胚胎染色体异常：受精卵染色体分裂时，受到不利因素影响而出现错误，胚胎停止发育。这是一种自然淘汰的过程，通过流产的胚胎绒毛培养可以确诊。

🌸 免疫因素

复发性流产60%以上是免疫因素引起的，具体可分两种情况。

①同种免疫紊乱：夫妇的白细胞抗原相容性过高，受孕后，母体不能产生保护胚胎的封闭抗体，使胚胎受到母体免疫细胞的攻击而停育。可以用丈夫的淋巴细胞进行主动

免疫，使妻子产生封闭抗体。

②自身免疫异常：孕妈妈的免疫系统紊乱，产生对抗自身组织的抗体，这些抗体也可以破坏胚胎组织和胎盘细胞，使胚胎死亡。可以用皮质激素和免疫球蛋白来治疗，成功率在90%以上。

❀ 内分泌因素

①黄体功能不全：怀孕后孕酮分泌不足，胚胎得不到足够的营养，导致流产的发生。这种情况下需要补充孕酮。

②高催乳素血症：催乳素过高会导致不排卵和不孕，即使受孕后也很容易流产。这种情况下需要针对性治疗和保胎。

③多囊卵巢综合征：多囊卵巢综合征也常导致不孕和流产，受孕后的保胎治疗很重要。

此外，糖尿病、甲亢、甲减也会导致流产，发现这些疾病应该积极治疗，控制住病情后再怀孕。如果有过反复流产，做检查时也要查查血糖以及甲状腺功能。

④甲状腺功能异常：甲状腺功能减退也会造成流产。

❀ 解剖性原因

宫颈机能不全、子宫肌瘤或腺肌瘤、宫腔粘连等也会导致复发性流产，占10%～15%，多是晚期流产，也就是孕12周之后的流产，而且流产时胚胎还有生机。

这类情况可以通过超声、宫腔碘油造影、宫腔镜、腹腔镜等检查。也可以手术矫正，

如第一胎产后宫颈机能不全，二胎可以做宫颈环扎术。

❀ 感染

复发性流产很容易带来各种生殖道感染，如细菌性阴道病、念珠菌性阴道炎等。而炎症的存在也会导致流产，当阴道分泌物增加、有恶臭味、颜色偏黄，同时伴有外阴瘙痒，就说明是有炎症了。

所以孕前或怀孕早期，如果出现了生殖道感染，一定要及早治愈，不然可能会引起早产或流产。如果曾有复发性流产，也需要检查确认是不是感染引起的，以便再次怀孕前将这些感染因素都消除。

❀ 凝血机制异常

如果凝血机制发生障碍，血液凝固的速度会变快，也就是血栓前状态。平常情况下虽然没有形成血栓，但怀孕后胎盘的血管就会形成血栓，堵塞胎盘循环，使胚胎缺血而死亡。

不明原因的复发性流产很多是血栓前状态所致，抗凝治疗的效果比较好。

如何辨别先兆流产

先兆流产也就是流产的先兆，表现为孕28周前，先出现少量的阴道流血（在内裤或手纸上发现血迹），然后出现阵发性的下腹痛或腰痛，怀孕的最初3个月更容易出现。

虽然流产的最初信号往往是出血，但孕

早期出血也有很多原因，不一定就是流产。怎么判断自己的症状是不是先兆流产呢？

❀ 出血和腹痛的关系

流产时的腹痛一般出现在出血后，可能是持续的，也可能是绞痛，类似痛经时的腰酸背痛和下腹部疼痛。如果出血与疼痛相伴发生，就要及时去医院。

❀ 血的颜色

如果出血呈鲜红色，也要及时去医院。如果出血呈咖啡色，不用太担心，咖啡色说明出血已经停了，所以氧化成了咖啡色。

❀ 让医生诊断

发现出血的时候，首先要保持冷静，最好能安静休息一会儿，让身体放松。如果出血不但没有停止，而且越来越多，并出现了明显的腹痛等不适，就要及时去医院检查，了解出血的部位和原因。

❀ 先兆流产不等于流产

如果出血量比较少，可能只属于先兆流产，及时就诊，经过保胎治疗及休息，大部分先兆流产可以在症状消失、B超证实胚胎存活后，继续怀孕。

但如果保胎治疗后仍有流血，HCG值也没有恢复正常，或B超发现胚胎发育不良，可能就需要终止怀孕了。如果出血量很大，可能意味着流产已不可避免，需要及时做清宫术。

防止意外流产的原则

远离性生活：在孕早期，孕妈妈体内的小生命尚不稳定，如果此时进行性生活，很可能会引发流产。因此，准爸妈们应克服一下，禁止性生活，以保障胎儿的安全。

避免物理伤害：在日常生活中，要时刻注意小心保护腹部，避免外力伤害引发流产。

运动要适量：由于胎儿此时着床的情况还不是很稳定，医生一般都建议运动量不能过大，不可过度劳累，避免搬运重物或做剧烈运动，做家务与外出次数也应尽可能减少。游泳、骑马、打球等活动都应尽可能避免。

准爸爸行动起来：小生命在妻子体内安家了，这个时候准爸爸要行动起来，在日常生活中，尽量多照顾妻子，减轻妻子的负担和压力。

怀孕初期感冒了怎么办

感冒病毒在孕早期会对胚胎造成伤害，若再伴有高热，其危害性更大。怀孕期间尽量不接触感冒的病人，家中经常通风换气，使空气温度、湿度适宜，经常用醋熏蒸房间，保持良好的心境，增强对疾病的抵抗能力。尽量不要到人流量大的公共场所，如影院、剧院、商场等，减少感染病毒的机会。雾霾天气应注意防护，避免感冒，防止流产。

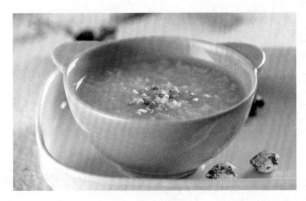

葱白粥

☁ **感冒后不可自行用药**

据调查，绝大部分孕妈妈在妊娠期间或多或少都服用过药物，其中有一部分孕妈妈是未经医生开处方而自行服药的。对这些非处方用药，医务人员无法控制，孕妈妈自己也不知其害，故无法避免不良作用的发生。

☁ **安全有效的感冒食疗方**

如果不慎患了感冒，孕妈妈可以试一试以下食疗方法，来缓解感冒症状。

喝姜茶：以下几种姜茶均需趁热服用，然后盖被出微汗，最好能够睡上一觉，有助于降低体温，缓解头痛、四肢酸痛。

姜蒜茶	大蒜、生姜各15克，均切片加水一碗，煎至半碗，饮时加红糖10～20克
姜糖饮	生姜片15克，葱白段15克，加适量水煮沸后加红糖溶化后饮用
橘皮姜片茶	橘皮、生姜各10克，加水煎煮，饮时加红糖10～20克

此外，还有以下食疗小偏方也可以缓解孕期感冒症状。

萝卜白菜汤	白菜心250克，白萝卜60克，加适量水煎煮后放红糖10～20克，吃菜饮汤
萝卜汤	白萝卜150克洗净，切片，加水500毫升，煎至300毫升，加白糖5克，趁热服用
米醋萝卜菜	白萝卜150克，米醋适量，萝卜洗净切片，用醋浸泡1小时，配白米粥食用
葱白粥	粳米50克，葱白20克切段，白糖适量，同煮成粥，热食
雪梨煲	雪梨洗净，连皮切碎，加冰糖，放入容器隔水蒸熟，可缓解风热感冒引起的咳嗽
橘皮水	鲜橘皮30克（干橘皮15克）加水3杯，煎成两杯，趁热饮用
香菜黄豆汤	香菜30克，黄豆20克，加水500毫升，煎至300毫升，加盐调味饮用
杭菊糖茶	杭白菊30克，白糖适量，加适量开水浸泡，代茶饮
荸荠甜水	荸荠适量，冰糖适量。荸荠洗净，加水和冰糖同煮，吃荸荠饮汤

孕早期高热可致胎儿出生缺陷

医学家徐之才强调："二月之时，儿精成于胞里，当慎护之，勿惊动也。"意思是说妊娠两个月时，胎儿的精气在母体的胞宫内生成，必须谨慎护理，不要随便惊动他。这时的胚胎不仅形态上已产生了巨变，而且还能够感受到外界的刺激，孕妈妈切不可认为怀

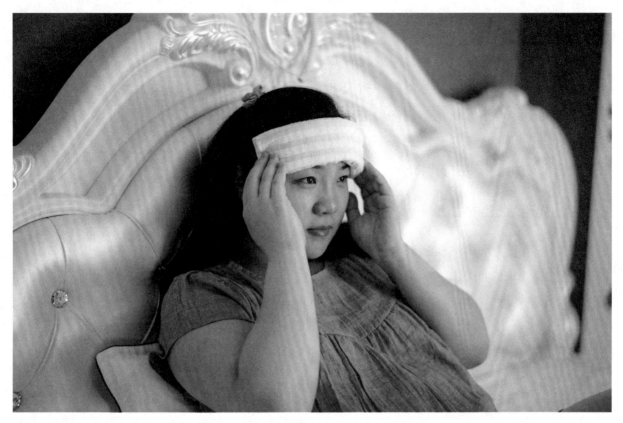

孕期出现高热应及时治疗

孕不久，胎儿尚未成形而掉以轻心。

🌸 孕妈妈高热对胎儿有致畸作用

孕妈妈体温如果比正常体温高1～4℃，即可诱发胎儿畸形。孕妈妈对热刺激的敏感时间在妊娠头3个月。孕早期胚胎如果处在高温环境下，会使胚胎细胞停止分裂，特别是胎儿的中枢神经系统最易受到损伤，造成畸胎，严重者可导致胚胎死亡。

孕期每日持续热水浴40～60分钟的孕妈妈，畸胎率明显升高。虽然孕中期胎儿各器官基本形成，不太可能出现大的结构畸形，但发热可损害胎儿大脑，造成出生后小儿癫痫、智力低下等。

胚胎发育6周左右，严重高热（每天升高2～3℃，持续1小时）可导致胎儿小头畸形、智力障碍等；在妊娠的头3个月，孕妈妈发热38.9℃以上，持续1天或更长，便可引起胎儿畸形。除桑拿和热水盆浴外，患病也是导致孕妈妈发热的原因。引起发热的疾病有流感、肾盂肾炎、链球菌性咽炎等。因此，在怀孕早期，孕妈妈若出现发热，应尽快治疗。

🌸 低热的治疗（低于38℃）

孕妈妈出现低热时不必紧张，找出原因，对症治疗。如果是感冒引起的低热，可多喝开水，服用维生素C、感冒冲剂等，充分休息，一般能很快痊愈。

☁ 高热的治疗（高于38℃）

孕妈妈出现高热时，要尽快采取物理降温法，如湿毛巾冷敷、酒精擦浴等，热天可给予清洁冷饮，必要时可用柴胡注射液，尽量不用西药退热针或退热片。选择退烧药物时，应选用对胎儿无影响的药物。

☁ 孕妈妈避免发热的措施

孕妈妈除避免发热性疾病外，还应避免其他导致体温升高的因素，如洗过热的热水浴、盛夏中暑、高温作业、剧烈运动等。

为什么要做超声检查

☁ 评价胎儿发育情况

通过超声波可以测量胎儿的一些指标，如宝宝头部、四肢、腹围等径线，这些指标在正常情况下与胎龄相关，可以评价胎儿成长的速度是否正常。

☁ 了解胎儿身体结构发育情况

可以检查出无脑儿、严重脊柱裂、严重脊膜膨出、单腔心、严重胸腹壁裂伴有内脏外翻、严重软骨发育不良等。

☁ 确认胎儿没有染色体异常

胎儿如果有染色体异常，通常在早期就会从功能和形态上表现出来，如超声检测头臀长度、脐动脉搏动指数、胎心率等都会有异常。超声引导下的羊膜腔穿刺、取胎儿血、胎儿活检、绒毛取样等都是产前诊断方式，检出率为80%~85%。

☁ 及时应对异常情况

如果超声检查发现了异常，有些情况下可以及时采取措施。比如孕末期如果发现胎儿发育迟缓或胎儿过大，就可以及时查找原因，并通过调整孕妈妈的营养等，争取让胎儿出生时的体重在正常范围内。如果发现胎儿有严重的先天性膈疝，可以在分娩断脐前进行气管插管，等隔膜修复好以后，再让宝宝自主呼吸，就能帮助宝宝避免生命危险了。

当然，超声波并不能替代所有的产前检查，孕妈妈还要定期做好产检，最大限度地保证自己和胎儿的安全与健康。

B超和彩超哪种好

超声检查的种类

二维B超	就是普通的B超，黑白成像，能测出胎头双顶径、头围、腹围、羊水量等，观察胎儿是否存活或有无畸形，进一步确认预产期
二维彩超	就是普通的彩超，B超能观察到的一切它都能观察到，并且更清晰，可以发现血流异常，诊断先天性心脏缺陷等

三维彩超	具有二维彩超的全部功能，还可以进行二维彩超难以做到的头面部立体成像，清晰地显示眼、鼻、口、下颌等部位的状态，帮助直接诊断胎儿先天畸形，包括表面畸形和内脏畸形
四维彩超	在三维彩超的基础上，加上了时间维度参数，可以观察胎儿的实时动态

孕期更适合做彩超

相比普通的B超，彩超的分辨率更高，能更好地发现和诊断疾病。比如B超检查发现胎儿颈后有U形或W形压迹，就可以用彩超来确定是否脐带绕颈了，绕颈几周？所以，对孕妈妈来说，彩超检查具有更大的意义，是更适合孕期的检查。

根据情况选择彩超

在彩超中，孕妈妈可以根据情况选择相应的检查。比起普通的彩超，三维彩超更有利于发现胎儿体表结构畸形，如唇腭裂、脊柱畸形、心脏畸形、神经系统畸形等。相比普通的彩超，三维、四维彩超的分辨率更高，能把胎儿的身体结构显示得更清楚，更有利于出生缺陷的筛查。

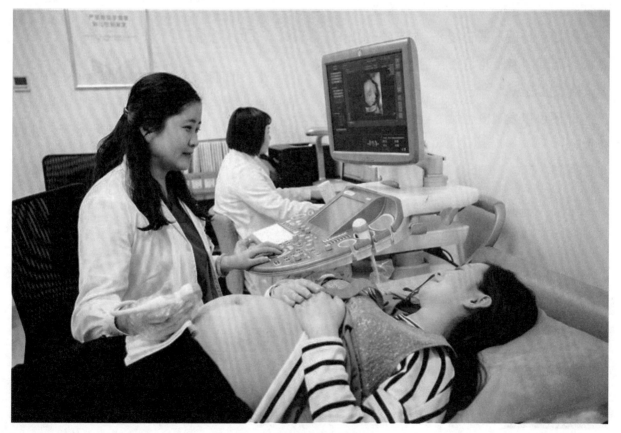

彩超的分辨率更高

整个孕期超声检查需要在什么时间做，做几次

一般情况下，整个孕期需要做以下几次超声波检查。但在高危妊娠或孕妈妈有其他疾病时，可能会使胎儿发育迟缓、体重过重等情况下，医生会根据孕妈妈和胎儿的情况酌情调整检查的次数，多胞胎的孕妈妈甚至可能需要每周检查一次。

孕6~8周

这时期的超声检查有以下作用。

① 确定胚胎是否着床在子宫里，及早发现宫外孕，尤其是曾有过宫外孕、习惯性流产的孕妈妈，更需要在孕早期尽早检查。

② 如果是做了试管婴儿，或有先兆流产症状、需要判断胎儿是否存活等，此时的超声波检查也很重要。

③ 还可以发现多胞胎、连体婴、萎缩性胚囊等。

孕11~14周

这次的检查主要是确定孕周，进行早期筛查，检查宝宝颈后透明带的厚度，判断宝宝患唐氏综合征、严重心脏病、重大结构畸形等的风险。

孕20~24周

此时胎儿器官发育相对成熟，羊水量也最有利于给胎儿做检查，有利于完整地评估胎儿是否发育正常、有无结构畸形，也是整个孕期最全面的一项超声检查，包括胎儿大小、脊柱、颅内结构、颜面结构、心脏、胃泡、肾脏、腹壁、膀胱、四肢、性别、脐带、胎盘位置、羊水量等。最好选择三维B超。

孕30~32周

这个时期，也是胎儿发育最快的时期，有些胎儿结构的异常是在怀孕过程中逐渐表现出来的，如先天性膈疝、脑积水等，此时超声检查就能清楚地辨认胎儿的结构。

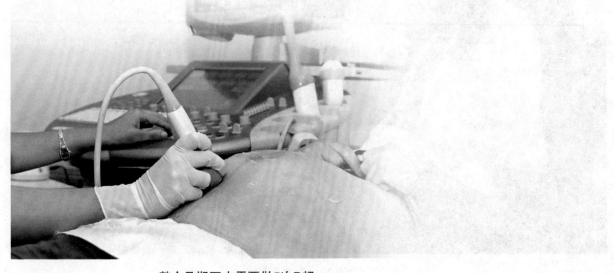

整个孕期至少需要做5次B超

♣ 孕38周左右，分娩前

这时的超声检查可以了解胎儿的大小和位置、胎盘成熟度、羊水量、羊水有没有浑浊、脐带有没有绕颈等，这些也是帮助孕妈妈选择分娩方式的重要依据。

孕期超声检查需要注意的细节

♣ 不需要空腹

孕期做B超检查一般是不需要空腹的，可以吃饭。但检查前不要吃容易产生气体的食物，如牛奶、红薯等，因为产生的气体会阻碍超声波的穿透，造成显像不清，影响检查的准确性。

♣ 什么情况下需要憋尿

孕早期一般可以通过小小的阴道超声探头了解子宫内外的情况，不需要充盈膀胱。但如果没有阴道超声探头，是需要憋尿的。因为孕早期子宫不够大，需要利用充盈的膀胱来看清子宫、输卵管、卵巢等。

孕中晚期都是通过腹部的超声探头来检查，不需要充盈膀胱。

但在有些情况下，为了更好地诊断，可能需要憋尿，如怀疑宫外孕、胎盘位置较低、不明原因的阴道出血等，需要利用充盈的膀胱来看清子宫及附件，子宫下段的组织和血流。

孕妈妈查出乙肝表面抗原阳性怎么办

如果孕妈妈的乙肝表面抗原阳性，在怀孕期间没有必要注射乙肝免疫球蛋白，但一定要在宝宝出生后24小时内（12小时内最好）尽早给宝宝注射乙肝免疫球蛋白，剂量应≥100IU，同时在不同部位接种10微克重组酵母或20微克乙肝疫苗，1个月和6个月后分别接种第2和第3针乙肝疫苗。

也可以在宝宝出生后12小时内，先给宝宝注射1针乙肝免疫球蛋白，1个月后再注射第2针，并同时在不同部位接种1针10微克重组酵母或20微克乙肝疫苗，1个月和6个月后分别接种第2和第3针乙肝疫苗。

出生12小时内就注射了乙肝免疫球蛋白和乙肝疫苗的宝宝，是可以接受乙肝表面抗原阳性的妈妈哺乳的。

以上是中华医学会肝病学分会和感染病学分会给出的建议，并被我国"十一五"重大传染病专项"关于阻断乙肝母婴传播的研究"证实，能使97%的新生儿免受母婴传播。

胎教早知道

让宝宝的发育有一个好的开始

准爸妈在孕期刚开始时，要有意识地进行心理和身体的调适，让双方的心态都更加平和愉悦，不要大悲大怒，要保证准爸妈的身体健康和情绪愉快，夫妻感情稳定恩爱，切实保护好孕育初期的胎儿，让胎儿的发育有一个好的开始。

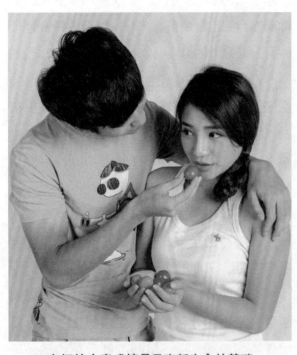

良好的夫妻感情是孕育新生命的基础

精卵结合，不仅输入了夫妻双方的遗传信息，也输入了夫妻双方的心理素质信息。美好的愿望、幸福的憧憬，一片爱子之心，这无疑为精卵的结合创造了一个良好的环境，为胎教打下好的基础。

为宝宝将来的优良性格打好基础

母亲的子宫是宝宝的第一个生长环境，小生命在这个环境里的感受将直接影响孩子性格的形成和发展。

如果宝宝在温暖的子宫中感受到母亲深厚的爱，那么孩子幼小的心灵将受到同化，会意识到等待自己的世界也是美好的，逐步形成热爱生活、果断自信、活泼外向等性格。

反之，如果夫妻关系不融洽，甚至充满了敌意或怨恨，或者孕妇从心理上排斥或厌烦腹中的小生命，那么胎儿就会痛苦地体验到周围环境冷漠、仇视的氛围，随之形成孤寂、自卑、多疑、怯懦、内向等不良性格。显然，这会对孩子的未来产生不利影响。

因此，准爸妈应尽量为腹中的宝宝创造一个温馨、慈爱、幸福的生活环境，让宝宝拥有健康美好的精神世界，为孩子良好性格的形成打好基础。

孕妈妈的心理调整

孕妈妈要努力克服早孕反应，避免接触那些容易产生恶心的气味，纵然发生剧吐，也不要拒绝进食，而是要从各种食品中找出能够吃得下去的东西。

心理作用是不容忽视的，孕妈妈越烦躁，孕吐就越强烈。孕妇备受腹中小生命的"折磨"时，要知道，这正是他生命力的显现，他正在一天一天长大着、变化着。孕妈妈此时需要做的就是保持良好的心情，积极面对怀孕带来的不适，慢慢适应胎儿的成长。接下来，早孕反应一旦结束，就开始美美地享受孕期生活。

用"美好联想"塑造漂亮宝宝

有些孕妈妈在得知自己怀孕后，在家里墙壁上贴上自己喜欢的宝宝照片，天天看，据说这样就会生出漂亮宝宝。这是一种民间做法，但也并非全无科学根据，漂亮的图片使孕妈妈情绪平稳、心情舒畅，进而能使胎儿的发育受到良好刺激。

孕妈妈如果经常想象胎儿的形象，在想象的时候情绪达到最佳状态，能够促进良性激素的分泌，并促进胎儿面部结构匀称，皮肤发育良好。

如何进行联想

自由地深呼吸，想象每一次吸进的氧气都是最新鲜的，整个身体都是新鲜的。然后，慢慢地吐气，想象所有紧张、压力与不愉快，都像废气一样，统统被吐出去了。想象一下，他长得像谁？他的性格怎样？希望他将来成为一个什么样的人？当那些想象中的画面一一出现时，孕妈妈身上的每一个细胞都会变得兴奋而充满活力。美好的想象能够提高孕妈妈的自信心，并能最大限度地激发胎儿的潜能，对预防妊娠抑郁症也很有效果。因为

这些"心理图像"会给你带来更多美好的体验，所以，在孕期所遇到的一切困难也会变得微不足道了。

美好的联想会给胎儿带来正面的影响

由于联想对胎儿具有一定的"干预"作用，因此，孕妈妈联想的内容十分重要，美好的联想画面会给胎儿带来美的熏陶，而灰暗的联想内容则会起到反面作用。有少数孕妈妈把由怀孕引起的各种身体不适都归罪于胎儿，从而产生怨恨的心理。长期在这种情况下发育的胎儿出生后大多会有情感障碍，出现感觉迟钝、情绪不稳、体质较差等现象。因此，孕妈妈应及时排除不良的意识和联想，尽量多关注美好、积极的事物，将善良、温柔的母爱充分地调动出来，以促进胎儿的健康成长。

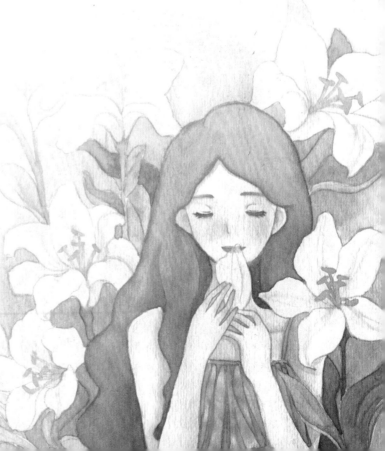

营养早知道

适量营养，缓解早孕反应

在怀孕第2个月里，胎儿还不需要过多营养，孕妈妈保持正常饮食即可，蛋白质每天的供给量以80克为宜。不必追求数量，要注重质量。

由于早孕反应，如果孕妈妈实在吃不下脂肪类食物，也不必勉强自己，此时可以动用自身储备的脂肪。豆类、蛋类、乳类食品也可以补充少量脂肪。含淀粉丰富的食品不妨多吃一些，以保证必需的能量。

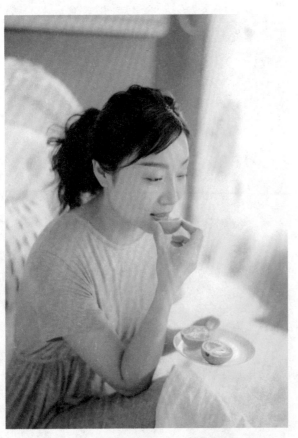

早孕反应的孕妈妈可以吃点橙子缓解孕吐

维生素是胎儿生长发育必需的物质，要补充B族维生素、维生素C、维生素A，孕妈妈尤其应注意多补充叶酸，多吃新鲜的蔬菜、水果、谷物等。

孕妈妈还应注意补充水和矿物质，特别是早孕反应严重的人，因为剧烈呕吐容易引起水盐代谢失衡。孕妈妈还要适量吃些干果，不仅能够补充矿物质，还能补充必需脂肪酸，有利于胎儿大脑发育。

柠檬姜汁止晨吐：姜1片，柠檬半个，蜂蜜适量。柠檬榨汁备用。把姜、柠檬汁和1勺蜂蜜组合在一起，然后倒入温开水冲调后服用。孕早期每天早晨空腹喝1杯柠檬姜汁，可以止晨吐，夏季饮用尤佳。

不宜过量吃菠菜

菠菜含有丰富的叶酸，叶酸能保护胎儿免受脊柱裂、脑积水、无脑等神经系统畸形之害，同时，菠菜富含的B族维生素还可预防孕妈妈盆腔感染、精神抑郁、失眠等常见的孕期并发症。

但菠菜含草酸也多，草酸可干扰人体对锌、钙等元素的吸收。所以孕妈妈不要吃过量菠菜，食用菠菜前也最好将其放入开水中焯一下，使大部分草酸溶入水中之后再食用。菠菜中叶酸的含量很高，烹饪时不要煮太烂，以免营养流失。

北京妇产医院专家：备孕怀孕分娩坐月子全书

怀孕就该吃两个人的饭吗

俗话说"一人吃，两人补"，人们通常都认为孕妈妈应当多吃。但是研究认为，孕妈妈不能因为妊娠而改变生活方式，每天不要摄入过多热量，同时还应在医生指导下消耗足够的热量。妊娠期间每天只需要增加300卡的热量供应（相当于三杯去脂牛奶所含的热量）。要坚持每天进餐三次，不要大吃大喝，应多吃富含叶酸、维生素C和维生素A的水果和蔬菜，少吃油炸食品和经食品工业加工处理过的食品。

孕妈妈应保证脂肪的供给

🌸 脂肪是对大脑有益的重要物质

脂肪是构成组织的重要营养物质，在大脑活动中起着重要作用。脂肪占脑重量的50%～60%，主要为人体提供热能，是人类膳食中不可缺少的营养素。脂肪的营养价值与它所含的脂肪酸种类有关。脂肪酸分为饱和脂肪酸和不饱和脂肪酸两大类。亚麻油酸、次亚麻油酸、花生四烯酸等均属在人体内不能合成的不饱和脂肪酸，只能由食物供给，又称作必需脂肪酸。必需脂肪酸主要存在于植物油中，在动物油脂中含量较少。

胎儿所需的必需脂肪酸是由母体通过胎盘供应的，因此为了让胎儿健康地成长发育，孕妈妈孕期应适当多吃些植物油。

🌸 脂肪的功效

动物油脂是脂溶性维生素A和维生素D的重要来源，而维生素A和维生素D对胎儿视力和骨骼的发育起着决定性作用；胆固醇是胎儿脑部发育不可缺的营养素，可促进脂溶性维生素E的吸收，起到安胎的作用；还能帮助固定内脏器官的位置，为胚胎发育提供一个安宁的环境。

🌸 缺乏脂肪的影响

如果吸收脂肪过少，会造成热能的摄入不足和必需脂肪酸的缺乏，而必需脂肪酸是人体必不可少的营养物质，必需脂肪酸吸收不足，会使人患皮肤疹，出现血尿、泌乳障碍等多种疾病和状况，对胚胎、婴儿发育及母体健康都有危害；影响脂溶性维生素的吸收，造成维生素A、维生素D的缺乏等。

🌸 脂肪的食物来源

植物油、动物油、食用油（葵花籽油、豆油、芝麻油、玉米油、花生油、橄榄油）、肥肉、乳制品、果仁等。

植物油除菜籽油、茶油外，必需脂肪酸的含量都比动物油的含量高。

🌸 专家建议摄取量

每天应补充20～30克，但最好不要超过50克，能达到脂肪供热百分比为总热能的25%即可，以防脂肪摄取过多，增加肝脏的负担且造成肥胖。

孕妈妈吃栗子好处多

健身壮骨，消除疲劳

板栗含有丰富的营养以及大量对孕妈妈身体有益的矿物质。孕妈妈常吃板栗不仅可以健身骨，有利于骨盆的发育成熟，还有消除疲劳的作用。

养胃健脾

板栗味甜性温，有养胃健脾之功效。孕妈妈常常胃口不佳，连平时自己喜欢的菜都不想吃，家人可劝食板栗以帮助她们改善肠胃功能。

提高免疫力，促进胎儿发育

板栗中含有丰富的优质蛋白质，并含有人体所需的多种氨基酸，有利于提高孕妈妈的免疫力，促进胎儿的发育。板栗中除了含有丰富的蛋白质、糖类外，还含有钙、磷、铁、钾等矿物质及维生素C、维生素B_1、维生素B_2。胡萝卜素以及叶酸的含量也比一般坚果都要高。这些营养素能促进胎儿的生长发育，预防胎儿发育不良。

缓解水肿症状

板栗中含有丰富的钾元素，可以帮助平衡身体内的钠，如果身体内的钾元素太少，会造成钠钾平衡失调，多余的钠会把水分留住，造成细胞水肿。但是如果身体摄取钾离子量足够多，钠离子就不会把多余的水分留

住。所以钾离子可帮助多余水分的代谢，消除水肿，对孕妈妈经常出现的水肿症状有一定的帮助。

别让体重增长得太快

体重增长是反映孕妈妈健康与营养状况的一项综合指标。虽然整个孕期和产后哺乳阶段孕妈妈都需要加强营养，但并不是吃得越多越好。吃得太多会造成营养过剩，表现为体重增长过多、过快。

整个孕期体重增加多少为宜

妊娠期孕妈妈的体重平均增加10～12.5千克，孕早期增加较少，为0.7～1.4千克；孕中期和孕晚期体重增幅较大，孕中期平均增重4～5千克，每周体重增加以0.4千克为宜；孕晚期增重超过6千克，每周增加350～400克。孕前体重过轻的孕妈妈（体重指数BMI<19.8），体重可以多增加一些，建议每周增重≥0.5千克；而超重者（体重指数BMI>26）应适当控制体重增加，减少每周能量摄入量，增重约0.3千克为宜。

体重增长过多的危害

孕期体重增长过多、过快对孕妈妈和胎儿都没有好处。报道称体重增加超过平均值50％的孕妈妈易诱发妊娠高血压、妊娠期糖尿病、生殖和泌尿系统感染，所怀的胎儿往往过大，胎儿过大容易出现宫内缺氧、胎位不正、早破水、难产等问题，导致孕妈妈

产道损伤、伤口愈合不良，新生儿产伤等情况，胎儿和新生儿的死亡率也明显增加。如果孕期体重增长过多，分娩后体形也难以恢复。

🌀 通过饮食调节体重

体重超标的孕妈妈不能通过药物减肥，可在医生的指导下通过调节饮食来减轻体重。要注意控制糖类和高脂肪食物的摄入，米饭、面食等粮食均不宜超过每日标准供给量；动物性食物中可多选择含脂肪相对较低的鸡、鱼、虾、蛋、奶，少选择含脂肪量相对较高的猪、牛、羊肉，并可适当增加一些豆类；少吃油炸食物、坚果、植物种子类等含脂肪量较高的食物；多吃蔬菜水果，注意选择含糖分少的水果，既缓解饥饿感，又可增加维生素和矿物质的摄入。

多吃补脑食物

人的大脑主要由蛋白质、脂类、糖类、B族维生素、维生素C、维生素E和钙这七种营养成分构成。

蛋白质：胎儿大脑发育需要35%的蛋白质，它能维持和发展大脑功能，增强大脑的分析理解能力及逻辑思维能力。

脂类：脂类是组成胎儿大脑非常重要的成分。支持胎儿大脑发育的营养物质60%是脂质。脂质包括脂肪酸和类脂质，而类脂质主要为卵磷脂。充足的卵磷脂是胎儿大脑发育的关键。

其他营养：糖类是大脑唯一可以利用的能源，维生素及矿物质能够增强大脑细胞的功能。

具有益智作用的五谷杂粮有大米、小米、赤豆、黑豆、绿豆、糯米、核桃、黑芝麻、花生等。若能以一种或两种地方主产的粮食作为主食，再配合其他杂粮，便能使胎儿获得全面的营养素，有利于大脑的发育。

具有益智作用的其他食物有大枣、黑木耳、黄花菜、海带、紫菜、鹌鹑蛋、牛肉、兔肉、羊肉、鸡肉、海鱼、草莓、金橘、苹果、香蕉、猕猴桃、柠檬、芹菜、菠菜、柿子椒、莲藕、番茄、胡萝卜等。

孕期营养菜谱推荐

核桃仁拌芹菜 健脑益智，降血压

(材料) 芹菜100克，鲜核桃仁50克。

(调料) 盐、香油各少许。

(做法)

❶将芹菜择洗干净，切成3厘米长的段，下沸水锅中焯2分钟后捞出，注意不要焯得太熟。

❷焯后的芹菜段用凉水冲一下，沥干水分，放盘中，加盐、香油拌匀。

❸将鲜核桃仁用热水泡后剥去薄皮，再用开水泡5分钟取出，放在芹菜上，吃时拌匀即可。

(功效) 核桃仁含有的锌和锰是脑垂体的重要成分，孕妈妈经常食用有益于胎儿大脑的发育，还能缓解孕妈妈孕期失眠、头痛的症状。芹菜有降血脂、降血压的作用。

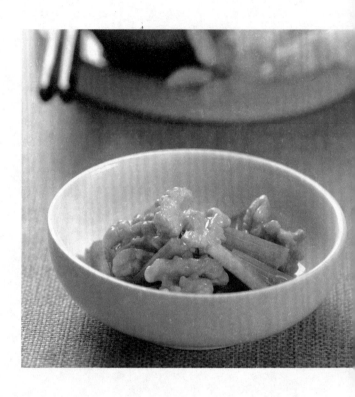

香甜水果沙拉 缓解孕吐，补充维生素

(材料) 圣女果4~5个，猕猴桃1个，香蕉1个，生菜叶1片。

(调料) 原味酸奶适量，梅粉少许。

(做法)

❶猕猴桃去皮，果肉切块；香蕉去皮，切块。

❷生菜叶洗净，撕成小块；圣女果洗净，对半切开。

❸全部材料放入容器，撒少许梅粉，倒入适量原味酸奶拌匀即可。

(功效) 香甜可口，能够缓解孕吐，还能补充钙质和维生素。

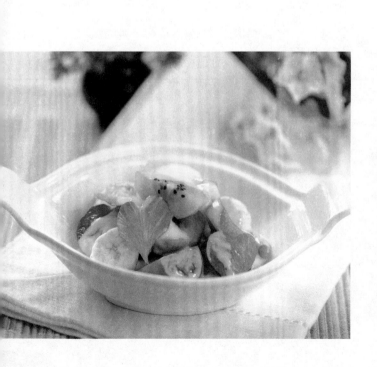

香菇山药牛肉粥 补钙补血

材料 香菇5朵，山药100克，牛肉100克，薏米30克，粳米80克，葱丝、姜丝各适量。

调料 生抽2茶匙，料酒1茶匙，盐少许，植物油适量。

做法

❶粳米、薏米分别淘洗干净，泡水备用；香菇浸软切条；山药去皮，切片。

❷牛肉洗净，切丝，放入生抽、料酒腌10分钟。

❸锅中放入少许油烧热，爆香葱丝、姜丝，放入牛肉丝炒至变色盛出。

❹另起锅，放入适量水煮沸，放入薏米、粳米大火煮沸，再放入山药片、香菇条、炒好的牛肉丝小火煮30分钟，下盐调味即可。

功效 补钙补血，提高身体免疫力。

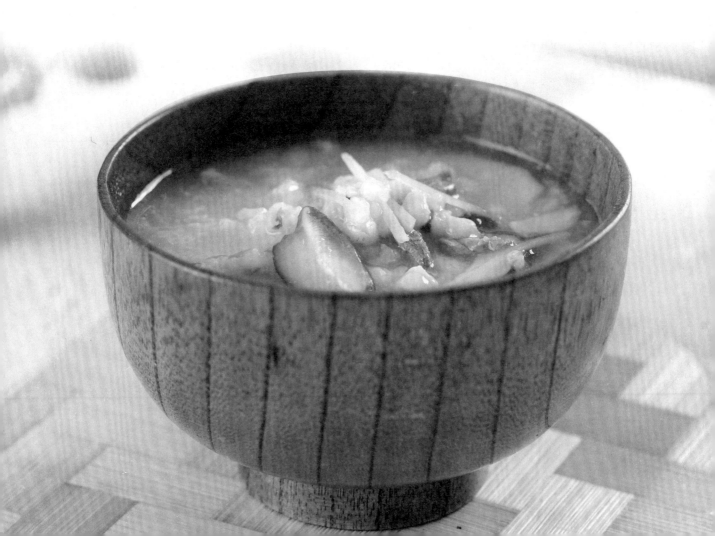

怀孕第3个月　真正成为胎儿

胎儿的发育

怀孕第3个月，胚胎真正可以称为胎儿了。孕12周末，胎儿的身长为7.5～9厘米，体重约14克。尾巴完全消失，眼、鼻、口、耳等器官形状清晰可辨，手、足、指头也一目了然。内脏更加发达，肾脏、外阴部已经形成，并开始通过尿道进行排泄，胎儿周围充满羊水。

孕妈妈的变化

本月是孕妈妈孕吐最严重的阶段，除了恶心、呕吐外，胃部情况也不佳。同时，胸部会有闷热等症状出现。但是，从本月中旬后期开始，早孕反应就会大大缓和，食欲增加，下降的体重也开始慢慢回升。面对怀孕后身体上的种种不适，大多数孕妈妈都能积极调整自己的情绪，变得开朗起来，但也有少数孕妈妈会烦躁、忧郁，并由烦躁而发展至暴躁，很容易发怒。

孕3月生活专家指导

1 至少应在本月前接受初次产前检查，建立孕妈妈保健卡，以后按医生要求做定期检查。

2 不要提重物，不要长时间站立或蹲下，并且避免从事可能会使身体受到震动和冲击的工作。

3 保持充足的睡眠，可在中午安排一个短暂的午睡。

4 空腹容易加重妊娠反应，上班时带些小食品，在不影响工作的情况下，随时吃一点。

5 上班时，应保持愉快的工作情绪，以免因心理负担过重、压力太大而影响胎儿的发育。

此时，如能取得同事的理解和照顾，孕妈妈可以坚持继续工作。

6 如果平时有做运动的习惯，仍可坚持，但必须选择轻松且不费力的运动，如伸展筋骨的柔软体操或散步等，避免剧烈运动。

7 不要化浓妆。化妆品所含的砷、铅、汞等有毒物质被孕妈妈的皮肤和黏膜吸收后，可通过胎盘进入胎儿循环，影响胎儿正常发育，导致胎儿畸形。

孕期保健

到妇幼保健院建立保健卡

女性在确诊妊娠后要到户口所在地或居住地的妇幼保健院建立孕产妇保健卡，进行初查。孕期检查有以下好处。

了解孕妈妈妊娠的过程和健康状况。对孕期合并症和并发症做到早预防、早发现。及早采取措施，避免病情发展，保障孕妈妈健康和胎儿正常发育。

对孕妈妈进行孕期保健、营养、自我监护的指导，消除孕妈妈对分娩的恐惧和顾虑，增强孕妈妈的信心和自我保健能力，减少孕期并发症的发生。

通过早孕初查、询问病史、全身体检等方法，筛选出异常孕妈妈，并将其转入有条件的医院进行监护。

对有严重遗传病和畸形胎儿史的孕妈妈，通过家谱分析、遗传咨询和产前诊断，及早做出确诊，果断采取措施，防止某些遗传病的蔓延。

通过产前检查可发现某些异常情况，如骨盆偏小、胎位不正等，可及时给予纠正。有些虽不能纠正，亦可随时监控。

产前检查时间的安排：正常情况下，怀孕28周前每四周检查1次；怀孕28周以后，每两周检查1次；36周后，每周检查1次。

孕3月产前检查项目

孕妈妈在孕3月产前检查的项目包括TORCH筛查、胎心率测量、监听胎心音等。

TORCH筛查：一般在准备怀孕之前进行TORCH病原体抗体检测，排除孕前感染。此外，还应在怀孕11～12周内进行TORCH筛查，排除孕早期TORCH感染。TORCH是由多个引起胎儿感染、畸形和功能异常的病毒的英文单词字头组成。

TO指弓形虫（Toxoplasma）。

R指风疹病毒（Rubella virus）。

C指巨细胞病毒（Cytomegalo virus）

H指单纯性疱疹病毒（Herpes virus）

测量胎心率：用多普勒胎心仪可在孕11～12周时从腹部听到胎心音，用听诊器可在孕18周听到胎心音。听胎心音时，将听筒置于腹壁，可听到胎儿心脏跳动声，像手表的嘀嗒声。正常的胎心率快且有力，每分钟在120～160次。孕中期胎心率可达每分钟160次以上。孕24周后胎位正常时，可在脐下正中部或脐部两旁听胎心音。

监听胎儿心跳：听胎心音是产前检查不可缺少的项目，通过这项检查，可判断胎儿的生长和健康状况，当胎心率突然变快或转慢，出现不规律的情况时，就应引起重视。

为什么要定期产检

及时发现孕妈妈和胎儿的身体异常

怀孕后，全身各系统为适应孕育胎儿的需要，会发生一系列的变化。如果这些变化超出了生理的范围，或孕妈妈本身患有疾病，不能适应孕期的各种变化，胎儿和孕妈妈就可能出现病理状况。因此，孕妈妈需要定期产检来确定自身和胎儿的安全，按时进行详细而系统的产前检查。

对于一些异常情况，产前检查也能及早发现和纠正，如胎位不正等。如果有些情况不能纠正，也可以及时入院，通过全面的诊断，决定分娩时怎样处理，做到适时、安全分娩。

有利于预防孕期疾病

定期产检便于医生了解孕妈妈整个怀孕过程和健康状况。对孕期疾病做到早预防、早发现、早应对，尽可能避免病情发展。

每次产检，医生都会对孕妈妈进行孕期营养和保健、自我监护知识的指导，这个过程会使孕妈妈更加安心，增强信心和自我保健能力，减少孕期疾病的发生。

产检都做哪些检查

孕早期排除危险因素

孕6~8周发现怀孕后，要检查确认胚胎的情况，排除怀孕的危险因素，这是孕早期的检查。

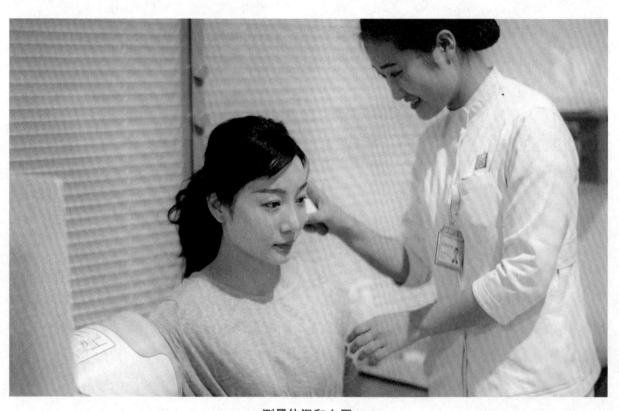

测量体温和血压

孕中期确认胎儿发育正常

孕12周后就进入了孕中期，可以到医院建档，正式开始产检了。建档的同时会做一次全面的产科检查，包括体重、血压、尿检、听胎心、妇科检查、肝功能、验血等，之后的每次产检也会有一些例行的检查：

① 量体重和血压：通常会将怀孕前的体重作为孕期体重增加的参考，整个孕期体重的最佳增长幅度是10～12.5千克。

② 验尿：主要是验尿糖、尿蛋白，检查孕妈妈有没有血糖问题、肾功能是否正常，有没有子痫的危险等。

③ 验血：主要是检查孕妈妈的血型、血红蛋白、肝肾功能，以及排除梅毒、乙肝、艾滋病等。

④ 身体各部位检查：如甲状腺、乳房、盆腔。

⑤ 检查子宫大小：为以后评估胎儿的成长是否正常做参考。

⑥ 听胎心：是孕中期的常规检查，用多普勒胎心仪听胎儿的心跳。

孕末期确保顺利分娩

孕28周后就进入了怀孕末期，这时除了产检的例行检查之外，也会这样确认胎儿的情况：

孕34周后开始做胎心监护，了解胎动情况、宫缩时的胎心反应、胎儿有无宫内缺氧。

孕38～42周确认胎位，看胎儿是头位、臀位，还是其他异常胎位，为孕妈妈选择分娩方式提供重要参考。

给你一张产检时间表

（注：各地区不同医院的要求可能不同，以当地医院要求为准）

产检时间表																																								
怀孕月份	一				二				三				四				五				六				七				八				九				十			
孕周期	1	2	3	4	5	6	7	8	9	10	11	12	13	14	15	16	17	18	19	20	21	22	23	24	25	26	27	28	29	30	31	32	33	34	35	36	37	38	39	40
产检												✓				✓				✓				✓				✓		✓		✓		✓		✓	✓	✓	✓	✓

大龄孕妈妈产检应注意什么

留意血糖

大龄孕妈妈产检时更需要关注血糖值，尤其是符合下列情况的孕妈妈更需要注意：年龄大于30岁。身材偏小巧、孕前体重超过120斤或孕期体重增长过多、有吸烟史、高血压、之前的怀孕曾有异常。家人有糖尿病。

检查需要空腹，抽血前不要吃东西、喝饮料或奶制品。

留意血压、水肿、尿蛋白

大龄孕妈妈发生妊娠期高血压的风险会更高，产检时更要留意血压及水肿现象。在家如果发现身体水肿，也应该尽早去医院检查一下尿蛋白。

孕妈妈注意预防病毒感染

病毒感染多发生在冬春季节。孕期的病毒感染易发生在怀孕早期，怀孕早期病毒感染对胚胎发育影响非常严重，因此，孕妈妈要注意预防病毒感染。

❀ 病毒致畸的机理

病毒致畸的机理在于，病原体通过呼吸道黏膜、口腔、生殖道以及破损皮肤等，进入血液，造成病毒血症，并通过血液侵犯到胎盘及胎儿，形成宫内感染，影响胎儿的正常发育，导致胎儿畸形。

孕3月内最易致畸。胎儿先天性发育异常，与遗传因素、物理因素、化学因素及生物因素有关，其中生物因素主要是指病毒感染。

孕妈妈在怀孕的过程中，特别是怀孕初期，前3个月内，如果感染了致畸病原体，那么胎儿发生畸形的可能性要比正常孕妈妈高得多。

❀ 可能导致胎儿畸形的病毒有以下几种

风疹病毒：孕妈妈孕早期感染风疹，可致胎儿心血管异常、先天性耳聋、先天性白内障、小头畸形、智力障碍等。

巨细胞病毒：孕妈妈感染后常导致早产、流产或胎死宫内，出生后的新生儿有黄疸、肝脾肿大、肺炎，并常伴有中枢神经系统损害。

单纯疱疹病毒：孕妈妈感染后易致胎儿小头症、智力障碍、脑内钙化、白内障、心

脏畸形、视网膜形成异常。

水痘病毒：水痘病毒可引起胎儿四肢发育不全、先天性白内障、小眼、视网膜炎、视神经萎缩、小头畸形、肌肉萎缩等。

流感病毒：孕妈妈感染病毒后可致胎儿兔唇、无脑、脊柱裂等。

❀ 如何预防病毒感染

为预防病毒感染，孕妈妈应做到以下几点。

1. 加强锻炼，提高自身免疫力。
2. 孕前实行计划免疫。
3. 尽量不到公共场所。
4. 注意饮食卫生，增加营养。
5. 预防交叉感染。
6. 受孕期避开易感季节。

如何知道自己怀了双胞胎

❀ 什么是双胎妊娠

卵细胞由卵巢排出后进入输卵管，精子经过子宫到达输卵管与卵子相遇，一般只有一个精子进入卵子，形成受精卵。如果卵巢同时排出两个成熟的卵子，都经过受精，成为两个受精卵，发育为两个胚胎，生长为两个新个体，这就是异卵双胞胎。如果只有一个受精卵，在分裂、发育过程中由于某种原因而发育成两个胚胎，形成两个新个体，这就是同卵双胞胎。异卵双胞胎所形成的两个新个体，由于遗传物质差别较大，性别、外貌会有明显差别；同卵双胞胎所形成的两个新个体具有相同的遗传物

质，性别、外貌等几乎相同。

怎么知道怀了双胞胎

如果怀上了双胞胎，在孕6～7周时通过B超检查即可发现两个胎囊，孕10周后即可见到两个胎头及心脏搏动。孕12周后用多普勒胎心仪可听到两个频率不同的胎心音。

双胎妊娠属于高危妊娠

双胎妊娠属于高危妊娠，无论对孕妈妈还是对胎儿都有一定的危险性，因此需要更加注意保健。双胎妊娠期间，孕妈妈还可能出现一些严重的症状，需要引起重视。

1.双胎妊娠的孕妈妈早孕反应较重，恶心呕吐较为多见。

2.双胎妊娠孕10周后子宫增大明显，孕24周后增大尤为迅速。过分快速长大的腹部会使孕妈妈呼吸困难，胃部受压，食欲不振，胃脘胀满不适。

3.双胎妊娠会使孕妈妈容易并发贫血、妊娠期高血压、过早破水、流产及早产等。

4.对双胞胎来说，容易发生双胎输血综合征、早产、流产、胎儿大小不一、低体重儿等并发症。

双胎妊娠的保健措施

预防流产或早产

双胎妊娠易发生早产，孕妈妈应积极接受产前教育，提高对流产或早产的正确认识，这是避免流产或早产的有效措施。目前有很多方法可预测早产，包括B超宫颈管长度测量和阴道分泌物早产因子检测等。孕妈妈应尽量限制体力活动，较早停止工作。

临近预产期时，双胞胎孕妈妈可选择住院观察或在家卧床休息。在医院安胎的双胞胎孕妈妈会接受医护人员的精心护理，防止发生意外。如有并发症或异常情况，可及时进行治疗。

增加营养

双胎妊娠孕妈妈对热能、蛋白质、矿物质、维生素等需求量大。双胎妊娠孕妈妈的热量需求通常应超过国家食品级营养品协会给正常孕妈妈制定的推荐量。此外，每天还需要饮用孕妇奶粉，以补充维生素和微量元素；保证进食适量水果蔬菜；增加蛋白质摄入，以缓解妊娠水肿和防治低蛋白血症。

某些胎儿畸形与叶酸不足有关。在准备怀孕前3个月至怀孕后头3个月，要常规补充叶酸。在早孕期如诊断为双胎妊娠后，更应补充叶酸及其他维生素和微量元素。

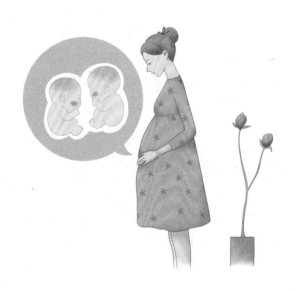

🌸 定期产前检查

确诊双胎妊娠后，孕妈妈一定要定期进行产前检查。双胎妊娠的产前检查次数和检查项目要多于一般孕妈妈，以便及时发现胎儿生长发育和代谢情况是否正常。

🌸 预防贫血与妊娠期高血压疾病

双胎妊娠并发贫血的发生率约为50%，包括缺铁性贫血和巨幼红细胞性贫血。双胎妊娠者应补充叶酸和铁剂。铁剂的补充建议为60～100毫克/天。

双胎妊娠可使妊娠期高血压疾病发生率提高3～5倍，更易发生上腹痛、溶血和血小板减少，其发生时间较单胎妊娠更早，需要预防和早期发现。建议有妊娠期高血压疾病高危因素的孕妈妈在妊娠24周后每日补钙剂1～2克，同时加强监测，定期产前检查，注意休息。

🌸 产前锻炼要谨慎

确诊为双胎妊娠后，允许进行产前锻炼的机会有限。通常在怀孕头3个月要限制活动。之后，至妊娠37周以前，为了预防流产和早产，均不主张过多的体育锻炼。对有早产征兆者更需要卧床休息，早产症状严重者还需要住院保胎。

双胎妊娠如何选择分娩方式

怀有双胞胎的孕妇不要对分娩怀有恐惧心理，剖宫产分娩不是唯一的分娩方式。如果一个胎儿不是臀位，可选择阴道分娩。由于子宫过度扩张，生产时易发生宫缩无力和产程延长，生产后易发生产后出血。因此，怀有双胞胎的孕妇有必要到条件较好的综合性医院分娩。

🌸 预防产后出血

由于双胎妊娠子宫过度扩张，收缩力减弱，产妇常常在产程中出现宫缩无力，在产后因宫缩继续无力或胎盘异常而发生产后出血。因此，无论是阴道产还是剖宫产，均应做好预防产后出血的准备，需要在条件设施比较好的医院住院分娩。

🌸 引产和刺激产程

双胎分娩时，如胎先露已固定于骨盆，宫颈已扩张，破膜常可使产程开始，并且顺利分娩。对双胎妊娠应用催产素静脉输液可诱发和刺激宫缩。

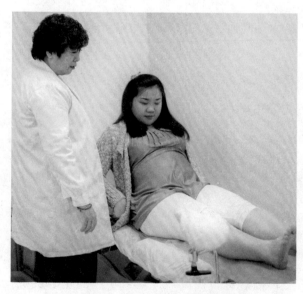

王琪教授在为孕妇进行产前检查

胎教早知道

运动胎教的好处

❀ 促进胎儿的身体和大脑发育

孕妈妈在做运动的时候，能够向胎儿提供充足的氧气和营养，促使大脑释放脑啡肽等有益物质，通过胎盘传递给胎儿。孕妈妈运动时，会使羊水摇动，摇动的羊水能够刺激胎儿全身皮肤，就像给胎儿做按摩。这种刺激也有利于胎儿的大脑发育，使宝宝出生后更聪明。孕妈妈在孕期尽量选择散步、体操、瑜伽、游泳等有氧运动，新鲜的氧气对于孕妈妈自身各项功能的正常运行和胎儿正常发育都发挥着重要作用。

❀ 有利于正常分娩和顺利分娩

适量的运动不仅能够使孕妈妈身体健康，还能够提高顺产的概率，这是因为分娩时起重要作用的腿部肌肉和髋部、腰部肌肉能够在运动中得到锻炼。此外，经常性的有氧运动能够增强孕妈妈的肺活量，能够帮助孕妈妈更好地战胜阵痛。研究表明，在怀孕过程中保持规律运动的孕妈妈，持续阵痛的时间往往较为短暂，这些孕妈妈通常能够顺利分娩。

❀ 控制孕妈妈和胎儿的体重

肥胖会提高妊娠期高血压疾病的发病率，还会给分娩造成困难。适当的运动能够减少脂肪，避免孕妈妈过度肥胖，进而降低妊娠期高血压疾病及心血管疾病的发病率和巨大儿的出生率，良好的运动习惯，还有利于产后尽早恢复体形。

❀ 让心情快乐起来

胺多酚是一种能使人变得愉快、内心安稳的激素，孕妈妈在运动过程中会分泌更多的胺多酚，从而使自己变得更加积极、快乐。孕妈妈愉悦的心情当然也会传递给腹中的胎儿，从而使母子的身心更加健康。

孕妈妈在运动时要注意以下几个方面

❀ 运动时应保护好腹部

腹部是子宫的所在，是胎儿的"居所"，因此，孕妈妈一定要注意保护腹部的安全。在进行锻炼时，不要做过于伸拉、牵扯腹部的动作，也不要做剧烈的蹲起动作。还要注意腹部的保温，运动时不要裸露腹部，也不要让腰部、腹部着凉、受寒。

❀ 运动时应注意控制运动的幅度和强度

孕妈妈的运动量应以适量为原则，每天的运动量应基本大致相当，不要突然加大运动量或增加运动的幅度，以免身体出现不适，导致流产的发生。有过流产史的孕妈妈运动时更要注意。

❀ 运动时应正确应对不良反应

运动过程中如果感到身体不适，应立即采取相应的措施，以保证身体的安全。特别是在孕早期，如果妊娠反应比较严重，则应适当减少工作量和运动量，避免繁重的体力劳动，保证充分的休息。到了孕晚期，孕妈妈在运动过程中如出现不适症状必须及时到医院检查，以确定是否有分娩的可能。另外，有习惯性流产的孕妈妈则更应注意运动量，要注意休息，在医生的指导和帮助下从事运动和工作，以保证孕期安全。

给胎儿适当的物理刺激

研究表明，胎儿发育到第四周时，神经系统已经开始建立；孕8～11周时，胎儿对压触觉已有反应，所以在孕3月，孕妈妈可以轻

轻拍打、抚摸腹部，这种触摸刺激可通过腹壁、子宫壁传导，促进胎儿的感知觉发育。

对胎儿进行游戏训练

通过胎儿超声波的屏幕观察胎儿在子宫内的活动，同时分析胎儿活动和大脑发育情况，研究人员认为胎儿完全有能力在父母的训练下进行游戏活动。

孕妈妈要注意自己的仪容仪表

孕3月是胎儿大脑细胞增多的关键时期，母亲营养合理与否与孩子出生后的智力水平

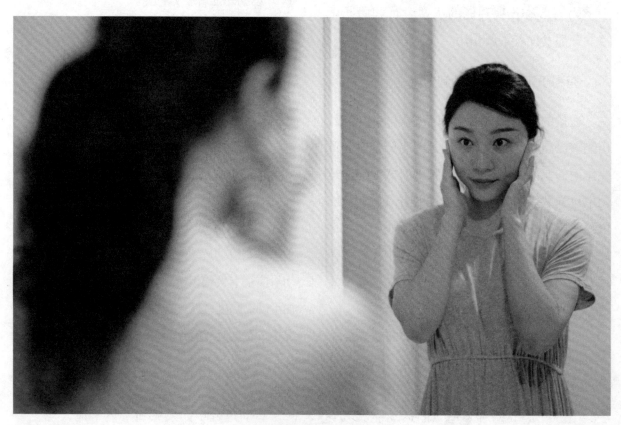

孕妈妈要注意仪容仪表

密切相关，孕妈妈要多摄入优质蛋白质、碳水化合物、必需脂肪酸、钙、磷等营养素。另外，怀孕期间，孕妈妈体内的孕激素使色素沉着增加，脸上容易出现褐色蝴蝶斑，再加上腹部日渐隆起，体形逐渐肥大，有损往日美貌，所以孕妈妈一定要注意仪容美观，用心装扮自己，做一个漂亮整洁的孕妈妈。这对于孩子性格的养成、情绪的调整都非常有益，孕妈妈千万不要忽视。

进行胎教时要避免噪声和杂音

在为宝宝进行音乐胎教时，孕妈妈不要忽视其他可能影响胎儿身心发育的噪声。

在孕妈妈的卧室最好不要摆放家电，因为家电运行时一般都会有噪声。在选购家电时，不要忽视家电有无噪声和杂音的细节。

孕妈妈也不要忽视电脑开机、照明灯开启后发出的细小声音，因为低频噪声同样不利于胎儿。可以在庭院里、阳台上和居室周围多养花、种菜，这样不仅能够美化、净化环境，还可以吸收噪声。

孕妈妈焦虑对胎儿的影响

孕妈妈的焦虑情绪主要表现为怕产痛，怕难产，怕产畸形儿，甚至对生男生女也忧心忡忡，也有少数孕妈妈因家庭或工作原因而产生焦虑情绪。如果焦虑情绪持续的时间长，孕妈妈就会坐立不安，消化和睡眠也会受到影响，甚至使胃酸分泌过多，发生胃溃疡病。据统计，孕妈妈妊娠高血压疾病也与焦虑和情绪紧张有关。焦虑还可使胎儿胎动频率和强度倍增，胎儿长期不安，影响健康发育，出生后可有瘦小虚弱、体重较轻、躁动不安、喜欢哭闹、不爱睡觉等表现。

孕妈妈的悲伤情绪对胎儿的影响

孕早期孕妈妈如果情绪悲伤，肾上腺皮质激素分泌就会增加，可能导致流产或生出畸形儿。孕妈妈如果受到强烈的精神刺激、惊吓或忧伤、悲痛，自主神经系统活动就会加剧，内分泌也发生变化，释放出来的乙酰胆碱等化学物质可以通过血液经胎盘进入胎儿体内，影响胎儿正常的生长发育。孕妈妈情绪由于悲伤，过于消沉，也会影响食欲，导致消化吸收不好。同时，身体各器官都处于消极状态，对胎儿也会产生不良影响。

孕妈妈不要发怒

孕妈妈发怒不仅有害自身健康，而且殃及胎儿，可以使胎儿把母亲的情绪"复制"并承袭下来。发怒还会导致孕妈妈体内血液中的白细胞减少，从而降低机体的免疫功能，使后代的抗病力减弱。

色彩环境能促进胎儿的发育

不同的颜色对人的情绪有不同的影响。实验发现，长期处在黑色调房间的人，会感到心

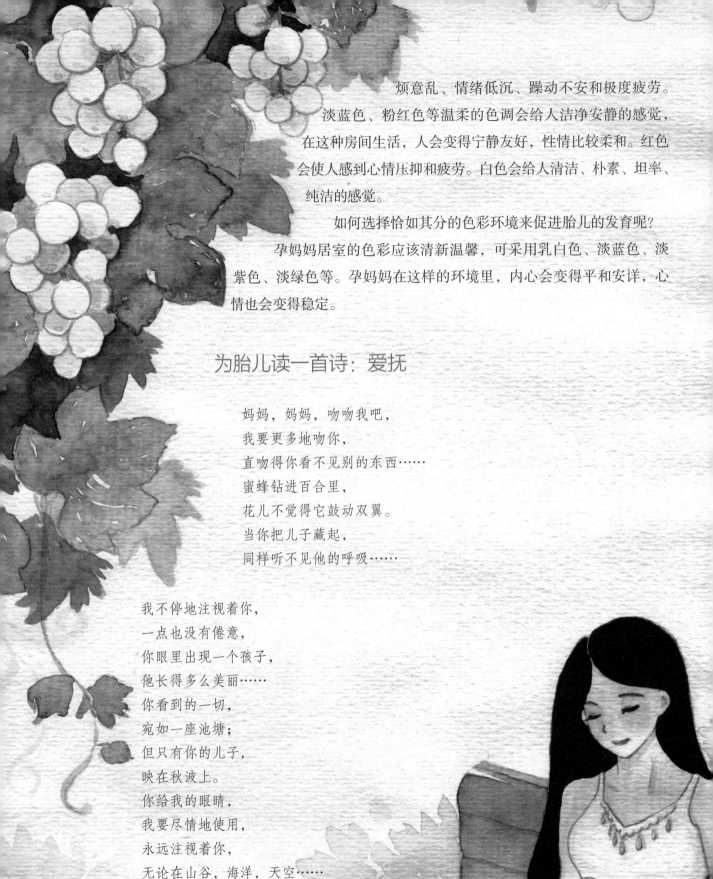

烦意乱、情绪低沉、躁动不安和极度疲劳。

淡蓝色、粉红色等温柔的色调会给人洁净安静的感觉，在这种房间生活，人会变得宁静友好，性情比较柔和。红色会使人感到心情压抑和疲劳。白色会给人清洁、朴素、坦率、纯洁的感觉。

如何选择恰如其分的色彩环境来促进胎儿的发育呢？

孕妈妈居室的色彩应该清新温馨，可采用乳白色、淡蓝色、淡紫色、淡绿色等。孕妈妈在这样的环境里，内心会变得平和安详，心情也会变得稳定。

为胎儿读一首诗：爱抚

妈妈，妈妈，吻吻我吧，
我要更多地吻你，
直吻得你看不见别的东西……
蜜蜂钻进百合里，
花儿不觉得它鼓动双翼。
当你把儿子藏起，
同样听不见他的呼吸……

我不停地注视着你，
一点也没有倦意，
你眼里出现一个孩子，
他长得多么美丽……
你看到的一切，
宛如一座池塘；
但只有你的儿子，
映在秋波上。
你给我的眼睛，
我要尽情地使用，
永远注视着你，
无论在山谷，海洋，天空……
（——[智利]加夫列拉·米斯特拉尔）

准爸爸给胎儿唱儿歌（1）

胎教是夫妻双方的事，准爸爸每天要抽出时间跟胎儿说说话，唱唱歌。今天，准爸爸来给胎儿唱儿首关于小动物的儿歌吧。唱的时候语调要轻松、活泼，可以模仿小动物的样子，把快乐、健康的情绪传递给胎儿。准爸爸的语速要和缓，音调要稳定，不要忽高忽低。在准爸爸的儿歌声中，一家人其乐融融，胎儿也能感受到和谐的家庭氛围，对胎儿的性格发育非常有益。

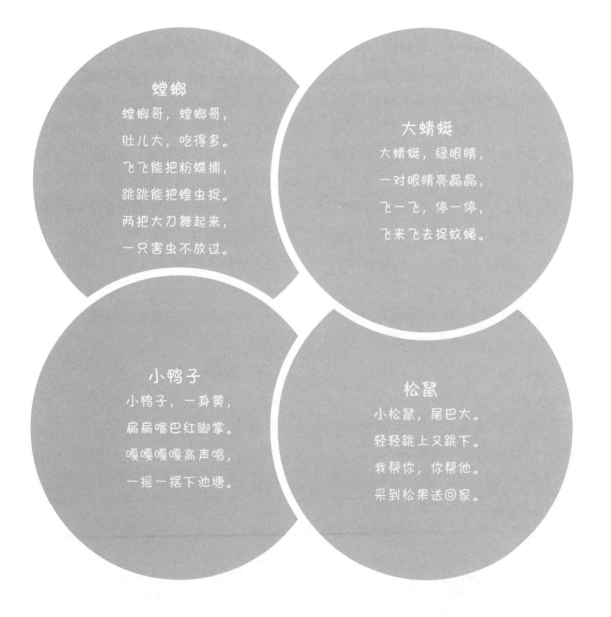

螳螂
螳螂哥，螳螂哥，
肚儿大，吃得多。
飞飞能把粉蝶捕，
跳跳能把蝗虫捉。
两把大刀舞起来，
一只害虫不放过。

大蜻蜓
大蜻蜓，绿眼睛，
一对眼睛亮晶晶，
飞一飞，停一停，
飞来飞去捉蚊蝇。

小鸭子
小鸭子，一身黄，
扁扁嘴巴红脚掌。
嘎嘎嘎嘎高声唱，
一摇一摆下池塘。

松鼠
小松鼠，尾巴大。
轻轻跳上又跳下。
我帮你，你帮他。
采到松果送回家。

孕妈妈动脑游戏

1. 有趣的帽子问题

有40个学生，他们戴的帽子是红色的或黄色的，戴的手套是蓝色的或黑色的。如果有12人戴的是红帽子、黑手套，25人戴的是黄帽子，16人戴的是蓝手套，那么戴黄帽子和蓝手套的有多少人？

（答案：13人。）

2. 巧妙渡河

一条河的东岸有6个人等着摆渡，其中4个是大人，2个是小孩。河中只有一条空的小摆渡船。小船最多只能载1个大人或者2个小孩。这6个摆渡客，如何只凭借自身努力，用这只小船全部摆渡到西岸？（假设小孩和大人一样具有划船能力。）

（答案：首先，由2个小孩划船到西岸。然后，其中1个小孩留在西岸，另1个小孩把船划回东岸。接着，由1个大人把船划到西岸，然后留在西岸，再由留在西岸的那个小孩把船划回东岸。接着，再由2个小孩把船划到西岸，重复以上的过程，直至所有的人都摆渡到西岸。）

3. 三人分油

一天，一位农夫准备了21个同样的油壶去油坊装油。他把其中的7个壶装满了，还有7个壶装了半壶油，最后还剩下7个空壶。他把油和壶平分给3个儿子，每人分得的油要一样多，壶也要一样多。农夫没有倒来倒去，就分出来了。

（答案：第一种分法：3个儿子分得整壶油、半壶油、空壶的数目分别为2、3、2，3、1、3，2、3、2；第二种分法：3个儿子分得整壶油、半壶油、空壶的数目分别为1、5、1，3、1、3，3、1、3。）

4. 猜谜语

1. 地里走，沟里串，背着针，忘了线。

2. 骨头骨脑骨眼睛，骨脚骨手骨背心。

3. 胡子不多两边翘，开口总说"妙妙妙"，黑夜巡逻眼似灯，日里白天睡大觉。

4. 南阳诸葛亮，稳坐中军帐，摆起八卦阵，单捉飞来将。

5. 小姑娘，穿花袍，棉花田里逞英豪，保护庄稼不用药，专治蚜虫本领高。

6. 头上两根毛，身穿花旗袍，成天不劳动，只知乐逍遥。

7. 站着没有坐着高，一年四季穿皮袄。

8. 坐也坐，卧也坐，立也坐，走也坐。

9. 腿长胳膊短，眉毛盖住眼，有人不吱声，无人大声喊。

10. 嘴尖尖，尾巴长，我到南园去偷粮，家里抛下儿和女，不知回乡不回乡。

（答案：1. 刺猬　2. 螃蟹　3. 猫　4. 蜘蛛　5. 花大姐　6. 蝴蝶　7. 狗　8. 青蛙　9. 蝈蝈　10. 老鼠）

准爸爸为孕妈妈烤制腰果饼干

【材料】黄油50克，鸡蛋1个，低筋面粉100克，糖粉40克。

【表面装饰】腰果16粒，蛋液少许。

【做法】

1. 鸡蛋提前从冰箱中取出，蛋白、蛋黄分开，分别打散成蛋液备用；黄油切小块，室温下软化后加入糖粉，用电动打蛋器打发后，分次加入蛋黄液，再次打发均匀。

2. 倒入过筛的低筋面粉，混拌均匀，盖上保鲜膜醒15分钟。

3. 将面团分成10克一个的小面团，并用手捏成圆形面饼。

4. 每个圆形面饼上面用蛋白液粘一个腰果并按扁，放入烤盘中，烤箱预热好后，将烤盘放入烤箱中层调至175℃烤20分钟左右即可。

腰果也可以换成等量的核桃仁、杏仁、榛子等坚果。坚果中含有丰富的蛋白质，各种维生素含量也很高，还含有人体所必需的脂肪酸、油酸、亚油酸和亚麻酸，对孕妈妈的身体和胎宝宝的智力发育都大有益处。坚果的吃法多种多样，孕妈妈可以变换方式食用，但是注意一次食用量不要过多。

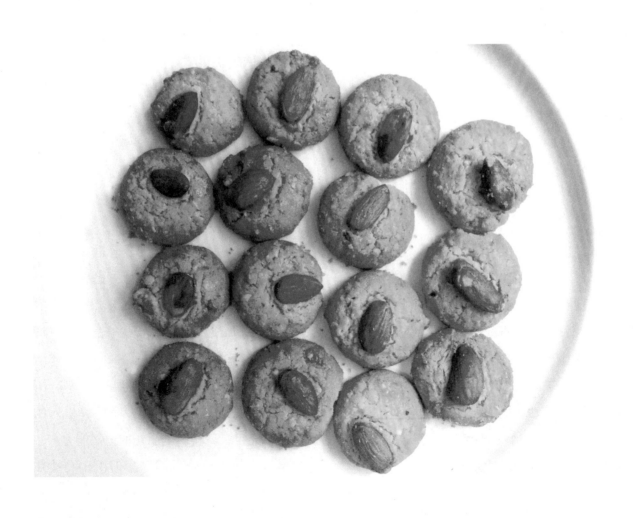

营养早知道

保证多种营养素的供给

孕3月是胎儿大脑和骨骼发育的初期，要注意必需脂肪酸、钙、磷等营养素的摄入，还要补充适量维生素，包括叶酸。只要保证食物、饮料的多元化，一般可以满足各种营养素的需求。

在怀孕第3个月时，蛋白质是孕妈妈需大量摄入的营养物质。蛋白质又分为植物蛋白和动物蛋白，来源非常广，口蘑、松蘑、猴头菇、芸豆、蚕豆、牛蹄筋、海参、贝类等食物中蛋白质含量都比较高。

除了蛋白质，碳水化合物也是必须要摄入的物质。此外，脂肪酸、维生素和钙、磷等能够促进胎儿大脑和骨骼发育，孕妈妈也应保证充足的摄入量。枸杞、杏仁都含有钙、铁、锌、磷、钾等微量元素，经常食用能补充微量元素，还能增强机体的免疫力。

饮食口味要清淡

从现在开始，孕妈妈要减少食盐的摄入量，因为食盐中含有大量的钠。在孕期，由于肾脏发生变化，功能减退，排钠量相对减少，从而失去水电解质的平衡，引起血钾升高，导致心脏功能受损。如果体内的钠含量过高，血液中的钠就会由于渗透压的改变，渗入到组织间隙中形成水肿。因此，多吃盐会加重水肿并且使血压升高，甚至引起妊娠高血压等疾病。

然而，长期低盐也会有不良反应，正常的孕妈妈每日的摄盐量以不超过6克为宜。

不要忘了补镁

镁是构筑孩子健康的至关重要的基石之一。镁不仅对胎儿肌肉的健康至关重要，还有助于骨骼的正常发育。研究表明，怀孕头3个月孕妈妈摄取镁的数量关系到新生儿的身高、体重和头围大小。而且，镁对孕妈妈的子宫肌肉恢复也很有好处。在绿叶蔬菜、坚果、大豆、南瓜、甜瓜、葵花子、全麦食品和色拉油中都含有丰富的镁，孕妈妈可有意识地多吃这类食物。

要及时补充胆碱

胆碱是卵磷脂的组成成分，也存在于神经鞘磷脂之中，可促进脑发育，提高记忆能力。对孕妈妈来说，胆碱的摄入量是否充足会影响到胎儿的大脑发育。研究表明，从怀孕23周开始，主管人大脑中记忆的海马体就已经开始发育，并一直持续到宝宝4岁。所以，如果在海马体发育初期，孕妈妈摄入的胆碱量不充足，就会影响胎儿的记忆能力。

尽管人体可以合成胆碱，但由于女性在

孕期、哺乳期对胆碱的需求量会增加，所以，专家建议孕妈妈多吃含胆碱的食物，进行额外补充。富含胆碱的食物主要有：蛋类、动物的脑、动物的心脏与肝脏、绿叶蔬菜、麦芽、大豆卵磷脂等。

孕妈妈多吃鱼好处多

孕妈妈多吃鱼，特别是海鱼，可使孩子更加聪明。

沙丁鱼、鲐鱼、青鱼等海鱼，通过食物链，可从浮游生物中获得微量元素，贮存于脂肪中。

二十二碳六烯酸（DHA）是构成大脑神经髓鞘的重要成分，能促进大脑神经细胞的发育，多食富含DHA的鱼类，宝宝会更聪明。

二十碳五烯酸是人体必需的脂肪酸，机体自身是不能合成的。它具有多种药理活性，可以抑制促凝血素 A_2 的产生，使血液黏度下降，使抗凝血脂Ⅲ增加，这些活性都可以起到预防血栓形成的作用。同时，二十碳五烯酸在血管壁能合成前列腺环素，可使螺旋动脉得以扩张，以便将足够的营养物质输送给胎儿，促进胎儿在母体内的发育。

另外，鱼肉中含有较多磷质、氨基酸，这些物质对胎儿中枢神经系统的发育会起到良好的作用。

在孕妈妈的膳食中增加些鱼类食物，对胎儿和孕妈妈本身来说，都是十分有益的。

吃点坚果让胎儿更聪明

专家指出，脑细胞由60%的不饱和脂肪酸和35%的蛋白质构成，而坚果类食物中含有15%～20%的优质蛋白质和十几种重要的氨基酸，这些氨基酸都是构成脑神经细胞的主要成分。因此，无论是对孕妈妈还是对胎儿来说，坚果都是补脑、益智的佳品。孕妈妈不要因为坚果中含有大量的脂肪和蛋白质就害怕食用后发胖，而对它望而却步，只要每天将摄入量控制在28克左右就不会发胖。

花生：花生的蛋白质高达30%左右，其营养价值可与鸡蛋、牛奶、瘦肉等媲美，而且易被人体吸收。花生皮还有补血的功效。可以将花生与黄豆一起炖汤，最好不要用油炒着吃。

核桃：补脑、健脑是核桃的第一大功效。另外，其含有的磷脂具有增加细胞活力的作用，能增强机体抵抗力，促进造血功能和加速伤口愈合。核桃仁还有镇咳平喘的作用。尤其是经历冬季的孕妈妈，可以把核桃作为首选的零食。核桃可以生吃，也可以加入适量盐水，煮熟吃，还可以和栗子等一起煮粥吃。

腰果：腰果含有不饱和脂肪酸，并富含磷、铁、钾等矿物质，经常吃可以明目、健脑。

孕期营养菜谱推荐

青柠煎鳕鱼 口味清爽，营养全面

材料 鳕鱼150克，青柠檬1个，蛋清2个。

调料 盐、淀粉各适量，橄榄油两大勺。

做法

❶鳕鱼洗净切块，加盐腌制5分钟，挤柠檬汁涂抹其上。

❷将备好的鳕鱼块蘸上蛋清和淀粉。

❸锅内放入两大勺橄榄油烧热，放入鳕鱼块煎至金黄，装盘后点缀柠檬片。

功效 鳕鱼肉质细嫩，肉味清淡，营养丰富。其蛋白质含量比三文鱼、鲳鱼、鲥鱼、带鱼都高，而其脂肪含量很低。孕妈妈经常食用鳕鱼能够控制体重的增长并能摄取足够的蛋白质和DHA、DPA等营养素。

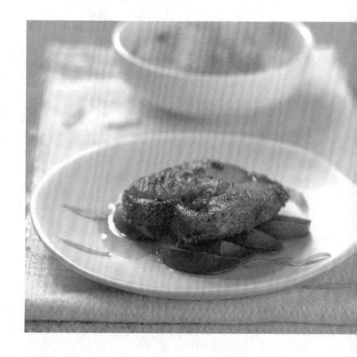

胡萝卜牛腩饭 补血，强壮身体

材料 米饭100克，牛肉100克，胡萝卜50克，南瓜50克。

调料 高汤适量，盐少许。

做法

❶胡萝卜洗净，切块；南瓜洗净，去皮，切块待用。

❷将牛肉洗净，切块，焯水。

❸锅中倒入高汤，加入牛肉块，烧至牛肉八分熟时，下胡萝卜块和南瓜块，加盐调味，至南瓜和胡萝卜酥烂即可。

❹米饭装碗，浇上烧好的牛肉即可。

功效 牛肉含有丰富的蛋白质、脂肪、B族维生素、烟酸、钙、磷、铁、胆甾醇等成分。孕妈妈经常食用牛肉，能强筋壮骨、补虚养血。

栗子炖鸡 气血双补

材料 童子鸡1只，鲜栗子10颗，火腿50克，鲜香菇5朵，姜片、葱段各10克。

调料 黄酒2茶匙，盐少许。

做法

❶ 将童子鸡洗净，收拾干净，入沸水中汆烫3分钟取出冲净备用；火腿切成粒，放入沸水锅内滚约半分钟，捞出备用。

❷ 将鲜栗子煮熟，去壳和衣膜；鲜香菇洗净，去蒂备用。

❸ 取砂锅，按顺序放入火腿粒、鲜香菇、童子鸡、栗子、姜片、葱段、黄酒和适量水，大火煮沸，中火炖至鸡肉软烂，下盐调味即可。

功效 栗子含有丰富的不饱和脂肪酸和维生素、矿物质，非常适合孕妈妈食用。栗子炖鸡具有气血双补、养身调理、健脾开胃的功效。

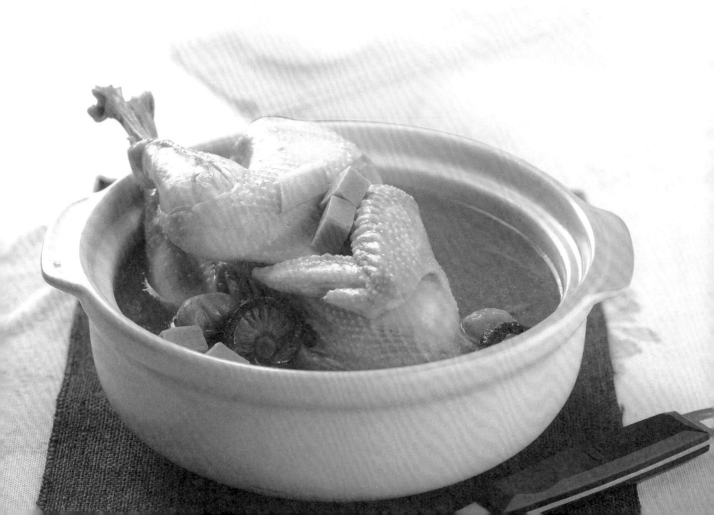

怀孕第4个月

胎儿进入稳定期

胎儿的发育

在妊娠16周末，胎儿的身长约为16厘米，体重约110克。此时已完全具备人的外形，由阴部的差异可辨认男女，皮肤开始长出胎毛，骨骼和肌肉日渐发达，小手、小脚都能做些细微的活动了。内脏大致已形成，心脏跳动活泼，用超声波听诊器可测出胎心音。

孕妈妈的变化

怀孕第4个月时，早孕反应逐渐消失，孕妈妈的胃口变得好多了。这个阶段结束时，胎盘发育已完成，因为胎盘功能不完善而导致流产的可能性已大大减少，可以说是进入稳定期了。子宫已有小孩子头部般大小，孕妈妈的外表也有了"孕妇"的模样。因腹部压力增大，影响下肢静脉回流，表现为小腿等部位"青筋"突出（轻度静脉扩张）；妊娠斑也开始较为明显。

孕4月生活专家指导

1 孕4月，孕妈妈孕吐不适症状基本消失，胎盘已经发育完全，孕妈妈流产的可能性减少，胎儿迅速发育，孕妈妈需增加营养，同时要多活动。

2 为了使胎儿发育良好，应摄取充分的营养，蛋白质、钙、铁、维生素等营养素要均匀摄取，不可偏食。

3 此时身体容易出汗，分泌物增多，容易受病菌感染，应勤洗浴，勤换内衣裤。

4 充分了解有关怀孕、生产的各种知识，可以消除怀孕期间的不安与恐惧，也有助于顺利生产。可以参加妇幼保健院和医院组织的孕期课堂，向专家学习孕期知识，也可以和其他孕妈妈交流信息。

5 再过一个月，平时的衣服就穿不下了，这个时期可以先行准备一些宽松的衣服。

孕期保健

进行唐氏综合征筛查

唐氏综合征是染色体异常导致的一种疾病，可造成胎儿身体发育畸形，运动、语言等能力发育迟缓，智力障碍严重，多伴有各种复杂的疾病，如心脏病、传染病、弱视、弱听等，且生活不能自理。

一般35岁以内的孕妈妈做唐氏筛查最佳的检测时间是14～20周，错过这段时间可能需要直接做羊膜腔穿刺。35岁或35岁以上的高龄产妇及其他有异常分娩史的孕妈妈需要咨询产科医生，是否需要做羊水穿刺检查。

唐氏筛查与月经周期、体重、身高、准确孕周、胎龄大小都有关，因此孕妈妈做唐氏筛查前需要准备好详细的个人资料，包括出生年月、末次月经、体重、是否胰岛素依赖性糖尿病、是否双胎、是否吸烟、异常妊娠史等。

一般来说，在怀孕的14~20周为唐氏筛查的最佳时期，孕妈妈不要忘记和自己的孕检医生提前预约检查的时间。另外，做唐氏筛查时不需要空腹，按照平日饮食习惯进食即可，但要注意不要吃太多水果。

哪些孕妈妈需要做羊膜腔穿刺检查

不是所有孕妈妈都需要进行羊膜腔穿刺检查，但如果有以下一种情况，请考虑做相应检查：

35岁以上高龄产妇；孕妈妈曾经生过缺陷婴儿；家族有出生缺陷史；孕妈妈本人有出生缺陷；准爸爸有出生缺陷；唐氏筛查显示"高危"。

检查子宫颈功能是否不全

孕期子宫颈紧闭，由子宫黏液封闭起来，所以在阵痛开始前，即子宫颈扩张前，胎儿安全地生活在子宫中。如果子宫颈机能不全，该如何采取应对措施呢？

若子宫颈机能不全，孕妈妈的子宫颈口常常在临产前第3或第4个月开放，使羊膜很容易脱入阴道而破裂，发生胎膜早破、流产或早产。是否患子宫颈机能不全通常在怀孕前就能诊断出来。

如果考虑以前的流产或早产是由子宫颈机能不全所致，可在怀孕以前手术矫正，或在怀孕16～18周时，进行子宫颈环扎术。

无创DNA检测

无创DNA检测是通过采集孕妈妈外周血（5毫升），提取游离DNA，采用新一代高通量测序技术，结合生物信息分析，得出胎儿患染色体非整倍性疾病（21-三体又称唐氏综合征，18-三体，13-三体）的风险率。该方法最佳检测时间为孕早、中期，具有无创取样、无流产风险、高灵敏度，准确性高的特点。

🌸 适用范围

针对染色体非整倍性疾病的产前检测。

作为核型分析结果的参考。

作为核型分析细胞培养失败的补救检测途径。

向不接受及错过有创产前诊断的孕妈妈提供检测新途径。

🌸 适应人群

1.所有希望排除胎儿染色体非整倍性疾病的孕妈妈。

2.孕早、中期血清筛查高危的孕妈妈。

3.夫妇一方为染色体病患者，或曾妊娠、生育过染色体病患儿的孕妈妈。

4.有不明原因自然流产史、畸胎史、死胎或死产史的孕妈妈。

5.有异常胎儿超声波检查结果者（NT、鼻梁高度）。

6.夫妇一方有致畸物质接触史。

🌸 技术优势

传统的血清学筛查方法是根据孕妈妈的年龄、孕周、激素水平以及体重等参数进行计算得出结果，其假阳性率较高，也存在较大的漏检风险。

而传统的产前诊断采用侵入性取样方法，如绒毛取样、羊水穿刺和胎儿脐静脉穿刺等，这些操作虽然可以确诊胎儿是否患有染色体非整倍体，但穿刺伤口可能导致感染、流产等风险。

🌸 检测方法

无创产前检测抽血与常规静脉采血方法相同，采集5毫升静脉血用于检测。采血不需要空腹、不需事前检查，只要正常饮食、作息即可。

采血后，通过实验室检测和生物信息学数据分析，即可得出检测结果。收到通知后，请到采样医院领取检测报告，同时医生会解释报告结果及接受遗传咨询。

选择孕妈妈胸罩和内裤

在妊娠期，孕妈妈的乳房会不断增大。从怀孕到生产，乳房会增加大约两个码。过紧的胸罩会压迫到乳房，还会因与乳头摩擦而影响以后的哺乳。所以，孕妈妈要按乳房大小更换胸罩。

选购胸罩时要测量好自己的尺码，选择最适合自己体形的胸罩。胸罩的肩带尽量宽，以免勒入皮肤；扣带应该可以随着胸围的增大进行调节；前扣型胸罩便于穿着及产后哺乳。

胸罩最好要有钢托，以支撑住乳房的重量，以免乳房下垂。也可以选择没有钢托，但采用了特殊承托设计的休闲胸罩。胸罩的材质要柔软舒适，以免压迫乳腺、乳头或造成发炎现象。

不同厂家生产的胸罩在尺码上可能会有出入，所以购买胸罩时不能只看尺码就买。最好是亲自试穿一下，看看胸罩是否合身、舒适。到孕后期的时候，可以直接选用哺乳胸罩，这类胸罩不仅适用于孕期，在哺乳期使用同样方便。

孕妇内裤是一种采用立体剪裁、特殊设计的内裤，可完全包覆孕妈妈日渐隆起的肚子，让孕妈妈及宝宝都感觉舒适。

孕妇内裤一般可分为高腰、低腰两种。高腰的内裤兼具保暖作用，以免腹部受寒，适合冬季穿着；而怀孕中后期则以低腰内裤为宜。

在选购孕妇内裤的时候，首先要量好自己的尺寸，包括腰围、臀围，并根据目前的体形选购。尽量选择腰围可随体形变化、怀孕周期而可伸缩调整的内裤。

在材质上，建议孕妈妈选择棉质、易吸汗、弹性好的孕妇内裤，以保持会阴部的干爽和舒适。最后，建议孕妈妈选购正规品牌的孕妇内裤，避免选购无品牌的劣质商品。

孕妈妈要经常清洗会阴部位，保持卫生清洁，并及时清洗更换下来的内裤、内衣，洗完后放在阳光下晾晒杀菌。

选购孕妇装的标准

面料：选择质地柔软、透气性强、易吸汗、性能好的衣料，因为怀孕期间皮肤非常敏感，如果经常接触人造纤维的面料，容易引起过敏。天然面料包括棉、麻、真丝等，以全棉最为常见。贴身的衣物，最好选择全棉的。

款式：选择方便穿脱的款式。建议选择上下身分开的衣服，易于穿脱，可以减少不便。上衣适宜选择开前襟的。有些品牌的孕妇装，设计成产后依然可以穿着，比如有可伸缩的腰带，可脱卸的部分等，即使到了产

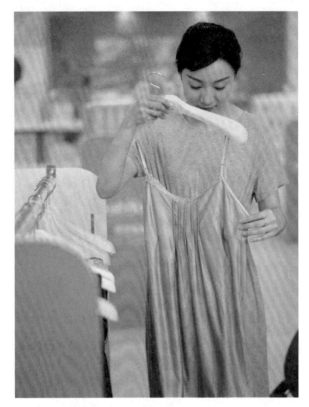

选购孕妇装

后，这样的孕妇装也可以作为正常的服装继续穿着。另外，最好准备件宽大的裙装，这样去医院做产检的时候，上下诊台和检查就很方便了。

不管选择怎样的孕妇装，都应以宽松为原则，尤其胸部、腹部、袖口处要宽松，这样会使孕妈妈感到舒适。

建议孕妈妈选择可调节式的孕妇装，这样就无须准备很多孕妇装了，可以节省一大笔开支。

矮跟鞋子最舒适

孕妈妈一天当中的脚部围度变化（肿胀）量在10～25毫米，脚部的围度（肥度）及脚

长都会随着体重、坐姿、站姿及走姿的改变而改变。因此，孕妈妈一定要选好舒适的鞋子。尤其是怀孕末期的3个月间，孕妇专用鞋的需求就显得非常重要了。

首先，鞋子的尺码应依脚长而定，并比脚长多出10毫米左右。形状上要选择圆头且较宽、鞋面材质较软的鞋子。还要注意鞋跟高度，理想的鞋跟高度为2～3厘米，因为这样可增加足弓弹性，站立时身体更挺拔，行走时也较为轻松有力。鞋底要选择耐磨度好且止滑性较佳的大底。同时，还要注意选择透气性好、舒适大方的布鞋，以免产生湿气，刺激皮肤，形成脚癣。最好准备两双稍大一点的鞋子，因为怀孕后脚会随着体重的增加而发生水肿。

孕妈妈要注重口腔保健

孕妈妈由于内分泌水平的改变，加上平时的饮食习惯有所改变，更容易患口腔疾病。调查显示，孕妈妈的牙齿和牙龈的疾病，可以通过孕妈妈跟胎儿之间的血液循环，影响到胎儿的健康，甚至会增加以后糖尿病、心脏病的发病率，成为此类疾病的导火索。

所以，孕妈妈尤其要注意口腔的健康。

保证充足的营养：孕妈妈一般喜欢挑食，会导致偏食后营养摄入不平衡，某些身体需要的养分不能保证，从而造成抵抗力下降。正常情况下，人体口腔内都存在细菌，当机体抵抗力下降时，唾液中的酶类、微量元素等物质抵抗这些细菌的能力就下降了，容易引起蛀牙。所以要想牙齿好，饮食平衡、营养充足是很关键的一环。

保持良好的口腔卫生：怀孕期间的口腔卫生应该做得比平时更好。因为孕期消耗较大，一天中很可能吃很多东西，如果不及时把食物残渣清理掉，引起蛀牙的机会就会大大增加。所以除了正常的一天3次刷牙外，最好每次吃东西后，都能刷牙或漱口。

补足钙和氟：孕期容易缺钙，不仅自己的牙齿会受到伤害，也会殃及胎儿的牙齿。孕妈妈在补钙的同时，不妨多到户外散散步，既锻炼身体，又可以从阳光中获得维生素D，参与体内钙的合成。另外，除了每天使用含氟牙膏外，还可以在医生指导下口服氟片，吃些含氟食物，海鱼和茶水中含氟量就很高。

定时做口腔检查：正常每半年检查1次牙齿，孕妈妈最好3个月做1次口腔检查。患牙病后应在合适的时间得到及时正确的治疗。

孕妈妈孕期不宜拔牙

大量临床资料显示，在妊娠最初的两个月内拔牙可能引起流产；妊娠8个月以后拔牙可能引起早产；只有妊娠5～7个月时拔牙，才相对安全一些。因此，妊娠期除非遇到必须拔牙的情况，一般不宜拔牙。

女性在妊娠期间身体会产生一系列生理变化，个别牙或牙龈容易充血、水肿，牙龈乳头会明显增生，牙齿容易出现病理状况。妊娠期对各种刺激的敏感性有所增加，即使轻微的不良刺激也有可能导致流产或早产。有习惯性流产、早产的孕妈妈更要严禁拔牙。

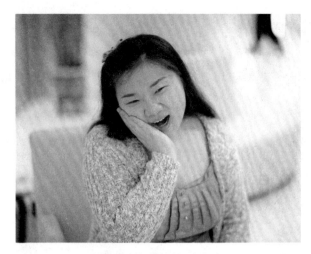
孕妈妈牙痛要及时治疗

对于妊娠期间必须拔牙的孕妈妈，拔牙时间要选择在妊娠3个月以后，7个月以前，并要做好充分的准备工作。在拔牙前一天和拔牙当天可用保胎药，拔牙麻醉剂中不可加入肾上腺素；麻醉要完全，以防止因疼痛而引起子宫反射性收缩导致流产。

制定可行的孕期运动方案

怀孕4～7个月，胎儿的发育处于稳定期，孕妈妈应参加适量运动，这对于增强体质、顺利分娩大有益处。运动时要保持良好的情绪，把快乐和健康带给胎儿。

❀ 孕妈妈运动原则

要根据自己的身体情况，运动时间不宜过长，动作要轻柔。最好选择宁静整洁的环境，并能随时休息和补充水分。

孕妈妈在孕期可进行多种体育活动，但强度不宜过大，如果感到疲乏时一定要休息。孕妈妈不要以未怀孕时的标准来要求自己，

也不要让自己感到呼吸困难，因为在喘不过来气的时候，也有可能使腹中的胎儿出现缺氧，这是很危险的。

孕妈妈进行身体锻炼不但可增强体质，减少疾病的发生，而且可积蓄力量，有利于顺利分娩。锻炼时要控制运动量和运动强度，以轻微活动为宜，不要剧烈活动，避免劳累。

❀ 孕妈妈运动时需要注意的细节

● 运动时要穿宽松透气的衣服与合脚的平底鞋。

● 运动后忌马上洗浴，先休息片刻，等体力恢复后再洗。

● 如果有心脏病、肾脏泌尿系统疾病或是曾经有过流产史，就不适合做孕期运动。妊娠高血压疾病患者血压不稳定，不宜过度运动。如果有前置胎盘、阴道出血、提前宫缩，则绝对不能运动，应卧床休息。

孕妈妈应坚持每天散步

散步是孕早期最适宜孕妈妈的活动。散步不仅可以帮助孕妈妈呼吸到室外的新鲜空气，调节自己的情绪，还可以提高孕妈妈的神经系统和心、肺功能，促进全身血液循环，增强新陈代谢和肌肉活动。

❀ 散步地点

如果孕妈妈怀孕前就不喜欢运动，那么怀孕后大可不必勉强自己参加过多的运动，但散步是很不错的选择。在选择散步地点时，切记不可为了图方便，胡乱找个地方走走，

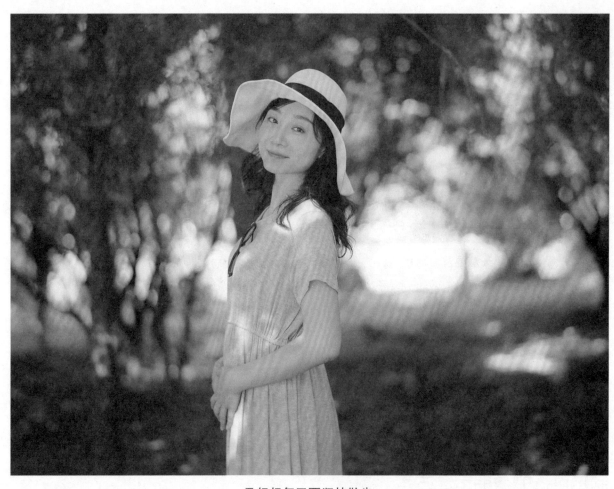

孕妈妈每天要坚持散步

这样不仅起不到锻炼身体的目的，相反还可能对身体有害。

散步最好选择在绿树成荫，花草茂盛的地方进行。这些地方空气清新，氧气浓度高，尘土和噪音都比较少。孕妈妈置身于宁静的环境中散步是增强孕妈妈和胎儿健康的有效运动方式，对母子的身心都将起到很好的调节作用。

☁ 散步时间

早上一般选择日出之后，因为日出前空气中的有害物质较多，晚上一般选择7点以后，此时路上车辆相对较少。

孕妈妈不要沉迷于麻将桌

孕妈妈应戒除打麻将的嗜好，原因主要有以下三点。

麻将桌上大喜大悲、患得患失的不良心境，加之语言的激烈会使孕妈妈的神经系统过于敏感，内分泌出现异常，对胎儿的大脑发育不利。会导致出生后的婴儿性情执拗，食欲不振，好哭，心神不宁，易发生精神障碍。

打麻将时，多是烟雾弥漫、空气污浊的环境，即使孕妈妈本人不吸烟，但被动吸烟也足可损害自身及胎儿的健康。

孕妈妈不宜久坐久站。长时间坐姿不变地打麻将，会影响孕妈妈身体的血液循环，从而直接影响胎儿的大脑发育，加上睡眠和饮食不规律，对胎儿的生长发育很不利。

孕妈妈不要戴隐形眼镜

孕妈妈在孕期体质会发生改变，抵抗力比较弱，最好不要戴隐形眼镜，以免使用不当，造成角膜发炎、水肿，甚至溃疡。对于妊娠合并糖尿病和患有妊娠期高血压疾病的孕妈妈，很容易出现眼底病变，一定不要佩戴隐形眼镜，以免影响角膜和眼底的供氧，导致或加重眼底病变。

孕妈妈要少用电吹风

电吹风的某些部件是由石棉做的，使用时吹出的热风中大多含有石棉纤维微粒。这种石棉纤维微粒可通过呼吸道和皮肤进入血液，经胎盘循环进入胎儿体内，诱发胎儿畸形。据统计，经常使用电吹风的孕妈妈，胎儿畸形发生率要比正常孕妈妈高1倍以上。此外，电吹风工作时会形成电磁场，电磁场的微波辐射会使人出现头痛、头晕、精神不振等症状，对孕妈妈及胎儿都不利。因此，孕妈妈最好不用电吹风。

孕妈妈不宜乱用美白护肤品

不少女性怀孕后，脸上会长出孕斑，肚子上、大腿上会长妊娠纹，许多爱美的孕妈便会使用号称能减少孕斑、妊娠斑的化妆品。"美白祛斑"类化妆品大多含有汞、钕、铬等重金属。铬可引起过敏性皮炎或湿疹；钕对眼睛和黏膜有很强的刺激，对皮肤有中度刺激性。

尤其在盛夏，孕妈妈容易出汗，在表皮湿润的情况下，大汗腺处于开放状态，如果使用的"美白祛斑"类化妆品中含有重金属成分，便会通过表皮渗至体内对胎儿造成危害。

睡觉时最好用暗光、卧室需安静

睡觉时应尽量使光线暗下来。如果开照明灯，应当采用间接照明灯，避免直接照射到面部。室内要保持良好的采光，每天清晨醒来时如果有一道阳光照射进来，不仅能防止睡懒觉，还可以使孕妈妈心情愉快。

怀孕期间是孕妈妈神经非常敏感的时期，噪声不仅会妨碍睡眠，而且如果被噪声吵醒，就会因为烦躁难以再次入睡。卧室需要布置在安静处，如果不方便，最好悬挂厚窗帘或加设一层隔音窗。

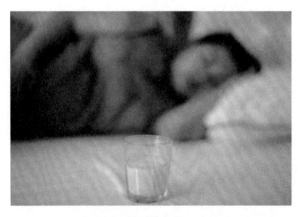

孕妈妈睡眠环境光线不宜太亮

孕妈妈床上运动

方案1

孕妈妈坐在床上，膝部放松，双足平放在床面，两手放在身旁。将右膝抱起，使之向胸部靠拢，停留一会儿，恢复原状。注意不要挤压腹部。（图1）

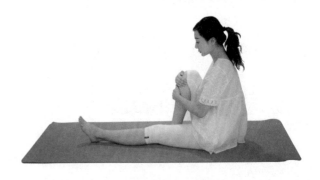

图1

方案2

孕妈妈坐在床上，两腿前伸成V字形，双手放在膝盖上，上身轻轻左转。保持两腿伸直，足趾向上，腰部挺直，目视左脚，慢慢数至10。然后转至右边，同样数到10，恢复原来的姿势。（图2）

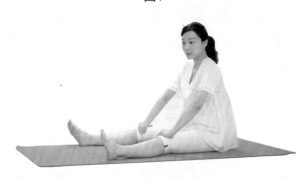

图2

方案3

孕妈妈仰卧，双膝屈起，手臂放在两侧，肩不离床，转向左侧，左臀着床，头向右看，恢复原来姿势。然后转向右侧，右臀着床，头向左看。可以反复做几次，以活动头部和腰部。（图3）

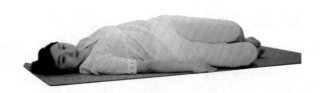

图3

方案4

孕妈妈跪在床上，双手双膝撑在床上。挺直背部，头与脊柱成一直线，慢慢将右膝抬起，抬头，并伸直右腿。然后改用左腿做同一动作。注意不要挤压腹部。（图4）

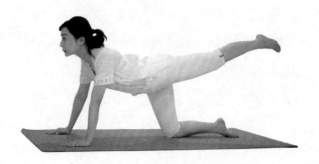

图4

胎教早知道

孕中期是胎教的最佳时期

孕妈妈怀孕第12～16周时，胎儿的中枢神经系统已经分化完全。胎儿的听力、视力开始迅速发育，并能逐渐对外界施加的压力、动作、声音做出相应的反应，尤其对母体的血液流动声、心音、肠蠕动声等更为熟悉。

此时，胎儿对来自外界的声音、光线、触动等单一刺激反应更为敏感。若我们借助胎儿神经系统飞速发展的阶段，给予胎儿各感觉器官以适量的良性刺激，就能促使其发育得更好，为出生后早期教育的延续奠定良好的基础。

据美国著名心理学家布鲁姆对千余名儿童多年的研究，最后得出的结论是：人的一生中智力的获得有50%发生在4岁以前，余下的30%是在4～8岁之间获得的，另有20%是在8岁以后完成的。4岁以前完成的50%，应该包括胎儿期在内。

现代科学的发展证明，在妊娠期间，特别是怀孕4～9个月对胎儿反复实施良性刺激，可以促进胎儿大脑的良好发育。古今中外的大量事实也表明胎教对促进人类智商的发展至关重要。

从这个月开始，准爸爸和孕妈妈可以对胎儿进行适度的听觉训练和触觉与动作协调训练。

胎儿已具备视觉感应

研究发现，从怀孕第4个月起，胎儿就对光线十分敏感。孕妈妈进行日光浴时，胎儿就能够感觉到光线的强弱变化。胎儿在6个多月时就出现了开闭眼睑的动作，特别是在孕期的最后几周，胎儿已能够运用自己的感觉器官了。一束光照在孕妈妈的腹部上时，睁开双眼的胎儿会将脸转向亮处，他看见的是一片红红的光晕，就像手电筒照在手背时从手心所见到的红光一样。

现代医学用超声波观察发现，光线一闪一灭照射孕妈妈的腹部时，胎儿的心率会随其出现明显的变化。这就说明，胎儿并不是盲童，对其实施胎教能激发其视觉发育潜能。

胎儿已具备一定的听力

出生几天的新生儿哭闹是常有的事，如果妈妈将婴儿抱在左胸前，婴儿很快就会安静下来。这是因为，胎儿在母体内时就已经习惯了倾听孕妈妈心脏的跳动声及血流声。出生后，婴儿耳朵贴近妈妈胸前，这种声音把婴儿带回到子宫中的宁静日子和安静的环境中，婴儿便会安静下来。

研究表明，4个月的胎儿已经有了听觉，对孕妈妈子宫血管里的血流声、肠道气体的咕噜声、猛烈的打雷声等都有反应，胎儿还特别爱听父母的说话声。6个月时，胎儿的听力几乎和成人相差不多。外界的声音都可以传到子宫里，但胎儿喜欢听节奏平缓、流畅、柔和的声音，讨厌强烈快节奏的声音，更害怕各种致命的噪声。8个月的胎儿能听出音调的高低强弱，能分辨出是爸爸还是妈妈在讲话。

凡是能通过身体传播的声音，胎儿都能感知到。这是因为体液传递声波的能力比空气大得多。这些声音可以刺激胎儿的听觉器官，促进其听觉发育。

孕妈妈要注意保护胎儿的听力。某些传染病或高热可能致使胎儿的听觉神经受到损害。孕妈妈在患病期间要避免使用耳毒性药物，如链霉素、卡那霉素、庆大霉素等。

开始给胎儿进行音乐胎教

音乐胎教就是指通过对胎儿不断地传输优良的乐声刺激，促使其脑神经元的轴突、树突及突触的发育，为优化后天的智力及发展音乐天赋奠定基础。生物学家认为，有节奏的音乐可以刺激生物体内细胞的分子发生共振，使原来静止的分子和谐地运动起来，以促进细胞的新陈代谢。

实施音乐胎教的意义

音乐是一种有节奏的空气压力波，对人的心理活动与生理活动都有着很大的影响。音乐的物质运动过程与人体的物质运动过程比较一致。音乐的节奏作用于孕妈妈，也能影响胎儿的生理节奏，使胎儿从音乐当中受到更好的教育。

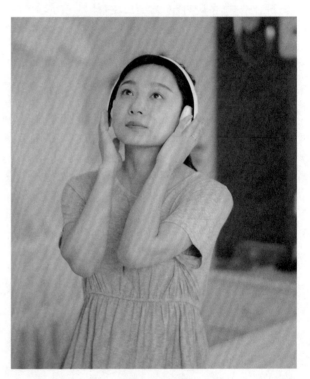

孕妈妈听音乐

音乐可成为母子间建立感情的渠道

音乐胎教的主要作用是要让孕妈妈感受到平静与愉悦的情绪，并通过神经系统将此情绪传递给腹中的胎儿，使其深受感染，潜意识能记录到和谐、美好的信息。科学研究发现，音乐由于速度、节拍、旋律的变化，能起到调节人体节律的作用。给胎儿"听"音乐，并给予适当的良性刺激，会使胎儿的心率随着音乐的节律而变化。经过音乐胎教训练的胎儿，出生后反应快，语言能力强，动作协调敏捷。

音乐胎教对胎儿的右脑开发十分有益

由于人的大脑半球有明确的分工，左半球的功能是语言、计算、理解等，主管逻辑思维；右半球是"情感半球"，主要功能是空间位置关系、艺术活动等，主管形象思维，因此音乐胎教有助于开发胎儿的右脑。

实施音乐胎教的注意事项

并不是好听的音乐就适合做胎教，因为作为胎教音乐，要求在频率、节奏、力度和频响范围等方面，尽可能与宫内胎音合拍，若频率过高会损害胎儿内耳螺旋器基底膜，使其出生后听不到高频声音；节奏过强、力度过大的音乐，可能会损伤胎儿的听力。

应将音量控制在60分贝为宜，这是胎儿在腹中刚好能听到的声音。不要让胎儿长时间听音乐，最好每天1～2次，每次不超过30分钟为宜。

音乐胎教：糖果仙子舞曲

《糖果仙子舞曲》是著名芭蕾舞剧《胡桃夹子》中的舞曲，其作者是19世纪俄罗斯作曲家、音乐教育家，被誉为"俄罗斯最伟大的音乐家"的柴可夫斯基。

芭蕾舞剧《胡桃夹子》是世界上最优秀的芭蕾舞剧之一，它之所以能吸引千千万万

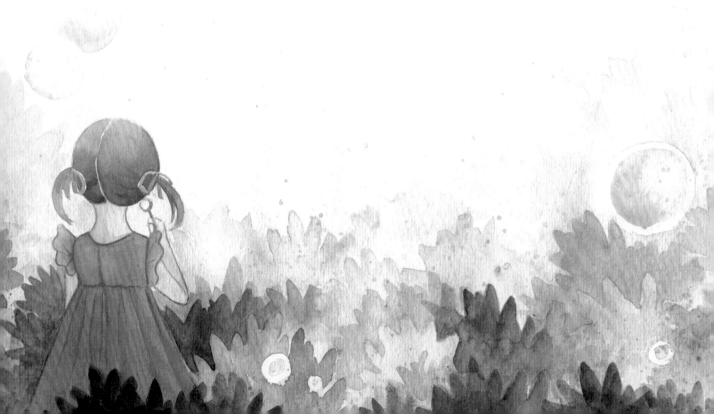

的观众，一方面是由于它有华丽壮观的场面、诙谐有趣的表演，但更重要的是柴可夫斯基的音乐赋予舞剧以强烈的感染力；特别是第二幕的插曲，以西班牙舞代表巧克力，以阿拉伯舞代表咖啡，以中国舞代表茶，生动有趣；但全曲最美妙之处则是《糖果仙子舞曲》中钢片琴的独奏。

芭蕾舞剧《胡桃夹子》描写了这样一个故事：圣诞节，小姑娘玛丽得到了圣诞礼物——一只胡桃夹子。夜晚，她梦到这只胡桃夹子变成了一位王子，领着她的一堆玩具与老鼠兵作战，后来又把她带到果酱山，受到糖果仙子的热情接待，享受了一场玩具、舞蹈和盛宴的快乐。

《糖果仙子舞曲》表现的正是玛丽和王子来到糖果王国后的情景，糖果仙子和所有的角色用各种嬉游性的舞蹈来迎接他们。柴可夫斯基从当时刚刚发明的钢片琴上找到了最适于表现这种糖果带有黏性的音响效果，第一次把钢片琴融入交响乐队中，获得了一种极为可贵的音质。

柴可夫斯基在安排乐器时进行了精心设计，把钢片琴作为主奏乐器。因为这种琴的音量比较小，所以在钢片琴演奏时，除了圆号之外，另加上了不常用的英国管和低音单簧管，这种乐器的组合，使乐曲更富于童话色彩。

准爸爸也应参与胎教：让胎儿熟悉爸爸的声音

胎儿在子宫内最适宜听中低音，而男性的说话声音正是以中低音调为主。因此，准爸爸坚持每天对子宫内的胎儿说话，让胎儿熟悉爸爸的声音，能够唤起胎儿最积极的反应，有益于宝宝出生后的智力发育及情绪稳定。

♣ 胎教中的开场白和结束语

准爸爸在开始和结束与胎儿的对话时，都应该常规性地用抚慰及能够促使胎儿形成自我意识的语言对他说话，具体实施如下。

开场白："宝贝（或者叫乳名），我是你的爸爸，我会天天跟你说话，我会告诉你外界一切美好的事情。"结束语要对胎儿给予鼓励："宝贝，你是个聪明的孩子。爸爸爱你，再见！"

♣ 与胎儿对话的方法

准爸爸可以让孕妈妈坐在宽大舒适的椅子上，然后由孕妈妈对胎儿说："宝贝，爸爸就在妈妈旁边，你想听他对你说什么吗？"这时，准爸爸应该坐在距离孕妈妈50厘米左右的位置上，用平静的语调开始说话，随着说话内容的展开再逐渐提高音调，不能一下子发出高音，以免惊吓到胎儿。

北京妇产医院专家：备孕怀孕分娩坐月子全书

营养早知道

增加补钙、含碘食物的摄入

进入孕中期后，需要为了胎儿骨骼肌肉的发育而补钙，同时还应该摄入含碘丰富的食物，帮助胎儿脑细胞和神经系统的发育。

为了帮助孕妈妈对铁、钙等微量元素的吸收，这个月要相应增加维生素A、维生素D、维生素E、维生素B₁和维生素C的供给。维生素D有促进钙质吸收的作用，孕妈妈每天的维生素D需要量为10毫克。孕妈妈应适量吃一些蔬菜和水果，如番茄、胡萝卜、茄子、葡萄等。

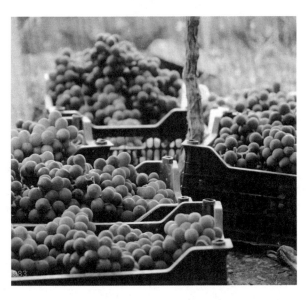

含钙丰富的食品，以奶和奶制品为佳。鱼松（连鱼骨粉）、小虾皮等，亦是钙的良好来源。豆类及其成品含有丰富的钙。此外，核桃仁、榛子仁、南瓜子等也含有较多的钙，孕妈妈可以适当增加食用量。另外，孕妈妈还可以在医生指导下服一些钙片和维生素D，

也有益于钙的吸收。

在这个阶段，孕妈妈应在食物里增加碘的含量，因为胎儿脑的发育必须依赖母体内充足的甲状腺素，甲状腺素是促进大脑和骨骼发育的重要原料。缺碘的胎儿出生后智力低下，个子矮小，有可能得克汀病。因此，孕妈妈每天需碘量应在0.115毫克左右，最好食用加碘盐。

摄入含脂类食物要适量

由于胎儿的大脑正在形成，需要补充足量的脂肪，以作为大脑结构的建筑材料。因此需要食用一些富有脂质的食物，如核桃、芝麻、栗子、黄花菜、香菇、紫菜、牡蛎、虾、鸭、鹌鹑等。不过，摄入这些食物时要适量，不能无节制。因为孕妈妈现在肠道吸收脂肪的功能增强，血脂相应升高，体内脂肪的积贮也多。但是，孕妈妈热量消耗较多，而糖的贮备减少，这对分解脂肪不利，因而常因氧化不足产生酮体，使酮血症倾向增加。如果摄入的脂质类食物过多，孕妈妈可能出现尿中酮体、严重脱水、唇红、头昏、恶心、呕吐等症状。

素食孕妈妈如何保证营养摄入

素食的孕妈妈在孕期如果特别留意调配自己的膳食，每天吃豆类及豆制品、谷物（包括粗粮）、植物油、各类蔬菜、水果，经

常晒太阳，就不必担心营养缺乏。

蛋白质：孕妈妈每天都必须食用富含优质蛋白质的豆类食品，如豆腐、豆浆、豆制品等。豆类食品所含的蛋白质是植物蛋白中最好的一种，其中的氨基酸构成与牛奶相近，而胆固醇含量比牛奶低，并含有不饱和脂肪酸，有利于增加血液中的游离氨基酸。

脂肪：在这方面，素食者丝毫不处于劣势，因为植物性脂肪比动物性脂肪更适合孕妈妈食用。孕妈妈可以通过植物油，如花生油、豆油、橄榄油、食用棕榈油等补充脂肪。

钙和铁：豆类、海带、黑木耳、牛奶、芝麻酱含有丰富的钙，其中最易于被人体吸收的是牛奶。建议素食的孕妈妈多晒太阳，以帮助钙的吸收。人体对植物中的铁吸收率较低，所以素食孕妈妈必须额外注意摄取铁

元素。为了最大限度地吸收铁，应把含有铁元素的食物与含维生素C丰富的食物相结合。如有必要，可在医生的指导下服用铁剂或含钙、维生素D和维生素B_{12}的药物。

维生素：素食也是各种维生素的来源。红心白薯、玉米、苋菜、杏、李、葡萄含有维生素A，糙米、芥菜含维生素B_1，维生素C在新鲜蔬菜和水果中大量存在。多晒太阳可以获取维生素D。

骨头汤不宜长时间熬煮

不少孕妈妈及其家人认为长时间熬煮的骨头汤，不但味道更好，对滋补身体也更为有效。其实这是错误的看法。

动物骨骼中所含的钙质是不易分解的，不论多高的温度，也不能将骨骼内的钙质溶化，反而会破坏骨头中的蛋白质。因此，熬骨头汤的时间过长，不但无益，反而有害。肉类脂肪含量高，而骨头上总会带点肉，因此熬的时间长了，熬出的汤中脂肪含量也会很高。

熬骨头汤的正确方法是用压力锅熬至骨头酥软即可。这样，熬的时间不太长，汤中的维生素等营养成分损失不大，骨髓中所含的磷等微量元素也可以被人体吸收。

孕妈妈忌吃桂圆

桂圆中含有葡萄糖、维生素、蔗糖等物质，营养丰富，有补心安神、养血益脾之效。但其性温大热，一切阴虚内热体质及患热性病者均

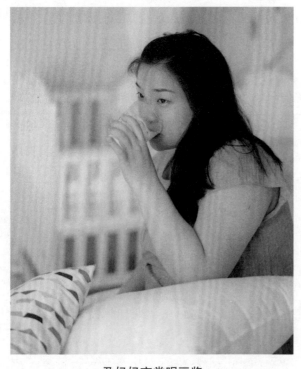

孕妈妈宜常喝豆浆

不宜食用。女性怀孕后，阴血偏虚，阴虚则滋生内热，因此孕妈妈往往有大便干燥、口干而胎热、肝经郁热的症状。我国医学一贯主张胎前宜清热凉血，桂圆性甘温，如孕妈妈食用桂圆，不仅不能保胎，反而易出现漏红、腹痛等先兆流产症状。因此，孕妈妈是不宜吃桂圆的。

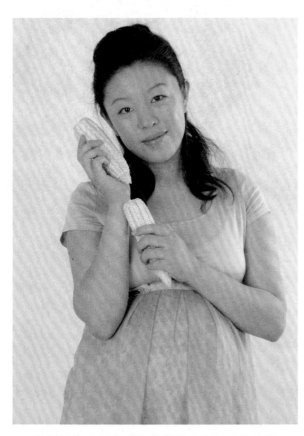

孕妈妈多吃玉米对胎儿的视力和智力均有益

孕妈妈应多吃玉米

玉米中的蛋白质、脂肪、糖类、维生素和矿物质都比较丰富，其特有的胶质蛋白占30%，球蛋白和白蛋白占20%～22%。由于黄玉米中含有维生素A，对人的智力、视力都有好处。玉米中的维生素含量较多，还可防止细胞氧化、衰老，从而有益于胎儿智力的发育。

玉米富含粗纤维，多吃玉米有利于消除便秘，促进消化，也间接有利于胎儿智力的开发。近年来深受大家喜爱的甜玉米，天冬氨酸、谷氨酸含量较高，亚油酸、油酸等不饱和脂肪酸含量也很高，这些营养物质都对胎儿智力的发育有利。

孕妈妈要改掉偏食、挑食的习惯

有些孕妈妈偏食、挑食，可能与孕前偏食、挑食有关，也有的因妊娠反应出现了新的偏食。无论哪种情况的偏食都会造成营养不平衡，对孕妈妈本身健康和胎儿成长不利，正确的做法是改掉偏食习惯，保持营养平衡。

研究人员对生育过畸胎的女性进行头发微量元素测定时发现，这些女性头发中的锌、铜、锰、钙、硒等含量都明显低于同龄健康女性。经调查，这些女性多有偏食习惯，不但鱼、肉不吃，就连鸡蛋也很少吃，加上怀孕初期，妊娠反应强烈，难以进食，从而使母体得不到必需的微量元素，不能达到平衡营养，影响胎儿的正常发育，出现畸形。

上述研究中的部分女性进行了3～6个月的饮食调整，适当增加含有丰富的锌、铜等微量元素的食物，多吃容易为人体所吸收的瘦肉、海产品及蛋类等动物性食物。结果有几名女性生育了健康的婴儿。这表明，孕妈妈营养平衡对孕育健康胎儿非常重要。因为，平衡膳食能保证孕妈妈向胎儿提供不同发育阶段所需要的多种营养素，从而保证胎儿各个器官的发育。

孕期营养菜谱推荐

虫草花排骨汤 提高免疫力

材料 虫草花10克，芡实、枸杞、蜜枣、干贝各5克，排骨200克，玉米100克。

调料 盐少许。

做法

❶ 将排骨洗净，剁成小块，汆烫备用；玉米洗净，切块。

❷ 虫草花、芡实、枸杞、干贝、蜜枣分别洗净，泡水。

❸ 所有食材放入砂锅，加入适量水，大火煮沸，再改成小火煲1小时，吃时撒盐调味。

功效 虫草花排骨汤能够调节并增强孕妈妈的免疫功能，提高孕妈妈的抗病能力。

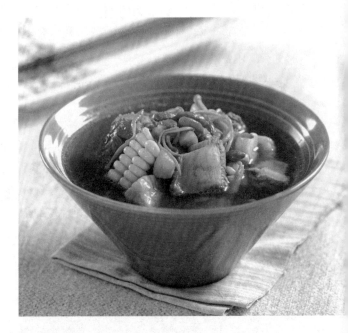

虾仁焗豆腐 补钙益智

材料 鲜虾100克，鸡蛋1个，西蓝花100克，南豆腐100克，马苏里拉奶酪100克。

调料 盐少许，橄榄油适量。

做法

❶ 鲜虾去除虾头，取出虾线，去除虾壳，洗净备用；西蓝花撕成小朵，洗净；鸡蛋打散拌匀；豆腐切小块备用。

❷ 烧开一小锅水，分别放入豆腐块、西蓝花小朵、虾仁汆烫一下，捞出，冲凉水，控干。

❸ 将虾仁、西蓝花、豆腐块放入烤碗中，淋入橄榄油、撒盐，拌匀。

❹ 浇入蛋液，表面撒上马苏里拉奶酪碎。

❺ 烤箱预热上下火200℃，烤制5分钟即可。

功效 奶酪含钙量高，还非常易于人体吸收。鸡蛋含有大量卵磷脂，能够为孕妈妈补充营养，有益于胎儿大脑发育。

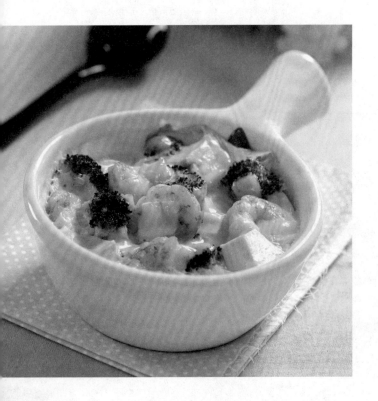

爽口凉面 提高食欲，补充营养

材料 面条200克，鸡胸肉100克，火腿丝、胡萝卜丝、黄瓜丝、豆芽各20克。

调料 芝麻酱60克，花生酱20克，辣豆腐乳10克，蒜泥5克，白糖5克，酱油20毫升，香醋20克，凉开水20毫升。

做法

❶将芝麻酱与凉开水拌匀，倒入料理机中，将其余调料放入料理机中，打匀即成凉面酱。

❷面条放入沸水中煮熟，捞出立即冲凉水，再捞起沥干盛入盘中备用。

❸将鸡胸肉洗净放入沸水中，待变成白色即关火，利用余温让肉烫约15分钟，捞起沥干放凉后，撕成丝。

❹将豆芽洗净，放入煮面的水中氽烫，捞起冲水沥干。

❺将面酱淋在面上，再放入豆芽、鸡胸肉丝、黄瓜丝、胡萝卜丝和火腿丝，拌匀即可。

【功效】这样做出来的凉面营养丰富，富含蛋白质、维生素，清淡爽口。特别是在夏季吃上一碗凉面，能够使孕妈妈神清气爽。

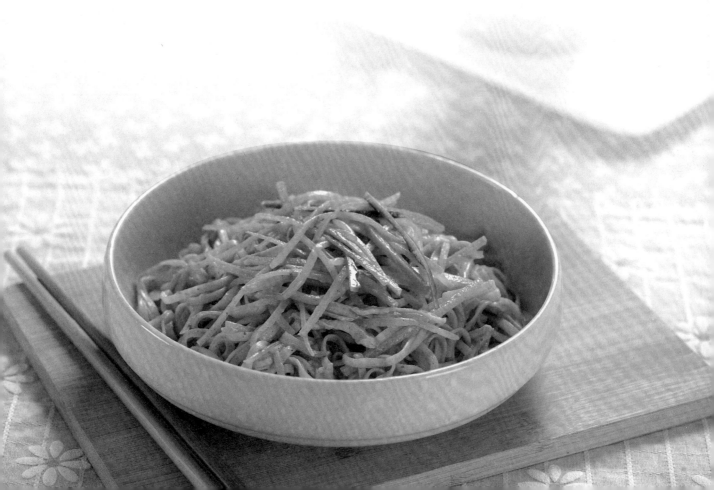

怀孕第5个月

开始出现胎动

胎儿的发育

到孕20周末，胎儿的身长约25厘米，体重约为320克。头的大小约为身长的1/3，鼻和口的外形逐渐明显，而且开始长头发和指甲了。胎儿的全身被胎毛覆盖，皮下脂肪也开始形成，皮肤呈透明的红色。心脏的跳动增强，力量增大。若是女婴，阴道已发育成形。骨骼、肌肉进一步发育，手、足运动更活跃，孕妈妈已能感觉到胎动了。

孕妈妈的变化

怀孕第5个月，孕妈妈的身体发生了更大的变化：孕妈妈的子宫如成人头般大小，子宫底的高度位于耻骨上方15~18厘米处。乳房与臀围变大，皮下脂肪增厚，体重增加。

孕5月生活专家指导

1 孕5月，孕妈妈腹部明显隆起，活动不便，应避免磕碰或摔倒。

2 腰腹部渐感沉重，甚至会引起酸痛不适，要穿着平底鞋而且不要一次走太多路。晚上睡觉时腰部垫一个小睡枕，可帮助改善腰腹不适。

3 这个月开始可以穿孕妈妈专用内裤，以保护增大的腹部。

4 洗澡或下雨天外出时，走路要格外小心，踏稳每一步，以避免滑倒。

5 安排时间接受产前检查（满16周），最好由丈夫陪同一起前往。

6 本月是胎儿产生喜悦、不安等情感的时期，孕妈妈保持愉快的心情很重要。

7 美好的大自然能给母子带来难得的精神享受，孕妈妈应多接触大自然。

8 胎儿脑发育很快，孕妈妈应积极给予胎儿各种良性刺激，如唱歌、朗诵等，也可以让准爸爸唱一些儿歌、短诗等。

9 为了与孩子建立紧密的情感纽带，准爸爸、孕妈妈应多与胎儿进行对话。

10 可以恢复性生活，但应避免选择压迫腹部的姿势体位。

孕期保健

什么时候开始数胎动

胎儿在子宫里的活动（如伸手、踢腿等）冲击到子宫壁，就形成了胎动。孕8周后，胎儿初具人形，已经开始有胎动了，但这时胎儿动作很轻微，孕妈妈通常感觉不到。到了孕18～20周，胎儿已能将手和腿伸展开，并能触摸到子宫壁，此时孕妈妈就能感受到胎儿的存在了。但也因人而异，有的孕妈妈也可能会因注意力分散（如睡眠或工作）而忽略大部分胎动。

数胎动不要太早开始，可以从28周开始每天数胎动，因为28周后胎动的频率、强度才逐渐形成规律。

胎动也是有规律的

每个胎儿也都有自己的作息时间，胎动的频率在一天之内也不相同，一般早晨活动最少，中午以后逐渐增加，下午6点到晚上10点最活跃。

大部分胎儿在孕妈妈吃饱后活动更多，因为孕妈妈体内血糖增加，胎儿补充了能量，就开始做运动了。孕妈妈不吃饭的时候体内血糖减少，胎儿需要贮存能量，也就比较老实。在夜晚睡觉前、孕妈妈洗澡时，胎儿听见爸爸妈妈说话或放音乐的时候，胎动也会更频繁。

通常孕期越长胎动越活跃，孕28～32周

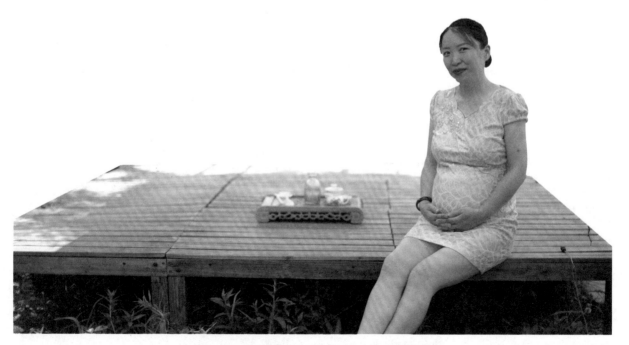

孕18～20周开始，孕妈妈可以感受到胎动

怀孕篇：保障安全，轻松度过孕期

时达到高峰，但到了孕末期，约孕38周后，由于宝宝头部下降到孕妈妈的骨盆位置，胎动会相对减少，感觉为蠕动感，这是一种正常现象。

胎动多少次算正常

胎动的次数、强度正常，表示胎盘功能良好，输送给胎儿的氧气充足，胎儿在子宫内愉快地生活着。如果胎动的规律突然剧烈改变，往往是胎儿宫内缺氧的信号。

正常情况下，1小时内明显的胎动应不少于3～5次，12小时内应不少于30～40次。但胎儿也有较大的个体差异，有的胎儿12小时可以动100次左右，只要胎动有自己的规律，变化不大，就是正常的。

怀孕不同时期，胎动的次数也会有差异。孕24周时胎动一般每天200次，孕32周时胎动每天可以达到500～700次，到了孕末期，又会减少到每天200～300次。

怎样发现异常胎动

当有病理情况或功能障碍引起胎儿宫内缺氧，就会出现异常胎动，如脐带绕颈较紧，胎盘功能障碍，孕妈妈不正常用药，外界有不良刺激等。

缺氧对胎儿的危害非常大，尤其是足月胎儿的脑组织对缺氧很敏感，很容易发生脑组织水肿、缺血，严重的甚至会发生脑组织坏死。这些损伤也不是一缺氧就立即发生，

而是随着缺氧的时间变长、程度加重，超出了胎儿的耐受能力，脑组织就会受到损伤。

❧ 胎动异常的表现

胎动过少：12小时内胎动应在30～40次或更多，如果少于20次，或每小时少于3次，说明胎儿有缺氧现象，要及时去医院产科治疗。如果12小时内没有胎动，24～48小时内胎儿就可能有生命危险，要立即去医院产科抢救。

胎动过频：如果一段时间内胎动突然变得频繁，甚至没有间歇，也要提高警惕。因为胎儿宫内缺氧初期会胎动频繁，这是胎儿的求救信号，若不及时纠正缺氧，使缺氧继续加重，胎动就会逐渐减少、减弱，最后胎动甚至胎心都会消失，胎儿死亡。整个过程是12～48小时，及时治疗往往可以转危为安。

❧ 胎动异常怎么办

如果发现胎动似乎有异常，不要惊慌，先左侧卧位，让自己放松平静一会儿后，重复计数，如果重复后的结果正常，就先继续观察，保持关注胎动。如果重复后的结果不正常，就应立即去医院。

❧ 每天自计胎动

胎儿在孕妈妈肚子里的情况是变化着的，而每次产检的监测也只能反映胎儿当时的情况，所以不在医院时，孕妈妈自己也要留意，每天自计胎动，尤其是胎盘老化或是脐带绕颈等情况。

不要过于敏感

有的孕妈妈1小时感觉不到胎动就开始担心，时不时就紧张地前往医院，这也不利于孕期的心情和胎儿的健康。虽然胎动是反映胎儿状态的重要标志，但也会受外界因素影响，如劳累、睡不好或情绪波动等，都可能使胎动的规律改变。

怎样准确自计胎动

从孕26周开始记胎动，每天早、中、晚各一次，每次1小时。

计胎动时应在安静的环境中，避免看电视、聊天、工作等外界影响，也应在心情平静的时候计胎动，因为情绪的影响也可能使胎动的结果失真。可以坐着或侧卧，两手轻放在腹壁上感觉胎动。

胎儿连续的动作应算一次胎动，间隔两分钟以上的动作才算另一次。

正常胎动应为每小时3～5次，把每天3个时段的胎动数加起来，乘以4，就是12小时的胎动数了。

胎心多少次算正常

将胎心仪置于孕妈妈腹壁的适当位置，可以听到胎儿心脏在跳动，就是胎心音。胎心的出现比胎动要早一些，一般孕16周就可以测到。

正常的胎心率比较快，强而有力，每分钟120～160次，怀孕中期每分钟可达160次以上。听胎心音可以判断胎儿的生长和健康状况。当胎心率突然变得不规律时，如加快或减慢，就应该重视，及时去医院检查。

怎样准确听胎心

孕妈妈可以让家人将耳朵贴在腹壁上数胎心，想要更准确，也可以使用专门的胎心仪。胎位正常时，孕24周后应该在脐下正中部或脐左右两旁听胎心音。保证8小时的睡眠和左侧卧位的姿势更有利于准确地听胎心音。

听胎心音时，需要区分腹中的几种杂音。

子宫杂音：是血流通过胎盘发出的声音，频率和脉搏一样，呈吹风样，一般在腹部左侧比较明显。

腹主动脉音：是腹主动脉的跳动声，速度与脉搏一致。

胎动的声音：这是胎儿肢体碰到子宫壁发出的声音，没有节律。

进行羊水检查

妊娠15～20周时需要进行羊水检查。实施羊水检查，诊断的准确率很高。具体做法是，在超声波检查的过程中避开胎盘和胎儿，提取适量羊水，然后培养羊水的细胞，进行染色体分析。这项检查对于染色体异常的畸形胎儿，诊断率达到99%。可以诊断出唐氏综合征、爱德华综合征等染色体异常病症，还能判断胎儿是否有脊椎分裂症、无脑症等神经管缺损，孕妈妈或胎儿的血型是否为Rh型，胎儿的肺部能否承受早产等。

进行神经管畸形筛查

神经管缺陷是在胚胎时期由于某种原因使胚胎的神经管闭合而发生的胎儿畸形，最常见的神经管缺陷有无脑儿、脊柱裂、脑膨出和脑膜膨出等。

神经管缺陷胎儿由于不能吞咽羊水，同时脑髓膜暴露于羊水中，渗出液增多，孕妈妈可出现羊水过多。部分孕妈妈在怀孕20~24周突然出现羊水急剧增加，子宫过度膨胀，患者不能平躺，甚至出现呼吸困难等。

神经管畸形的检测：由于脑脊膜暴露于羊水中，胎儿脑脊液中的甲胎蛋白渗入羊水，使孕妈妈羊水及血液中甲胎蛋白（AFP）浓度增高。通常在怀孕18~20周根据孕妈妈血中甲胎蛋白检测和B超检查筛查神经管缺陷。

神经管畸形的预防：女性在计划怀孕之前和妊娠早期要注意补充叶酸。研究证明，通过补充叶酸可以将脊柱裂的发生风险降低80%。

神经管畸形的治疗：神经管缺陷多发生在胎儿发育早期，脊柱裂是最常见的一种，会引起胎儿神经损伤和瘫痪。目前此病无法治愈，但患者可以通过接受外科手术、药物治疗和物理治疗来缓解病情。

高危孕妈妈须行胎儿超声心动检查

有下列高危因素的孕妈妈更有必要在24~28周进行胎儿超声心动检查。

1. 有先天性心脏病史者。
2. 母体患糖尿病或结缔组织疾病。
3. 妊娠期母体接触过特殊药物或受到感染。
4. 母体酒精中毒。
5. 高龄孕妇既往有不正常孕史者。
6. 胎儿心律失常、水肿、染色体异常。

测量宫高与腹围

从怀孕22周后，就应该测量宫高和腹围了，在孕妈妈定期接受的产前检查汇总中，测量子宫高度和腹围大小是每次检查时医生必须要做的项目。

🌸 为什么要测量宫高和腹围

宫高是耻骨联合上缘中点到子宫底部最高点的距离，它反映子宫纵径长度；腹围是经肚脐绕腹一周的长度，它能反映子宫的横径和前后径的大小。所以，宫高和腹围可间接反映子宫大小。随着孕期的进展，子宫顺应胎儿的发育而增大，通过宫高和腹围的测量即可初步判断孕周，并间接了解胎儿生长发育状况，估计胎儿体重。

🌸 测量宫高的方法

让孕妈妈排尿后，平卧于床上，用软尺测量耻骨联合上缘中点至宫底的距离。一般从怀孕20周开始，每4周测量1次；怀孕28~35周每2周测量一次；怀孕36周后每周测量一次。测量结果画在妊娠图上，以观察胎儿发

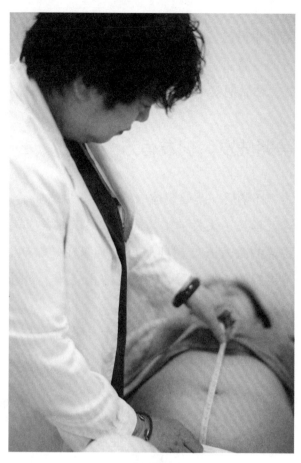

量宫高

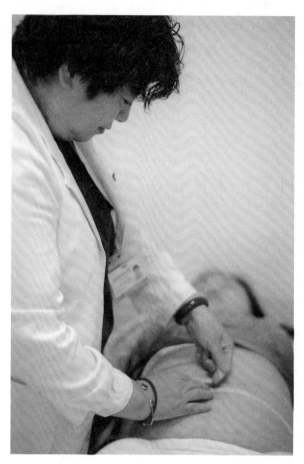

量腹围

育与孕周是否相符。如果发现宫高间隔两周没有变化，要进行进一步检查。

🌸 测量腹围的方法

孕妈妈排尿后，平卧床上，用软尺经肚脐绕腹部一周，这一周的长度就是腹围。测量腹围时注意不要勒得太紧。测量腹围的时间与测量宫高的时间相同，要将测量结果及时记录下来，与孕周标准相对照。如发现增长过快或过缓，则应考虑是否是羊水过多或胎儿发育迟缓。

妊娠各期宫高正常值表

妊娠期	手测宫高
12周	耻骨联合上2～3横指
16周	脐耻之间
20周	脐下1横指
24周	脐上1横指
28周	脐上3横指
32周	脐与剑突之间
36周	剑突下2指
40周	脐与剑突之间

怀孕篇：保障安全，轻松度过孕期

妊娠各期腹围正常值参考
单位：厘米（cm）

孕月	腹围下限	腹围上限	标准
5	76	89	82
6	80	91	85
7	82	94	87
8	84	95	89
9	86	98	92
10	89	100	94

孕妈妈洗澡要注意安全

孕妈妈要注意个人卫生，如果有条件，应每日洗澡，洗澡的水温要控制好。过热会使人疲惫，过冷会引起子宫收缩，因此以38～40℃水温为宜。

最好采取淋浴方式，因为孕妈妈阴道内乳酸含量降低，对外来病菌的杀伤力大大降低，泡在浴缸内洗澡容易引起病菌感染。而坐浴时间过久，则会造成子宫充血，刺激子宫肌肉引起收缩，引发流产。

洗澡时要注意室内的通风，避免晕厥，最好不要锁门，以防万一晕倒、摔倒可得到及时救护。洗澡的时间不宜过长，5～10分钟即可。如果洗浴时间太长，容易使身体过于疲倦，引起头晕、虚脱或是因身体受冷而伤风感冒。

孕妈妈应尽量避免到公共浴池洗澡。如果实非得已，应掌握好时间，尽量选择在人少的早晨去，此时水质干净，浴室内空气较好。孕后期就不要去了。

孕期洗发、护发有方

怀孕后，孕妈妈体内的雌激素量增加了，这就延长了头发的生长周期，很多原本应该脱落的头发开始超期服役。所以在妊娠期，孕妈妈的头发会看起来格外浓密亮泽，同时也变得易脏、发黏、蓬乱。

洗发水：孕妈妈的皮肤十分敏感，为了防止刺激头皮影响到胎宝宝，孕妈妈要选择适合自己发质且性质比较温和的洗发水。

洗发次数：中性或油性头发的孕妈妈，每周洗头1～2次为宜；干性头发的孕妈妈，每周洗1次即可。注意不要保持弯腰洗头发的姿势太久，以免腰酸背痛或者因此而引起子宫收缩。

洗发时间：最好是白天洗头。如果是晚上洗头，则要早洗，等头发干后再入睡。注意，洗发后最好不要使用电吹风，以免受到辐射及污染。可以用干发帽、干发巾弄干头发。

孕妈妈如果因为肚子的日渐增大，不方便再弯腰洗头发时，可以带上自己的洗护发用品，去理发店请人清洗。也可以让准爸爸清洗。

孕妈妈要警惕的化妆品

孕期如果因出入某些特别场合，偶尔化淡妆倒也无妨，但是不可长期化浓妆，因为这些化妆品可能偷偷地伤害你，并悄悄地殃及你的宝宝。以下化妆品是孕妈妈禁止使用的。

增白及祛斑类化妆品：此类化妆品含有无机汞盐和氢醌等有毒的化学物质，很容易被正常皮肤吸收，并有积聚作用。这些有毒物质可经孕妈妈胎盘传输给胎儿，导致胎儿蛋白质分子变性和失活，使细胞生长和胚胎发育速度减慢，导致胚胎异常。

烫发精：化学冷烫精会加剧头发脱落，因此孕妈妈也不宜使用化学冷烫精。

染发剂：染发剂对胎儿有致畸、致癌作用，所以也不宜使用。

口红：口红中的颜料，目前国内外多采用一种叫作酸性曙红的红色粉末，其本身就是对人体有害的一种色素，研究发现，它能损害遗传物质——脱氧核糖核酸，引起胎儿畸形。

从理论上来说，只要选择经过国家质量认证的护肤品，特别是一些可信度较高的品牌，其中成分并不会影响到胎儿，没有必要全盘"格式化"日常护肤品。

但从另一个角度看，孕期的孕妈妈会自然提高自身的防御能力，使肤质变得敏感、"警觉"，所以应尽量选用不含香料、酒精，以及无添加剂或少添加剂的产品。

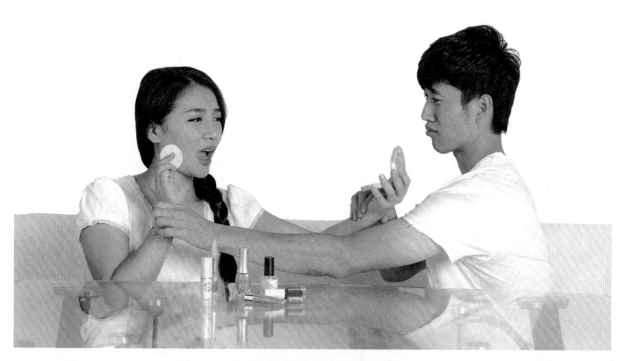

孕妈妈要远离不健康的化妆品

进行有规律的乳房按摩

怀孕以后，乳房变得至关重要，因为分娩后它担当着哺育婴儿的重要任务。怀孕最初3个月，乳房开始胀痛，到怀孕28周时乳房开始胀大，有静脉显露，乳头颜色变深。这时需重视乳房的保健。

从妊娠中期开始，乳腺真正发育起来，最好从大约20周开始进行乳房按摩。持续按摩乳房有利于乳房的血液循环，使分娩后排乳通畅。

每天按摩一次，可以在洗澡或睡觉前进行2~3分钟的按摩。动作要有节奏，乳房的上下左右都要照顾到。用拇指和食指轻轻按摩乳头，直到乳头突出来。按摩的力度以不感觉疼痛为宜，一旦在按摩时感到腹部抽搐，应立即停止。

方法1：由外向里

1. 用右手覆在左侧腋窝附近，然后从左向右循环按摩乳房。

2. 将左手大拇指的指尖压在右手上面，以肩膀为中心轻柔地前后运动肘部。

方法2：由下向上

1. 用右手由下向上轻轻按摩左侧乳房。

2. 用左手小拇指按压右手背，以肩膀为中心，缓缓上下运动。

方法3：由下而上

1. 用右手的小拇指向上托起左侧乳房。

2. 用左手抵住右手背，用力从下往上推动乳房。

纠正凹陷乳头

为防止乳头内陷，避免产后哺乳困难，应经常对乳头进行必要的护理。

1. 乳头伸展练习：将乳房清洗干净，将两指平行地放在乳头两侧，慢慢地将乳头向两侧外方拉开，牵拉乳晕皮肤和皮下组织，尽量使乳头向外突出，重复多次。随后再将两指分别放在乳头上下两侧，使乳头向上下纵向拉开，重复多次。每日2次，每次5分钟。

2. 乳头牵拉练习：乳头短小或扁平者，可用一手托住乳房，另一只手的拇指和中、食指抓住乳头将乳头轻轻向外牵拉，或将两拇指放在乳头两侧，左右挤动，再上下挤动，将乳头挤出。每日2次，每次重复10~20下。

3. 佩戴乳头罩：从妊娠7个月开始佩戴乳头罩，通过乳头罩对乳头周围组织的恒定、柔和的压力促使内陷乳头外翻，其中央小孔持续突起，以纠正乳头内陷，有利于产后哺乳。

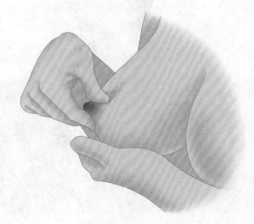

乳头牵拉练习

孕期最安全的美容方案

妊娠期间，由于激素的作用，有些孕妈妈的皮肤会失去光泽，稍不注意还会变得非常粗糙。孕妈妈该如何保养皮肤呢？

洗脸

妊娠期的美容重点就是洗脸。至少早晚洗脸各1次，使用平时常用的洗面奶，将洗面奶倒入手中，双手搓揉出泡沫后在脸上画圆，然后用清水冲洗干净，洗净后用柔软的毛巾轻轻沾去脸上的水，抹上柔和的护肤品。夏天容易出汗，可以在午睡后再洗一次脸，不仅可以去掉油垢，还可为皮肤增加水分，使皮肤湿润光滑，富有弹性。

防晒

由于激素的作用，孕妈妈脸上容易长雀斑，受紫外线照射也容易长雀斑，所以不要让强烈的阳光直射脸部和其他无遮挡的皮肤。阳光强烈时，外出做好防晒措施，如穿防晒服、打防紫外线伞、戴遮阳帽等，脸上和露出的胳膊、腿上还可抹些防晒霜，以保护皮肤。

按摩

妊娠期间，孕妈妈每天都应进行脸部按摩。按摩既可加快皮肤的血液循环，增进皮肤的新陈代谢，保护细嫩的皮肤，还可使皮肤的机能在产后早日恢复。

按摩前先将脸部洗净，可根据自己皮肤的特性，适量使用一些按摩膏、营养霜和营养乳液等。按摩时从下至上，顺着面部的纹理轻柔地抚摩，或者用手指在面部轻轻地画小圆圈。向上按摩时手指稍微用力，向下画圈时不要太用力。按摩后用纸巾将面部的油脂擦净，用热毛巾敷大约30秒，然后用凉水拍洗脸部。每周按摩2～3次效果最佳。

孕妈妈在整个孕期应避免阳光直接照射面部，不吃辛辣等刺激性强的食物，动物脂肪也应少吃。用优质天然洁肤品，不要化彩妆。保持轻松、愉快、平静的心情，睡眠充足，生活有规律，参加适于孕期进行的文体活动。

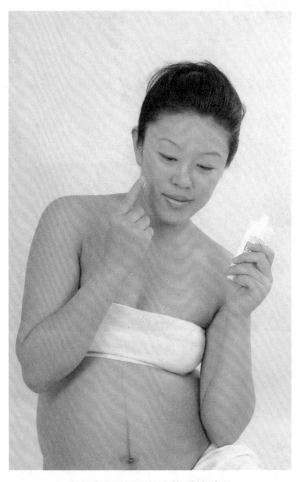

孕妈妈要使用天然优质护肤品

开始准备宝宝出生后的用品

孕妈妈开始准备婴儿用品的时间可以根据自己的情况而定，尽量在身体行动还方便的情况下做准备。

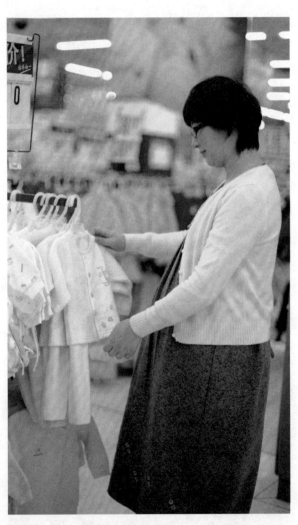

挑选婴儿用品

需要准备的物品

喂养用品：奶瓶、奶嘴、奶嘴刷、奶瓶夹、奶瓶清洗液、奶瓶消毒锅、奶粉盒、软勺、碗等。

洗护用品：婴儿洗发液、婴儿沐浴露、润肤产品、婴儿爽身粉（选择不含滑石粉成分的，因为若为女婴滑石粉容易进入阴道）、婴儿护臀霜、婴儿护肤湿巾、水温计、浴网、浴盆、大浴巾等。

日常用品：婴儿指甲刀、棉签、棉球、体温计、婴儿梳刷组、退热贴、鼻喉通爽贴、吸鼻器、小镊子、婴儿喂药器、防滑袜、婴儿便盆、防溢奶哺乳垫、练牙器具、安全门卡、安全台角、乳牙发育安抚奶嘴等。

洗涤用品：婴儿洗衣液、婴儿衣物柔顺剂等。

服装：内衣、围兜、帽子、手套、脚套、袜子、学步鞋等。

家居及外出必备用具：婴儿床、蚊帐、床上用品、床铃、手推车、学步带等。

选购时的注意事项

衣服的质感要柔软、吸汗，面料以纯棉为宜，不含荧光剂，颜色以浅色为主，穿脱要方便，尽量宽松。用具方面，必须符合国家安全标准，如使用的奶瓶、奶嘴必须绝对无毒，包括其使用的材料、印刷的油墨等，并应选择设计上符合人体工学原理及有品质保证的安全产品。

胎教早知道

准爸妈一起给胎儿进行抚摩胎教

孕妈妈本人或准爸爸用手在孕妈妈的腹壁轻轻地抚摩胎儿，引起胎儿触觉上的刺激，以促进胎儿感觉神经及大脑的发育，称为抚摩胎教。

医学研究表明，胎儿体表的绝大部分细胞已经具有接受信息的初步能力，并且能够通过触觉神经来感受体外的刺激，而且反应渐趋灵敏。有关专家认为，爸爸妈妈可以通过抚摩和话语与子宫内的胎儿沟通信息，这样做可以使胎儿产生安全感，让孩子感到舒服和愉快。

抚摩胎教可以在妊娠20周后开始，与胎动出现的时间吻合，并注意胎儿的反应类型和反应速度。如果胎儿对抚摩的刺激不高兴，就会用力挣脱或者用蹬腿来反应。这时，应该停止抚摩。如果胎儿受到抚摩后，过了一会儿才以轻轻的蠕动做出反应，这种情况可继续抚摩。

抚摩应从胎儿头部开始，然后沿背部到臀部及肢体，要做到轻柔有序。每晚临睡前进行。每次抚摩5～10分钟为宜。抚摩可与数胎动及语言胎教结合进行，这样既落实了围产期保健，又可使爸爸妈妈和胎儿的生活妙趣横生。

准爸爸要积极参与胎教

胎儿对男性低频率的声音比对女性高频率的声音更敏感。男性特有的低沉、宽厚、粗犷的嗓音更适合胎儿的听觉功能，所以胎儿对爸爸的声音表现出积极的反应。

准爸爸平时可为孕妈妈朗读富有感情的诗歌散文，常同腹中的胎儿说话，哼唱轻松愉快的歌曲，给胎儿更多的父爱。

胎儿也非常喜欢准爸爸的爱抚。准爸爸经常隔着孕妈妈的肚皮轻轻抚摸胎儿，胎儿会对准爸爸手掌的移位动作做出积极的反应。

准爸爸参与胎教，能让孕妈妈感觉受到重视与疼爱，胎儿也能感受到愉快的心情，形成乐观向上的性格。因此，准爸爸要积极参与胎教，成为胎教的主力军。

选择什么样的乐曲进行音乐胎教

音乐胎教不仅可以促进胎儿的身心发育，而且能够培养孩子的音乐天赋。胎教音乐能

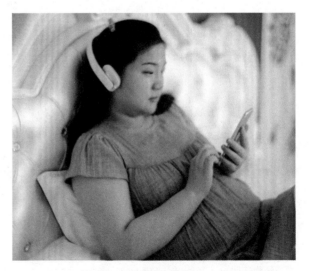

音乐胎教

使孕妈妈改善不良情绪，产生美好的心境，并把这种信息传递给胎儿。

优美动听的乐曲可以给腹中的胎儿留下和谐而又深刻的印象。美妙怡人的音乐还可以刺激孕妈妈和胎儿的听觉神经器官，促使母体分泌出一些有益于健康的激素，使胎儿健康发育。可见，音乐胎教是一个促进胎儿智体发育的好办法。

胎教音乐分为两种：一种是给母亲听的，优美安静，以E调和C调为主；另一种是给胎儿听的，轻松明快，以C调为主。具体到每个胎儿，还要因材施教，如对那些胎动较强的胎儿可选一些缓慢、柔和的曲子，而对那些胎动较弱的胎儿，则选择一些节奏感较强的曲子。一般来说，轻松愉快、活泼舒畅的古典乐器、圆舞曲及摇篮曲比较适合作为胎教音乐。

怎样进行音乐胎教

进行音乐胎教时，音量不宜太大，也不宜过小。时间由短到长逐渐增加，但不宜过长，以5～10分钟为宜，每天定时播放几次。

孕妈妈在欣赏胎教音乐时，还需要加入丰富的感情色彩，在脑海里想象各种生动感人的形象，如碧空万里的蓝天、悠悠飘浮的白云、美丽的晚霞等，让自己和胎儿沉浸在无限美好的艺术享受中。人类需要音乐，胎儿也需要音乐，孕妈妈应该让自己的胎儿在美妙的音乐中健康幸福地成长。

音乐胎教能提升胎儿的情商

智商指数（IQ）是指对一个人的智力和以创造性为前提的自由思考力的测量值。IQ值固然重要，但作为一个人仅有智商是不够的，同时还需要具有丰富的感性。一个人的情商指数（EQ）越高，对他人的感情移入能力就越强，相应地，人际关系越好，集中注意力和想象力也会越发出众。与感性相关的多种感觉功能受右脑的支配，女性怀孕期间带着丰富的感性倾听和感受到的许多感觉可以原封不动地传递给胎儿，对胎儿产生重要的影响。

音乐胎教与对话胎教都属于促进胎儿听觉发育的方法，结合促进视觉、触觉、嗅觉和味觉的胎教，可以使胎儿的五觉得到良好的发育。胎儿期接受过音乐胎教的孩子一般在感知力和集中注意力方面比较优秀，而且右脑比较发达，学习说话也比较快。

音乐是无形的绘画，是无字的诗，是一种抽象的高级思维，是一种智慧。

由于听觉器官是胎儿最早发育的器官，所以音乐能被胎儿接受。胎儿在子宫内首先感受到的是韵律，而音乐中的韵律是最和谐的。由于人类与生俱来就拥有音乐的天赋，因此，每个孩子都能够发展这种才能，每个妈妈都可以享受这种智慧。听音乐还是促进胎儿身心发育的好方法。优美健康的音乐能使孕妈妈体内产生一些有益身心健康的激素和酶，这些物质随血液进入胎盘，起到调节血液流量和兴奋细胞的作用，有利于胎儿健康地发育成长。

孕妈妈要多听音乐

孕妈妈可以采用音响播放或用耳机来聆听音乐，最好选择轻音乐，或是不带歌词的乐曲。

可以在洗漱或做饭时欣赏音乐，也可以在休息时躺在沙发或躺椅上，全神贯注地欣赏。

胎教音乐每天听2～3次，最好是早、中、晚各一次。孕妈妈在听音乐时要集中注意力，根据节奏想象音乐要表达的内容，把韵律画面化，并将音乐编织的画面用语言讲述给胎儿听。集中精力听5分钟比泛泛听30分钟的效果更好，胎儿由此感受到的东西会更加明确，信息刺激强烈有力，这样也有助于增强胎儿的想象力和集中注意力。宝宝出生后的动手能力、语言能力、身体协调能力、平衡力、记忆力等方面都会有超出其他同龄宝宝的出色表现。

孕妈妈亲自为胎儿唱歌

孕妈妈通过唱歌可获得良好的胎教心境；同时孕妈妈唱歌时产生的物理振动，和谐而又愉快，使胎儿从中得到感情上和感觉上的双重满足，这一点，是任何形式的音乐都无法取代的。因此，孕妈妈在工作之余，不妨经常哼唱一些自己喜爱的歌曲，把自己愉快的信息通过歌声传递给胎儿，让胎儿分享自己喜悦的心情。

有的孕妈妈认为自己五音不全，没有音乐细胞，无法给胎儿唱歌。其实，孕妈妈完全没有必要把唱歌这件事看得过于严格，要知道给胎儿唱歌，并不是登台表演，不需要什么技巧和天赋，要的只是孕妈妈对胎儿的一片深情。只要带着对胎儿深深的母爱去唱，孕妈妈的歌声对于胎儿来说，就一定十分悦

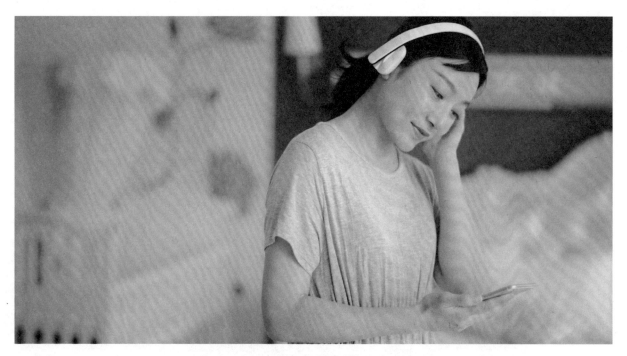

孕妈妈听音乐

耳动听。此外，孕妈妈唱歌的时候尽量使声音往上腭部集中，把歌词唱清楚，唱得甜甜的，腹中的胎儿一定会十分喜欢的。

《洋娃娃和小熊跳舞》是一首波兰儿歌，欢快的旋律，充满童趣的歌词，带给人美好而快乐的感受，因此深受大家喜爱并传唱至今。孕妈妈可以单独为胎儿唱，也可以和准爸爸一起为胎儿唱这首儿歌，让家里欢快的气氛感染腹中的胎儿吧。

洋娃娃和小熊跳舞

洋娃娃和小熊跳舞，
跳呀跳呀，一二一；
他们在跳圆舞曲呀，
跳呀跳呀，一二一；

小熊小熊点点头呀，
点点头呀，一二一；
小洋娃娃笑起来啦，
笑呀笑呀，一二一。
洋娃娃和小熊跳舞，
跳呀跳呀，一二一；
他们跳得多整齐呀，
多整齐呀，一二一。
我们也来跳个舞呀，
跳呀跳呀，一二一；
我们也来跳个舞呀，
跳呀跳呀，一二一。

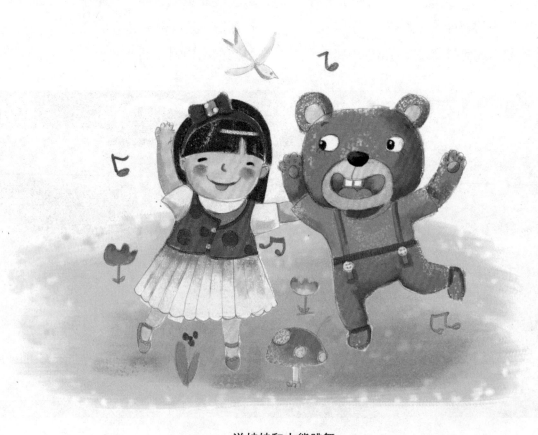

洋娃娃和小熊跳舞

给胎儿讲睡前故事

粗心的小猴子

在一座高山上，有一片树林，树林里住着一群小猴子。其中有一只小猴子，聪明又活泼，就是老爱忘东西。

一天，小猴子对同伴们说："你们等着，我下山给你们弄点儿好吃的来！""好啊！太好啦！"同伴们非常高兴。小猴子下山了。

它走呀走呀，看见一片结满桃子的桃树林。嗬！桃树上结满了又大又红的桃子。小猴子高兴极了，心想：太好了！这么大的桃子，摘几个回去！它爬到桃树上，摘了几个又大又红的桃子，心里快活极了。

小猴子抱着桃子往前走，走进一个菜园子。菜园里种着大白菜、大萝卜。

咦，园子边上还种着玉米呢。大玉米穿着白袍子，长着红胡子，这个倒不错。小猴子扔下桃子，踮着脚，掰下几个大玉米。小猴子捧着大玉米往前走："哈哈！这回可以让同伴们尝点儿新鲜的了。"它高兴得一蹦一跳地往前走，然后又来到了一块西瓜地。

"扑通"一声，小猴子被绊了一下，摔了一个大马趴，大玉米也摔掉了。

它回头一看，原来是一个大西瓜绊了它的腿。

大西瓜滚圆滚圆的，正朝它笑呢。哈！大西瓜一定很甜。

小猴子想：摘个大西瓜抱回去给伙伴们多好。于是它摘下了大西瓜。

小猴子扛着西瓜往前走，突然一只野兔从它身边跑了过去。小猴子一下蹦起来，大声喊着："我要是抓只野兔回去就更好了。"

它丢下西瓜，向野兔追去，可野兔跑得飞快，一会儿就没影了。

小猴子在草丛里找，在草丛里钻，找了半天，也没找到野兔。这时候它发现天快黑了，"哎呀，我得赶快回到山上去了！"

小猴子赶紧往山上跑去，闹了半天，两手空空，什么也没得到。

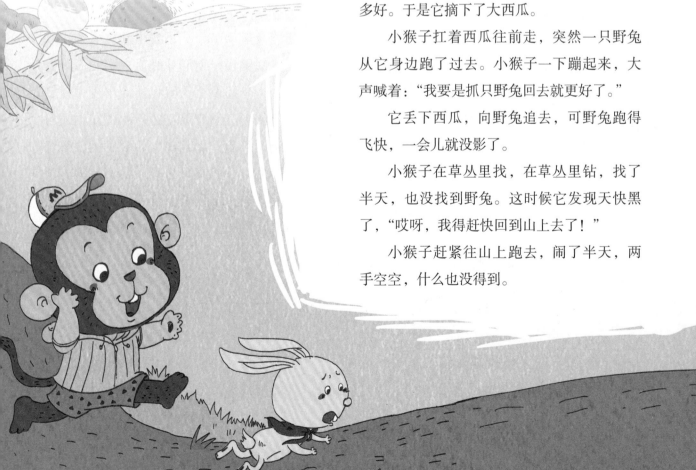

营养早知道

饮食均衡，多样化营养

这个月，胎儿的生长发育迅速，需要更多的营养以供生长。孕妈妈应保证膳食的均衡与全面，保持较高的热量与蛋白质的摄入，适当增加脂肪、碳水化合物的摄入量，增加肉类、鱼虾类、蛋类及豆制品的供给，多吃蔬菜和水果的饮食原则。

孕妈妈要注意饮食，以控制胎儿的体重，膳食品种要多样化，尽可能食用天然食品，少食高盐、高糖及刺激性食物。

一般来说，女性怀孕后每天需要10450千焦热量，比平时增加2090千焦热量。所以，在孕中晚期，每日主食400～500克左右，牛奶250毫升或豆浆500毫升，鸡蛋1～2个，鱼虾、肉类100～150克，豆类、豆制品100～150克，新鲜蔬菜500～1000克，水果适量，就能满足孕妈妈和胎儿的需要。尽量粗细粮搭配，荤素食兼有，品种广泛多样，食量合适。关键是要搭配均匀，防止偏食，不要进食无度。

增加主食和动物性食品

在主食方面，孕妈妈应选用标准米、面，搭配吃些杂粮，如小米、玉米、燕麦片等。一般来说，孕中期每日主粮摄入应在400～500克，这对保证热量供给、节省

蛋白质有着重要意义。动物性食物所提供的优质蛋白质是胎儿生长和孕妈妈组织增长的物质基础。此外，豆类以及豆制品所提供的蛋白质质量与动物性食品相仿。对于食素的孕妈妈可适当增加豆类及豆制品以满足机体需要。

胎儿不宜缺铜

铜为人体不可缺少的微量元素之一，为体内各种含铜酶的必需成分或维持某些酶的活性所必需，缺铜时各种酶活性显著降低，从而导致多系统功能紊乱。胎儿缺铜可能引起中枢神经系统发育不良，出现胎儿小头畸形、智能及运动障碍，易发生动脉瘤和主动脉破裂；缺铜还可使胎儿骨质中的胶原纤维合成受损，骨骼发育受限，从而出现骨骼变形、关节畸形、发育停止的症状；缺铜还可造成铁利用障碍，胎儿出生后会发生缺铁性贫血。可见，孕妈妈只有摄入足够的铜，才能促进胎儿的正常发育。含铜丰富的食物很多，其中以动物肝脏（牛肝、猪肝）、硬壳干果类、豆类食物中最多。

孕妈妈可多吃菇类食物

菇类多糖体是目前最强的免疫剂之一，具有明显的抗癌活性，可使肿瘤患者降低的

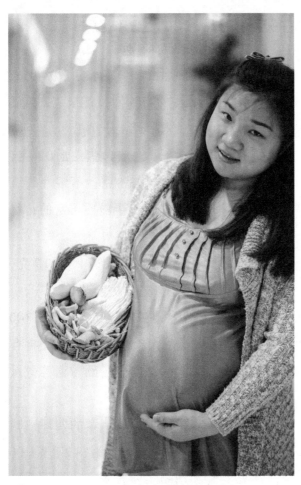
孕妈妈宜多吃菇类食物

近年来的研究发现，食用多糖体会促进胰岛素分泌，有降低血糖的功效。因此，多糖体已普遍用于协助糖尿病患者的康复。

自由基是人类致病的根源，多糖体是很好的自由基清除剂，可保护巨噬细胞免受自由基的侵袭，进而促进体内细胞正常工作。孕妈妈可以通过摄取各种菇类来补充多糖体，如香菇、草菇、平菇、金针菇、猴头菇等。

孕妈妈可多吃瓜子

葵花子含有丰富的维生素E；西瓜子含有丰富的亚油酸，而亚油酸可以转化成被称为"脑黄金"的DHA，能促进胎儿大脑发育。南瓜子的优势则在于营养全面，蛋白质、脂肪、碳水化合物、钙、铁、磷、胡萝卜素、维生素B_1、维生素B_2、烟酸等应有尽有，而且各种营养成分比例适宜，有利于人体的吸收与利用，对胎儿的发育有着很好的促进作用。所以，专家建议孕妈妈在平时可以嗑一点瓜子，如葵花子、西瓜子、南瓜子等都能为胎儿的发育提供营养。

免疫力得到恢复。这类物质对癌细胞具有直接的杀伤力，它的奥秘在于刺激身体内抗体的形成，从而提高并调整身体内部的防御体系，也就是中医所说的扶正固本。

🌸 菇类多糖体对孕妈妈的作用

多糖体不仅能提高巨噬细胞的吞噬能力，也可以增强免疫系统的其他功能。孕妈妈常食用菇类可增强身体免疫力，降低孕期患病率。研究者发现，多糖体在增进细胞功能、降低胆固醇方面也表现出良好的效果，孕妈妈常吃可降低患妊娠高血压综合征的概率。

孕妈妈要特别注意补铁

孕妈妈在早孕反应消失、饮食恢复正常后，需注意以下几点：

1. 增加富含铁的食物摄入

动物性食物如猪肝、瘦肉、动物全血等，不仅含铁丰富，而且吸收利用也好。增加动物性食物的摄入是防治铁缺乏或缺铁性贫血最直接的方法。

2. 食用铁强化食品

铁营养强化食品也是改善铁营养状况的一种有效措施，如铁强化酱油、铁强化面粉等。

3. 口服铁补充剂

主要用于治疗缺铁严重并且日常膳食无法补充足够铁时。应采用亚铁制剂口服补铁，每日补充铁4～6毫克/千克，分2～3次于两餐间服用，总疗程2～3个月。血红蛋白恢复正常后，再继续服用1～2个月以增加铁的贮存。注意：服用铁剂需要在医生的指导下进行，避免过量，过量会导致细胞成分的明显损伤。

4. 促进铁的吸收利用

常吃新鲜的蔬菜水果，其中富含的维生素C可以促进膳食中铁的消化吸收。

5. 减少影响铁吸收的食物

食物中的草酸盐和植酸盐会影响铁的吸收，茶叶中的鞣酸与咖啡、可可中的多酚类物质也会影响铁的吸收，应避免上述食物与含铁丰富的食物同时食用。

 专家建议

吃菠菜能补铁吗？

民间所谓多吃菠菜有助于补铁，这是有一定的误区的。菠菜中铁的含量不高，每100克中仅为2.9毫克，并且属于非血红素铁，生物利用率低。要想补铁还是应该选择猪肝、动物全血、瘦肉等动物性食物。所谓"菠菜补血"的说法，主要还是在于菠菜含有丰富的维生素C和叶酸。

孕妈妈可以多吃些西葫芦

西葫芦的可食部占73%，水分占94.9%，接近黄瓜中的水分，属于一种低能量蔬菜，仅为19千卡/100克可食部，略高于黄瓜。

西葫芦每100克可食部含蛋白质0.8克，脂肪0.2克，碳水化合物3.8克，不溶性纤维0.6克，适宜和鱼虾肉蛋等蛋白质丰富的食物搭配。

西葫芦每100克可食部含胡萝卜素30微克，含有少量的维生素C和B族维生素。

西葫芦还是一种高钾低钠蔬菜，其每100克可食部含有92毫克钾，5.0毫克钠；还含有一定量钙、磷、镁、铁、锌、硒、铜等微量元素。

西葫芦含有一种叫作葫芦素的四环三萜类化合物，苦味西葫芦含量约为78.2毫克/100克。体外实验和动物实验表明，这类物质可抑制人体中乳腺癌、肺癌、结肠癌、胃癌细胞等的增殖并诱导细胞凋亡，且具有一定的抗炎性。

西葫芦吃法多样，可以凉拌，如凉拌西葫芦丝，将西葫芦切丝，过热水焯，捞出后冷却添加调料搅拌均匀即可；炒食味道更佳，如很家常的西葫芦炒鸡蛋、素炒西葫芦；可以将西葫芦擦成细丝，加面粉、水和鸡蛋，搅拌成糊状，油煎后成为一道主食：西葫芦饼，也被称为糊塌子。西葫芦还可以拿来做馅儿，包包子或者饺子，如西葫芦鸡蛋虾皮饺子、西葫芦肉馅饺子。

孕妈妈孕期如何吃零食

孕5月，腹部日益增大的孕妈妈单靠一日三餐来满足营养需求有些困难。因此，零食就成了补充营养的必需品。千万不要小看了这些零食的作用，它们不仅能为胎儿健康成长提供能量，而且还能缓解孕妈妈的不适。

❀ 孕妈妈零食摄取准则

如果孕妈妈本身很瘦，这个时期，可以多增加一些零食的摄取量；如果孕妈妈已经过重，就要控制吃零食了。一般而言，孕早期不需要额外增加热量，正常饮食即可。但孕5月，正值胎儿快速成长阶段，每天需要的热量和蛋白质大大增

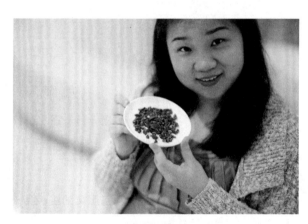

孕妈妈可将坚果作为零食

加，所以，孕妈妈有必要适当吃些零食。营养来源最主要的应是糖类、蛋白质、脂肪。

需要注意的是，有些零食有可能对孕妈妈的身体造成不良影响，如腌制的食品、冰激凌、罐头食品和过甜的糕点等，这些零食都不应成为孕妈妈饮食中的必选之品。此外，还要注意零食的卫生，不要吃露天售卖的食品。

❀ 给孕妈妈的零食建议

1. 三餐之外，肚子饿了可以随时吃一些小零食，但不宜过量。因为很多零食都是高热量的，虽然看着体积小，但可能比一碗饭的热量都要高。

2. 少选用过咸的零食。孕期要保持清淡的口味，不宜过咸。再者，正餐中的盐量已经足够，再吃咸的食物，会口干舌燥，也会增加患妊娠水肿和妊娠高血压的风险。

3. 少吃易上火的热性食物，如炒货或桂圆、荔枝、芒果等热性水果。

4. 多吃坚果。坚果中含有较丰富的不饱和脂肪酸，有利于胎儿的大脑及神经系统发育。

5. 饼干类的点心可以在饥饿时吃，但不宜过多，不宜选又甜又油的糕点或曲奇，摄入量要算入主食的量。

孕期营养菜谱推荐

核桃牛肉拌菠菜 提高记忆力，补充能量

材料 卤牛肉100克，菠菜150克，核桃仁30克。

调料 盐、糖各少许，生抽1小匙，香醋2小匙，香油少许。

做法

❶卤牛肉切粒备用。菠菜洗净，焯一下捞出，挤干水分，切段。

❷核桃仁提前用烤箱或平底锅烤熟。

❸菠菜段、卤牛肉粒、熟核桃仁放入盘中，加入盐、糖、生抽、香醋、香油拌匀即可。

功效 核桃中含有丰富的卵磷脂，可以增加脑细胞活力，提高记忆力。

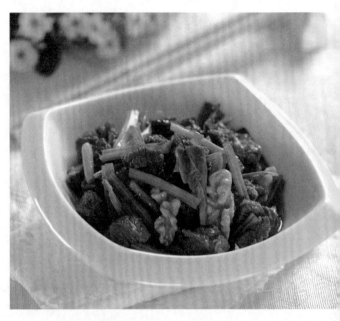

西班牙煎蛋三明治 口味独特，不宜过量食用

材料 土豆50克，培根30克，小洋葱20克，西蓝花50克，鸡蛋1个，牛奶10毫升，淡奶吐司2片。

调料 盐少许，沙拉酱、番茄沙司、植物油各适量。

做法

❶土豆去皮切块蒸熟，捣成泥；小洋葱切细丝；烧一小锅水，焯烫西蓝花，捞出冲清水，备用。

❷鸡蛋打散，加入牛奶、洋葱丝、西蓝花及土豆泥，加入盐调匀。

❸平底锅烧热，淋少许油转匀，倒入混合的蛋液摊开，煎至两面微黄即可。

❹蛋饼切成与吐司相同大小的块，吐司片内侧抹沙拉酱，按照一片吐司、一块蛋饼、一片培根的顺序叠放，最后表面淋少许番茄沙司，装盘。

功效 西式做法，能够丰富孕妈妈的孕期食谱。

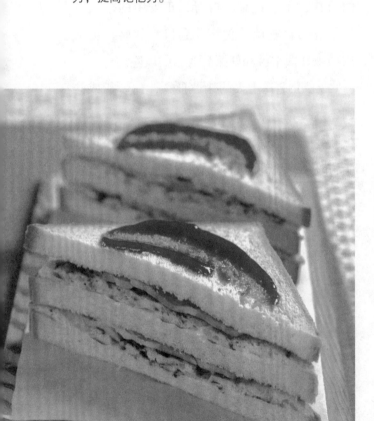

茄汁金针菇米线 提高食欲，易消化

材料 干米线100克，猪肉100克，豆腐皮30克，金针菇50克。香菜、葱、姜、蒜各适量。

调料 番茄沙司80克，白糖、料酒、干淀粉各1小匙，盐少许。

做法

❶干米线提前用清水浸泡6小时以上。

❷猪肉切丝，用料酒、干淀粉腌制3分钟。

❸豆腐皮切丝，葱、姜、蒜切片，香菜切末，金针菇洗净，去除根部。

❹起锅油烧热，放入猪肉丝滑炒至变色。放入葱、姜、蒜片和番茄沙司炒匀。

❺加入足量的水大火烧开后放入金针菇，放入豆腐丝再煮2分钟，加盐、白糖调匀成卤汁。

❻另起锅放入足量的水大火烧开，放入浸泡好的米线煮2分钟，捞出在温水中过一遍，捞入碗中，浇上做好的卤汁，撒香菜末拌匀即可。

功效 米线的口感爽滑，口味鲜美，能够提高孕妈妈的食欲。米线易于消化，不会造成体重过量增长，孕妈妈可以放心食用。

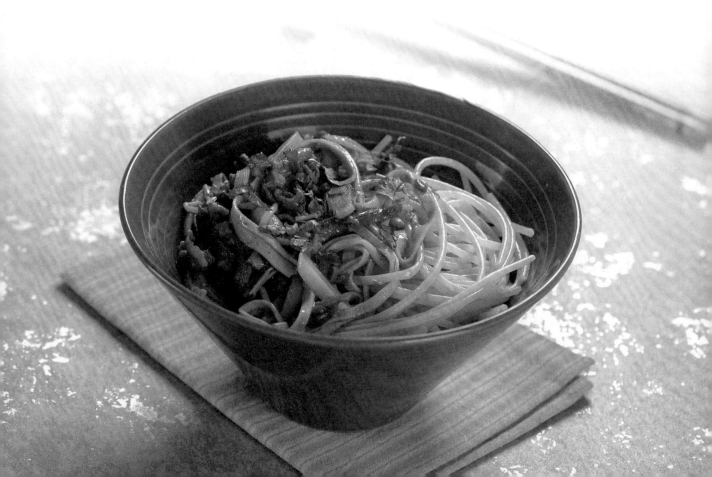

怀孕第6个月

做好孕期保健，远离妊娠疾病

胎儿的发育

孕24周末，胎儿身长约30厘米，体重约630克。胎儿的骨骼更结实了，头发更长，眉毛和睫毛开始长出，脸形也更清晰。但胎儿仍很瘦弱，全身都是皱纹。皮脂腺开始分泌出白色脂肪般的胎脂，覆盖在皮肤表面。胃肠开始会吸收羊水，肾脏也能排泄尿液。

孕妈妈的变化

孕妈妈的子宫明显增大，子宫底的高度约在耻骨联合上方18～20厘米处，羊水量在350～500毫升。这时孕妈妈体重急剧增加，膨大的腹部会破坏身体的平衡，使脊柱骨向后仰，身体重心前移，体形有所改变，使孕妈妈容易感到疲劳，同时还伴有腰痛的症状。乳房的发育更为旺盛，外形饱满，用力挤压时会有黄色稀薄乳汁流出。

孕6月生活专家指导

1 现在孕妈妈的肚子已经变大凸出，身体的重心也随之改变，上下楼梯或登高时，应特别注意安全。

2 此时，孕妈妈身体已能充分适应怀孕状态，身心畅快，要经常散步或做适度的体操，并且要保证充足的睡眠。

3 这个时期可以进行短途旅行，也可以有适当的性生活。

4 应均衡摄取各种营养，以满足母体和胎儿的需要，尤其是铁、钙、蛋白质的摄入量应该增加，但盐分要有所节制。

5 这段时间孕妈妈容易便秘，应该多吃含纤维素的蔬菜、水果，每天喝一杯牛奶。

6 为了保证产后顺利哺乳，此时应该注意护理乳头。尤其是乳头扁平或凹陷的孕妈妈，应先行矫正。

孕期保健

怀孕第6个月产前检查项目

孕妈妈在孕6月的产前检查项目包括糖尿病筛查、B超检查及其他相关检查等。

糖尿病筛查

葡萄糖筛查应在怀孕第6个月进行，方法为将葡萄糖粉75克溶于300毫升水中，5分钟内服完，1小时后测定血糖值。若空腹血糖值≥5.1毫摩尔/升为糖筛查异常。随着妊娠月份的增大，孕妈妈体内及胎盘分泌的激素有对抗胰岛素的作用，造成胰岛素功能相对不足，所以妊娠期有可能发生糖尿病，容易影响胎儿的发育，最直接的危害是导致胎儿过大，造成难产。如果孕妈妈以前未患过糖尿病，孕期发生糖尿病的概率是3‰。

在确诊患有妊娠糖尿病以后，可以通过饮食疗法和运动对血糖进行调节，严重时可同时使用药物配合治疗。

B超检查

孕20周左右，羊水相对较多，胎儿大小比较适中，在宫内有较大的活动空间。此时行B超检查，能清晰地看到胎儿的各个器官，可以对胎儿进行全身检查。

如果发现胎儿畸形或存在异常，就应及时终止妊娠。尽管B超检查可以发现很多畸形和异常，但有些异常超声并不能发现，如先天性耳聋。B超检查的准确性受客观条件的限制，如仪器的分辨率不够高、胎儿的位置固定不动、羊水过少、没有很好的对比度等。

怎样算是妊娠期糖尿病

如果空腹血糖超过5.1毫摩尔/升，或服糖1小时后血糖超过10.0毫摩尔/升，或服糖两小时后血糖超过8.5毫摩尔/升，即可诊断为妊娠期糖尿病，需要临床干预或治疗。

"糖妈咪"有什么风险

如果孕期血糖控制不理想，会更容易发生流产、妊娠期高血压疾病、早产。

孕妈妈的血糖很容易通过胎盘进入胎儿体内，所以胎儿血糖水平也容易升高，发生高渗透性利尿，胎儿排尿增加，就使羊水量增多。

血糖问题也会带来酮症酸中毒的风险，虽然发生率低，但对孕妈妈和胎儿危害极大，严重时会导致胎死宫内。

"糖妈咪"也会生出"糖宝宝"

孕妈妈的血糖通过胎盘进入胎儿体内，胎儿的血糖水平也升高，促进胰岛素细胞增生肥大，分泌胰岛素，以便将血糖恢复到正常水平。

但如果孕妈妈的血糖没有得到控制，胎儿的胰岛素细胞就会持续增生肥大，出现胎儿高胰岛素血症。而胰岛素也会使脂肪及蛋白质合成增加，使胎儿超重、体积过大，成为巨大儿。

"糖妈咪"所生的宝宝也更容易出现畸形、新生儿呼吸窘迫综合征、新生儿低血糖、新生儿红细胞增多症、新生儿低钙、低镁血症。此外，也存在新生儿远期并发症，这是由于宝宝的胰腺储备功能下降，就成了"糖宝宝"，多数情况下是在儿童期或青年期出现糖尿病。

妊娠期糖尿病怎么办

即使孕妈妈被确定患了妊娠期糖尿病，也不一定就要用胰岛素，先在医生的指导下调整饮食、适量运动，也可以及时地控制血糖。

一星期后再测血糖，如果还是没有控制住，再注射胰岛素来控制。一定不能自行服用口服的降血糖药物，以免增加胎儿畸形的风险。

"糖妈咪"怎么吃

❀ 正确吃糖

糖类可以为我们提供热量、维持正常的代谢，避免酮体产生。所以不要因为淀粉会带来糖类就拒绝主食，主食是胎儿营养的重要来源。孕妈妈需要避免的是加有蔗糖、砂糖、果糖、葡萄糖、冰糖、蜂蜜、麦芽糖的饮料和甜食，它们会使你的血糖迅速增加。

❀ 合理分配食物

维持血糖值的平稳，需要定时、定量地进餐。一次吃太多会使血糖快速上升，空腹太久容易产生酮体，所以少量多次地进食是最好的，孕妈妈可以把每天的食物分成5~6顿，做到少食多餐。

❀ 保持总量平衡

除了主食，很多食物也会带来糖类，所以，对于每天摄入糖类的总量，也需要心中有数。比如这一餐里有土豆或红薯，就需要相应地减少一点主食，这样糖类的总摄入量才能保持稳定。

❀ 如何兼顾营养

虽然要控制血糖，但也要摄取足够的营养，只不过要注意食物中的热量、营养成分的比例。

碳水化合物：应占总热量的55%左右，每天需要摄入250~350克主食，太少也会不利于胎儿的生长。

蛋白质：每天需要摄入100克左右，其中优质蛋白质占1/3以上。

脂肪：适量地摄入脂肪，不要超过总热量的30%，尤其不要吃太多坚果类食品。

膳食纤维：膳食纤维能够延缓血糖的上升，也使人有饱腹感。多吃些糙米或五谷类，还有新鲜蔬果，保证膳食纤维的供给。

孕期适宜的睡眠姿势

妊娠4个月以前，由于子宫增大还不明显，体位对胎儿和母亲的影响比较小，孕妈妈可以采取自己感觉舒适的体位。但到了孕后期，子宫增大较迅速，就应注意睡眠姿势了。

☁ 最佳的睡眠姿势是左侧卧位

左侧卧位可减轻妊娠子宫对下腔静脉的压迫，增加回到心脏的血流量；可使肾脏血流量增多，尿量增加；并可改善脑组织的血液供给。

上面的腿向前弯曲接触到床，这样腹部也能贴到床面，感觉稳定，舒适。

在两腿之间夹枕头，这是腹部稍有隆起时比较舒适的姿势。

身边放一个长型抱枕，以方便倚靠，将抱枕夹在两腿之间会更舒服。

腿部水肿时侧卧，脚下放一个靠垫，以抬高双脚，可以改善脚部血液循环。

☁ 孕期应当避免的睡眠姿势

趴着睡：妊娠期间应尽可能避免趴着睡觉。趴着睡觉会压迫胎儿，阻碍胎儿血液循环。

仰着睡：孕后期仰着睡觉会感到呼吸困难，因为增大的子宫会顺着脊椎压迫大静脉，阻碍血液流通。

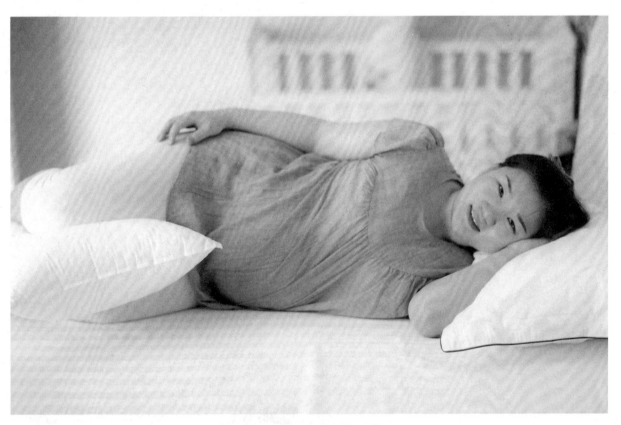

孕期最佳睡眠姿势是左侧卧位

做一做放松身体的夫妻体操

当准爸爸带着孕妈妈一起郊游时，在欣赏大自然、呼吸着新鲜空气的同时，可以找一块平坦的草地和孕妈妈一起做一做夫妻体操，这样既能增进夫妻间的感情，还有利于母子的身心健康，消除妊娠期的不适症状，是一种不错的运动胎教方式。

🌸 脊柱伸展操

1．孕妈妈和准爸爸背靠背坐在垫子上，可以屈膝，也可以盘腿，以孕妈妈的体位舒适为原则。（图1）

2．准爸爸双臂紧紧地勾住孕妈妈的手臂。（图2）

3．双方分别轮流地进行前弯和后仰的动作，并进行有规律的呼吸。（图3）

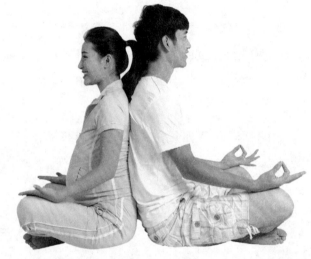

图1

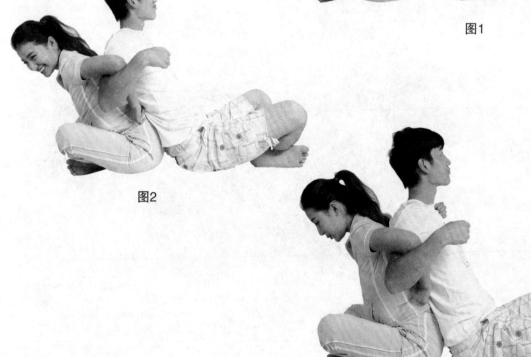

图2

图3

肩部伸展操

1. 孕妈妈和准爸爸取面对面的站位，孕妈妈的双手自然地搭在准爸爸的同侧双肩上，为了保证孕妈妈的舒适度，准爸爸也可将手搭在孕妈妈的手臂上。（图1）

2. 双方同时向下运动，至双方身体下降到图中位置。（图2）

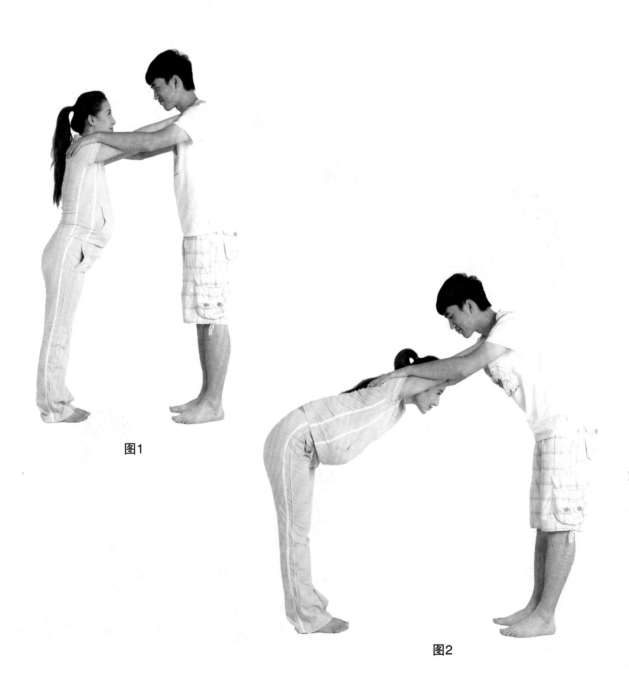

图1

图2

☁ 前后推手运动

1. 准爸爸和孕妈妈面对面端坐，双方均伸直右腿，左腿弯曲，双手掌心相对。（图1）

2. 准爸爸用右手轻轻地将孕妈妈的左手向后推，一直推至孕妈妈胸前。（图2）

3. 孕妈妈用左手轻轻地将准爸爸的右手推回至准爸爸的胸前，同时，准爸爸用左手轻轻地推动孕妈妈的右手。反复操作数次。（图3）

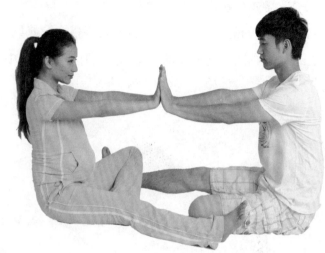

图1

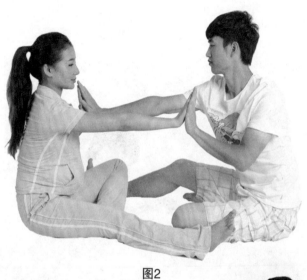

图2

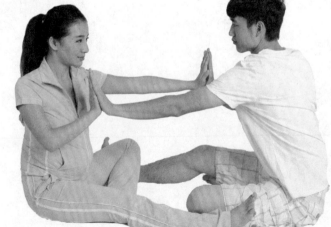

图3

胎教早知道

孕妈妈情绪不良易导致宝宝将来患多动症

虽然孕妈妈和胎儿的神经系统没有直接联系，但存在着血液循环及内分泌的联系。孕妈妈发生情绪变化时，会引起体内某些化学物质的变化。当孕妈妈生气、焦虑、紧张不安或忧愁悲伤时，体内血液中的激素浓度会发生改变，胎儿就会立即感受到，也会表现出不安和胎动增加。

孕妈妈在妊娠期间的心理状态，对胎儿的身心发育具有很大影响。如果孕妈妈在妊娠期间受到不良心理的困扰，往往就会造成妊娠和分娩并发症，严重者会造成高危妊娠。

有严重焦虑心理的孕妈妈常伴有恶性妊娠呕吐，还会导致早产、流产、产程延长或难产。专家发现，孕妈妈在妊娠期间如果存在过度紧张或焦虑心理，宝宝出生后往往表现为多动，容易激动，好哭闹，长大后又会表现为情绪不稳定、易焦躁、易被激怒等。

对多动症儿童的调查发现，这些儿童在胎儿期，其母亲大多曾有过较大的情绪波动和心理困扰过程。有报道，一位孕妈妈在怀孕期间，遭受丈夫突然身亡的打击，以致精神完全崩溃，陷入极度的痛苦和焦虑之中。妊娠晚期她患了严重的高血压，生产时又遭遇难产。她经历了很多痛苦，总算母子平安。但是孩子出生后却患有多动症，智商较低。

这正是因为她在孕期过度悲伤焦虑造成的。

与胎儿一起和大自然亲密接触

阳光和空气，来自大自然的恩赐

大自然中新鲜的空气有利于胎儿的大脑发育。动物实验研究证实了氧气对大脑发育的重要性，这一点对人类来说也是一样的。大自然为胎儿提供了充足的氧气。大自然中对人身心健康极其有益的负离子含量很高，是孕妈妈和胎儿不可缺少的"空气维生素"。

大自然中的阳光可以促进孕妈妈血液循环，杀灭麻疹、流脑等传染性疾病的细菌和病毒，还能促进母体内钙的吸收，促进胎儿骨骼的生长发育。大自然的风景无限美好，能使我们开阔视野，增长知识，陶冶情操，同时得到娱乐和放松，非常有益于母子身心健康。

到大自然中去

孕妈妈可以在早上起床之后，到有树林或草地的地方做操或散步，呼吸清新空气。在职的孕妈妈除了早晨外，在中午休息的时候也可以到树林、草坪或喷水池边走走。

"一日之计在于晨"，对于孕妈妈来说更是如此。孕妈妈应该克服自己的懒惰情绪，不要赖床，趁着清晨的大好时光去欣赏大自

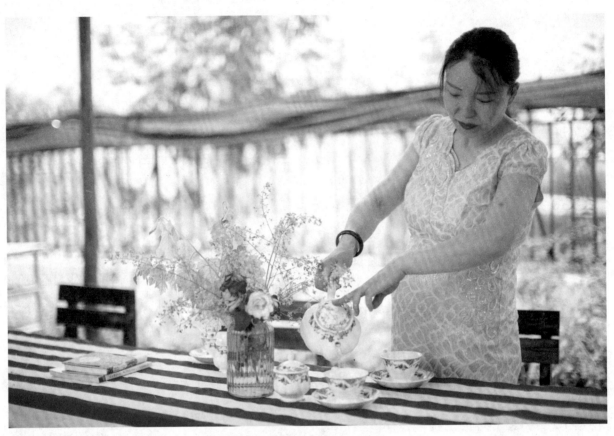

阳光和空气是大自然的恩赐

然的美景，也会使腹中的胎儿受到熏陶。假日里孕妈妈还可以与准爸爸一起去郊外游玩，在欣赏秀丽的大自然田园景色的同时，大自然丰富的氧气会让胎儿在孕妈妈的腹中手舞足蹈。

给胎儿做"体操"

在仰卧位，孕妈妈腹壁最松弛的状态下，双手轻轻捧起胎儿，然后松手，再捧起，再松手，也可捧起胎儿在水平方向来回轻轻推动。这样可使胎儿产生运动感，感觉如同在蹦气垫床、坐飞机或荡秋千一般美妙，胎儿会做出挥拳与蹬足等四肢运动主动迎接父母帮助运动的手。研究证实，在腹中常运动的胎儿出生后身体素质都比较高。

可以偶尔轻轻拍打胎儿，强迫胎儿改变一下肢体体位，使胎儿做出比较明显、频繁的顿足等举动。当然，轻拍胎儿不宜过频或过久。一旦胎儿已经表示出"生气"了，还要轻轻抚摸胎儿，让胎儿放松下来才行。

给胎儿进行语言胎教

孕妈妈或家人可以用文明礼貌、富有哲理的话语有目的地对腹中胎儿讲话，给胎儿期的大脑皮质输入最初的语言印记，为后天的学习打下基础，这就是语言胎教。

医学研究表明，父母经常与胎儿对话，能促进其出生以后的语言能力，如果不及时给胎儿大脑输入优质信息，会使胎儿大脑感到空虚，也影响出生后的语言表达能力。

为胎儿朗诵文学作品

文学和音乐一样，可以陶冶人的情操，为腹中的胎儿朗诵优美的文学作品，是语言胎教中不可缺少的一项内容。孕妈妈可以把胎儿想象成依偎在怀中倾听的孩子，充满感情地为胎儿讲故事或朗诵文章。

孕妈妈可以选择名家名篇，为胎儿进行朗诵。如朱自清的《荷塘月色》，那优美的意境，宁静的情韵，不仅能够起到摆脱烦恼情绪、改善精神状态、促进身心平衡的作用，而且能使宝宝出生后性格恬静，情绪稳定。

在给胎儿讲故事的时候，孕妈妈也可以自由发挥，可以根据自己的想象，随机编个故事讲给胎儿听。

孕妈妈还可以为胎儿读一些图文并茂的画册，内容宜轻松幽默、简单易懂，如《乌鸦喝水》、《曹冲称象》、《小蝌蚪找妈妈》等。

孕妈妈还可以抑扬顿挫地为胎儿朗诵一些古代散文或唐诗宋词，如《江雪》、《静夜思》、《登鹳雀楼》等。在高尚纯洁、经典精炼的语句中，感受文学的魅力，达到怡情养性的目的。

值得注意的是，怀孕期间，不要阅读描写悲欢离合、内容缠绵悱恻的小说，经常阅读这种小说，会使孕妈妈多思多虑，加重心理负担。更不要看描写暴力、色情的小说或影视作品，这类作品会使孕妈妈产生恐惧、悲伤、愤恨等情绪，不利于胎儿的成长。

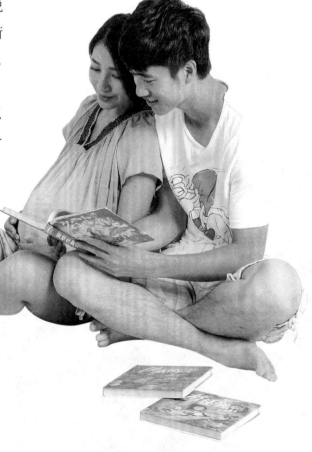

对胎儿进行语言胎教

为胎儿读一首诗:《孩子的世界》

泰戈尔是一个对自然美和生活美都极敏感的人，他以一个诗人细腻敏锐的感受、对生命的感悟以及对万物的爱，写出了大量优美的诗歌。

孩子的世界

我愿我能在我孩子自己的世界的中心，

占一角清净地。

我知道繁星会对他私语，

天空也在他面前垂下，

用那傻傻的云朵和彩虹来逗弄他。

那些让人以为不会说话和看起来永远不

能动弹的人，

带着他们的故事和满是明亮玩具的托盘，

悄悄爬到他的窗前。

我愿我能在横过孩子心中的道路上旅行，

摆脱了一切的束缚；

在那儿，使者奉了无所谓的使命奔走于

没有历史的王国君主间；

在那儿，理智以她的法律造为纸鸢而

放飞，

真理也使事实从桎梏中自由了。

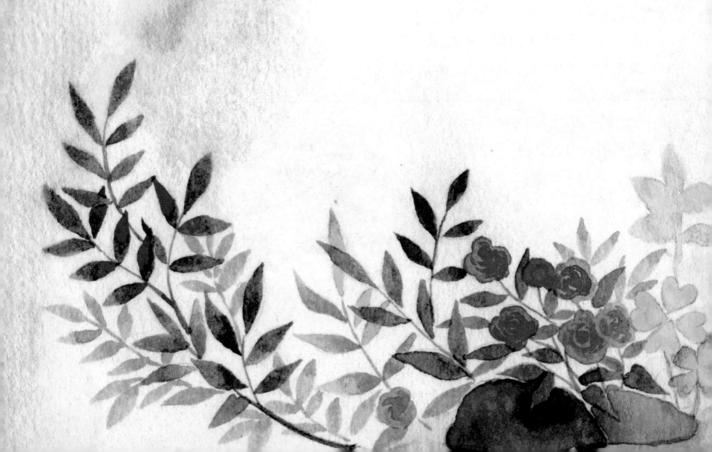

准爸爸给胎儿唱儿歌（2）

动物叫

小猫怎么叫，喵喵喵；
小狗怎么叫，汪汪汪；
小鸡怎么叫，叽叽叽；
小鸭怎么叫，嘎嘎嘎；
小羊怎么叫，咩咩咩；
老牛怎么叫，哞哞哞；
老虎怎么叫，嗷嗷嗷；
青蛙怎么叫，呱呱呱。

小·青蛙

小青蛙，呱呱呱，
哭着喊着找妈妈。
燕子哄，蜻蜓劝，
一起说着悄悄话：
你的妈，我的妈，
田间捉虫护庄稼，
我们一起玩，
长大学妈妈。

小·鸭子

小鸭子，嘎嘎嘎，
不爱吃米爱吃虾；
河里游，就数它，
一到岸上就找妈。

红月亮

小弟弟，画月亮，
画好月亮拍手唱；
我的月亮红又红，
好像太阳一个样！

小·蝌蚪

小蝌蚪，像黑豆，成群结队河中游，
慌慌忙忙哪里去？我要和你交朋友。
小蝌蚪，摇摇头，转眼就把尾巴丢，
我要变成小青蛙，游到田里保丰收！

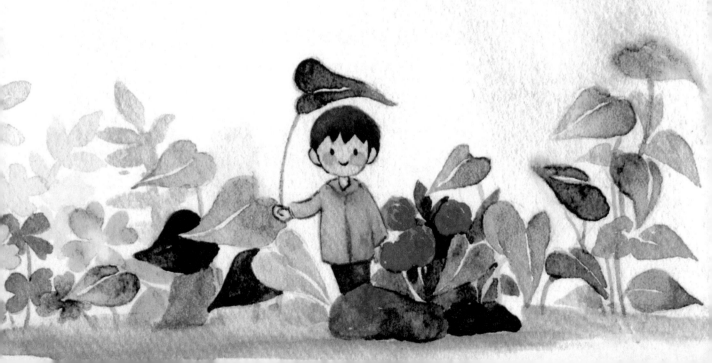

营养早知道

孕中晚期富铁食谱推荐

《中国居民膳食指南（2016）》针对孕期妇女的膳食，提出富铁膳食标准：孕中期和孕晚期每天铁的推荐摄入量分别增加4毫克和9毫克，达到24毫克和29毫克。由于动物血、肝脏及红肉中含铁量较为丰富，且铁的吸收率较高，孕中、晚期每天增加20～50克红肉可提供铁1～2.5毫克，每周摄入1～2次动物血和肝脏，每次20～50克，可提供铁7～15毫克，以满足孕期增加的铁需要。

可提供24毫克和29毫克铁的孕中、晚期一天食谱举例见表1、表2，主要营养素含量见表3。

表1　孕中期一天食谱举例

餐次	食物名称及主要原料重量
早餐	豆沙包：面粉40克，红豆沙15克 蒸红薯：红薯60克
	煮鸡蛋：鸡蛋40~50克
	牛奶：250克
	水果：橙子100克
中餐	杂粮饭：大米50克，小米50克
	青椒爆猪肝：猪肝10克，青椒100克 芹菜百合：芹菜100克，百合10克
	鲫鱼豆腐紫菜汤：鲫鱼20克，豆腐100克，紫菜2克
晚餐	牛肉面：面粉80克，牛肉20克，大白菜100克 滑藕片：莲藕100克 烧鸡块：鸡块50克
	水果：香蕉150克 酸奶：250克 核桃：10克
全天	植物油25克，食用碘盐不超过6克

*提供铁24毫克，依据《中国食物成分表2002》计算

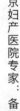

表2 孕晚期一天食谱举例

餐次	食物名称及主要原料重量
早餐	鲜肉包：面粉50克，猪肉15克
	蒸红薯蘸芝麻酱：红薯60克，芝麻酱5克
	煮鸡蛋：鸡蛋50克
	牛奶：250克
	水果：苹果100克
中餐	杂粮饭：大米50克，小米50克
	烧带鱼：带鱼40克
	鸡血菜汤：鸡血10克，大白菜50克，紫菜2克
	清炒四季豆：四季豆100克
	水果：鲜枣50克，香蕉50克
晚餐	杂粮馒头：面粉50克，玉米面30克
	虾仁豆腐：基围虾仁50克，豆腐80克
	山药炖鸡：山药100克，鸡50克
	清炒菠菜：菠菜100克
	水果：猕猴桃50克
	酸奶：250克
	核桃：10克
全天	植物油25克，食用碘盐不超过6克

*提供铁29毫克，依据《中国食物成分表2009》计算

表3 孕中晚期一天食谱举例所提供的能量和营养素

营养素	孕中期	孕晚期
能量（千卡）	2100	2250
蛋白质（克）	78	93
脂肪（克）	64	71
碳水化合物（克）	303	311
维生素A（微克视黄醇当量）	1026	963
硫胺素（毫克）	1.2	1.3
核黄素（毫克）	1.6	1.6
维生素C（毫克）	198	284
尼克酸（毫克）	13.7	15.2
钙（毫克）	1041	1150
铁（毫克）	24.0	31.0
锌（毫克）	13.0	14.0
硒（微克）	50.0	83.0

*依据《中国食物成分表2009》计算

孕妈妈不宜盲目大量补充维生素

很多孕妈妈为了补充营养，长期大量地口服维生素类药物，殊不知这样做只会对胎儿造成损害。

医学专家指出，过量服用维生素A、鱼肝油等会影响胎儿大脑和心脏的发育，诱发先天性心脏病和脑积水，脑积水过多又易导致精神反应迟钝。孕妈妈每日维生素A供给量为990微克视黄醇当量，即330国际单位。

如果摄入维生素D过多，易导致特发性婴儿高钙血症，表现为囟门过早关闭、腭骨变宽而突出、鼻梁前倾、主动脉窄缩等畸形，严重的还伴有智商减退。平时经常晒太阳的孕妈妈可不必补充维生素D和鱼肝油。

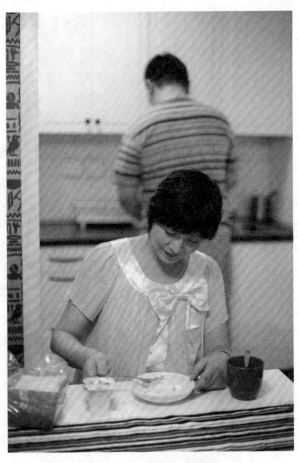
孕妈妈一定要坚持吃早餐

孕妈妈要保证吃早餐

有的孕妈妈存在不吃早餐的不良习惯，这对身体非常不利。

人们通常上午工作劳动量较大，所以在工作前应摄入充足营养，才能保证身体需要。孕妈妈除日常工作外，更多一项任务，就是要供给胎儿营养。如果孕妈妈不吃早餐，不仅饿了自己，也饿了胎儿，不利于自身的健康和胎儿的发育。

为了克服早晨不想吃早餐的习惯，孕妈妈可以稍早点起床，早饭前活动一段时间，比如散步、做操和参加家务劳动等，激活器官活动功能，促进食欲，加速前一天晚上剩余热量的消耗，以产生饥饿感，促使多吃早饭。

早晨起床后，可以饮一杯温开水或蜂蜜水，通过温开水的刺激和冲洗作用，激活器官功能，使肠胃功能活跃起来。体内血液被水稀释后，可增加血液的流动性，进而活跃各器官功能。

孕妈妈补钙不要过量

🍂 食物补钙

为了促进胎儿骨骼的发育，孕妈妈应当多吃含钙较多且易吸收的食物，如小鱼、虾

北京妇产医院专家：备孕怀孕分娩坐月子全书

皮、牛奶、乳制品、芝麻酱、鸡蛋、豆腐、海带等，其中，乳制品含有大量的钙。另外，还要多晒太阳，促进钙的吸收。如果严重缺钙，就需要服用钙片来增加，但不宜盲目补钙，更非多多益善。补钙过量也会产生许多危害。

🌸 整个孕期不宜一直服用钙片

孕妈妈不需在整个孕期都服用钙片来补钙，只需在孕24～28周服用钙，然后在孕32周重新开始吃钙片，直到分娩即可。平时只需通过食补来补钙。

🌸 补钙不宜过量

孕妈妈长期采用高钙饮食，大量服用鱼肝油，过量加服钙片、维生素D等，对胎儿有害无益。胎儿有可能患高血钙症，出生后婴儿囟门过早关闭、颚骨变宽而突出、鼻梁前倾、主动脉窄缩，既不利于宝宝生长发育，又有损颜面美观。孕妈妈血中钙浓度过高，会出现软弱无力、呕吐和心律失常等。因此，孕妈妈不要随意大量服用钙制剂和鱼肝油。孕妈妈过量补钙，还会造成宝宝出生时萌出牙齿。

孕期营养菜谱推荐

秋葵厚蛋烧 促进消化，改善消化不良

材料 秋葵200克，鸡蛋2个。

调料 盐、番茄沙司、植物油各适量。

做法

❶锅里烧开水，先把秋葵煮至变色，捞出冲冷水，去头去尾，备用；鸡蛋打散加一点水，搅拌均匀。

❷平底锅抹一层油，倒入1/3蛋液，转动锅，使蛋液铺满锅底；尚未完全凝固时，把秋葵放入蛋饼的一侧，用铲子把秋葵那一侧的蛋皮挑起来卷成卷。

❸卷好的蛋卷放在锅中间翻面加热，使蛋卷定型，然后推到一侧，再倒入1/3蛋液，重复以上的步骤，卷三次即可。

❹最后把蛋卷切成小块盛盘。可蘸番茄沙司食用。

功效 秋葵含有果胶和多糖物质，可促进胃肠消化，其所含的黏蛋白，能够促进胃液分泌，提高食欲，改善消化不良症状。

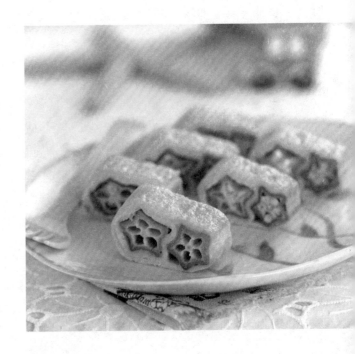

蜂蜜柠檬腌鲜蔬 补充维生素 C，美白润肤

材料 白萝卜、胡萝卜、西芹、红黄彩椒、荷兰小黄瓜、樱桃萝卜、圣女果、嫩姜等各种可以生吃的蔬菜共500克。

调料 柠檬2~3片，凉白开1杯，白醋3大勺，蜂蜜2大勺，盐、黑胡椒粉各少许。

做法

❶所有蔬菜洗净，切成容易入口的小块，放入柠檬片。

❷撒一点盐和黑胡椒粉，把蜂蜜、凉白开、白醋搅拌均匀倒入，再翻拌均匀，微波炉中高火加热2分钟即可。

❸冷藏保存能放三四天，随时取用。

功效 蔬菜品种多样，生吃能获取更多维生素C，有助于孕妈妈滋润肌肤，美白养颜，对胎儿的生长发育也大有益处。

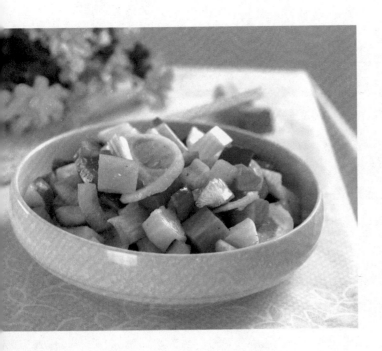

芥蓝腰果炒香菇 有助于消化，润肺美容

材料 芥蓝200克，腰果30克，鲜香菇50克，红椒、青椒各适量。

调料 白糖1小匙，水淀粉1小匙，盐少许，植物油适量。

做法

❶芥蓝去叶，刮去外皮，洗净，切成段；红椒、青椒洗净，去蒂、子，切丝；香菇洗净切小块。

❷将芥蓝、香菇分别放入沸水锅中汆烫1分钟，捞出过清水沥干。

❸锅中倒油烧热，将腰果炸熟，捞出沥油，备用。

❹锅留底油烧热，放入香菇煸炒，再放入腰果、青椒、红椒、芥蓝翻炒，加盐、白糖调味，用水淀粉勾芡即可。

功效 芥蓝中含有有机碱，吃起来带有一定的苦味，能刺激人的味觉神经，增进食欲，还可加快胃肠蠕动，有助于消化。芥蓝还含有大量膳食纤维，有助于孕妈妈预防便秘。腰果富含的营养素具有软化血管和增强脑活力的作用，还能润肤美容。

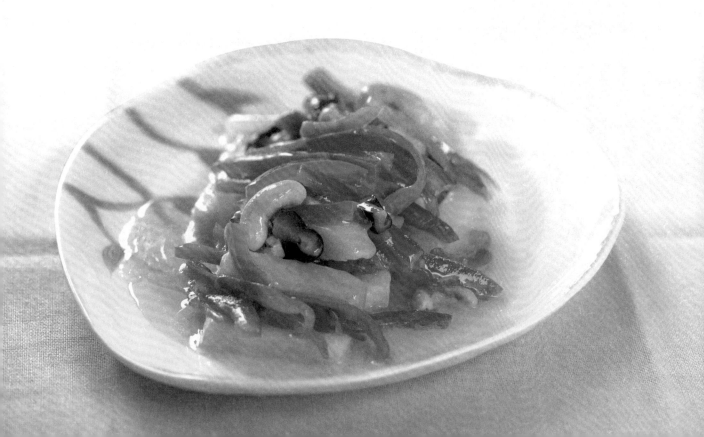

怀孕第7个月

加强孕期保健，胎教、营养都不能少

胎儿的发育

孕28周末，胎儿身长约35厘米，体重约1000克。上下眼睑已形成，鼻孔开通，容貌可辨，但皮下脂肪尚未充足，皮肤呈暗红色且皱纹多，如同小老头一般。脑部逐渐发达，已能自行控制身体的动作。但此时，胎儿尚未具备在母体外生活的能力，若在此时早产出生，又保育不良，则难以存活。

孕妈妈的变化

进入孕7月，孕妈妈的外表变化更加明显。孕妈妈的子宫底高应为23～26厘米，上腹部已明显胀大凸出。乳头增大变黑、易勃起。乳晕变黑，乳晕上的皮脂腺肥大，形成分散的结节状隆起。皮肤变得干燥、紧绷，油光满面，出现难看的斑点，妊娠纹更加明显。子宫的肌肉对各种刺激开始敏感，胎动渐趋频繁，子宫偶尔会有收缩现象，乳腺组织更加发达。

孕7月生活专家指导

1 这段时间母体若受到外界过度的刺激，会有早产的危险，应该避免激烈运动，避免压迫腹部的姿势。

2 长时间站立或压迫下半身，很容易造成静脉曲张或足部浮肿，应时常把脚抬高休息。若出现静脉曲张，则应穿弹性袜来减轻症状。

3 在饮食方面，依然要注意摄取均衡营养，尤其应多吃富含钙质、铁质的食物。保持高蛋白的饮食，每天摄取80～90克的蛋白质，可补充尿中流失的蛋白质，减少水肿的危险。

4 在此时期出生的婴儿是发育不足的早产儿，为防万一，住院用品应及早准备齐全。

5 自行测量血压：可早晚各测量1次，并做记录。

6 每1～2周做一次身体检查：如果发现不适，尽早进行治疗。

孕期保健

孕晚期应做的检查

孕7～10月为妊娠晚期，这期间孕35周前要每两周做一次产前检查，孕36周后每周做一次产前检查。

一般检查：通过一般检查，了解孕妈妈有无不适症状，有无慢性疾病史、遗传史、早产、流产、宫外孕、胎盘早剥、前置胎盘史等，测血压、数脉搏、听心肺等，检查有无贫血，检查下肢有无水肿。通过心电图检查孕妈妈的心脏功能。

超声波检查：超声波检查可以帮助了解胎位，了解胎儿发育是否正常，必要时了解胎儿的性别。前置胎盘也需用超声波诊断。

妇科检查：腹部检查，包括测量腹围和宫高、检查胎位和胎心、了解胎头是否入骨盆、估计胎儿大小等。通过骨盆测量，了解骨盆的大小，以便准确估计能否自然分娩，是否需要剖宫产，以便医生和孕妈妈都能心中有数。

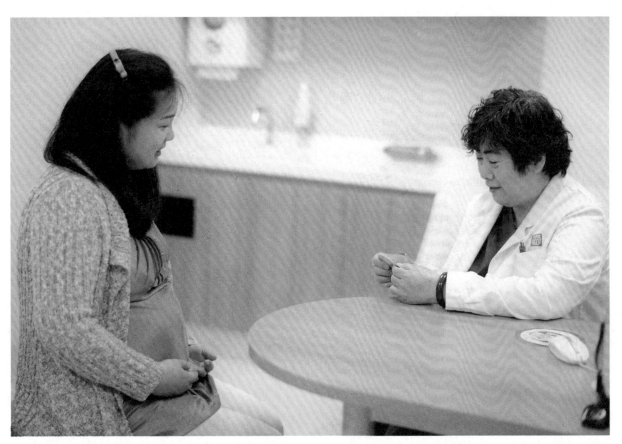

王琪教授在为孕妇进行产前检查

借助阴道检查了解产道有无异常。通过阴道检查，了解骨盆有无异常，包括坐骨棘、尾骨等。

实验室检查：实验室检查包括血常规、尿常规、大便常规、肝肾功能、查尿中E_3值或E/C比值、血HPL测定、乙肝五项、抗HCV检测、有关凝血功能检查等。

对有遗传病家族史或有分娩死胎、畸胎史者，应行绒毛培养或抽羊水做染色体核型分析，以降低先天缺陷及遗传病儿的出生率。

通过B超筛查胎儿畸形

由于超声检查具有无创伤、无痛苦、简便、直观、费用低等特点，因此被广泛用于孕期监测胎儿的状况。

B超检查的项目包括胎盘位置、胎盘成熟度、胎儿位置、胎儿双顶径、胎儿头围、胎儿腹围、胎儿股骨长、胎心率、胎儿中枢神经、颜面、唇、心脏、胃、肾、膀胱、四肢、脐动脉血流、羊水指数、胎儿是否脐带绕颈等。

❀ B超监测胎儿畸形的最佳时间

有的孕妈妈认为，胎儿越大，检测出胎儿畸形的机会越多，这种想法是不对的。我国卫生部规定B超检查胎儿畸形的最佳时期为怀孕18～24周。

虽然随着胎儿的长大，畸形的表现会更加明显，但是影响B超检查的因素也会随之增多，如胎儿长大，位置就会相对固定，羊水量也会有所减少，胎儿的活动就会受到限制，

这都给B超检查带来诸多的不便。

孕18～24周，胎儿各系统已经发育完成，羊水和胎儿的比例适合胎儿活动，这个时间是B超检查的最佳时间。

孕20～22周是超声检查胎儿心血管系统及神经系统的最佳时间，孕妈妈们不要错过这个最佳时间。

❀ B超可监测的胎儿畸形

B超检查对胎儿及新生儿先天畸形的诊断效果比较好，尤其对胎儿神经管缺陷的诊断准确性高，可筛查胎儿无脑、脊椎裂及脑积水等神经管畸形；对胎儿腹部脏器（如肝、胆、脾、肾等）先天畸形的诊断效果也比较好；彩色多普勒诊断先天性心脏病效果比较好，利用超声心动图也可诊断先天性心脏病。

通过B超检查，可以提早发现唇裂、心脏结构异常、脑积水、肿瘤等重大问题或畸形。一旦发现胎儿存在重大畸形，或身体出现严重异常，以致出生后存活不久，或出生后会对家庭造成沉重的负担，医生就会建议孕妈妈终止妊娠。

❀ 孕晚期通过B超检查可了解胎位、羊水量、胎盘位置和功能

一般来说，孕妈妈整个孕期至少需要做4～5次超声检查，主要是孕20周左右筛查胎儿畸形，孕晚期了解胎位、胎盘位置、羊水量、胎盘功能等。当医生发现胎儿可能存在异常情况时，随时要做超声检查。

🐟 重度子痫患者每1~2周做一次B超检查

重度子痫前期患者需要每1~2周做一次超声检查，以了解胎儿的发育情况。羊水减少时，医生随时要了解羊水的消长情况，以便决定什么时候终止妊娠。

教你读懂孕期B超检查单

超声检查单包括胎囊、胎头、胎心、胎动、胎盘、脐带、股骨、脊柱等指标。

胎囊	胎囊在孕早期可见。孕1.5个月时胎囊直径约2厘米，2.5个月时约5厘米为正常。胎囊位置在子宫宫底、前壁、后壁、上部、中部都属正常；形态圆形、椭圆形、清晰为正常；如胎囊为不规则形、模糊，且在下部，伴有腹痛或阴道流血时，可能要流产
胎头	胎头轮廓完整属于正常情况，胎头轮廓缺损、变形为异常，脑中线无移位和无脑积水为正常。BPD代表胎头双顶径，是指胎儿头顶横向最宽的距离，怀孕到足月时应达到或超过9.3厘米。按一般规律，在怀孕5个月后基本与怀孕月份相符，也就是说，妊娠28周时BPD约为7.0厘米，孕32周时约为8.0厘米，以此类推。孕8个月后平均每周增长约0.2厘米为正常
胎动与胎心	有胎动、胎动强属于正常情况，无胎动、胎动弱可能表明胎儿在睡眠中，也可能为异常情况，要结合其他项目综合分析。有胎心、胎心强为正常，无胎心、胎心弱为异常。胎心频率正常为每分钟120~160次
胎盘与脐带	通过B超检查胎盘在子宫壁的位置；胎盘的正常厚度应在2.5~5厘米之间；钙化报告单上分为三级：Ⅰ级为胎盘成熟的早期阶段，回声均匀，在怀孕30~32周可见到此种变化；Ⅱ级表示胎盘接近成熟；Ⅲ级提示胎盘已经成熟。越接近足月，胎盘越成熟，回声越不均匀 在正常情况下，脐带应漂浮在羊水中，如果在胎儿颈部见到脐带血液信号，就可能为脐带绕颈
羊水	羊水指数在8~20之间为正常，超过20为羊水过多，小于8为羊水过少
脊柱	胎儿脊柱连续为正常，缺损为异常，可能存在脊柱畸形
股骨长度与双顶径	股骨长度是胎儿大腿骨的长度，它的正常值与相应的怀孕月份的胎头双顶径值差2~3厘米，比如说胎儿双顶径为9.3厘米，股骨长度应为7.3厘米；胎头双顶径为8.9厘米，股骨长度应为6.9厘米

孕妈妈要预防胎儿生长受限

怀孕期间，孕妈妈宫高会逐渐增高，腹围逐渐增大，胎儿身长与体重会成比例地增加。若未在正常范围内增加，就属于胎儿宫内生长受限。孕妈妈应采取以下措施预防胎儿生长受限。

妊娠并发症的患者应尽早到医院检查，不适宜妊娠者尽量在孕早期终止妊娠。

孕妈妈应保持精神愉快和放松。

加强营养，合理搭配饮食，特别是保证高蛋白食物的摄入。

减少大运动量的活动，如果上班太远太累，应注意休息，减少体力消耗。

怀孕早期，避免与有毒有害物质接触，如辐射、宠物等。

尽量不服药，如果用药也要在医生指导下服用。

 贴心提醒

凡是妊娠年龄大于30岁或小于17岁，妊娠前体重小于45千克，本次妊娠前半年内有人工流产史或自然流产史，孕20周前有阴道出血史，妊娠合并慢性高血压、系统性红斑狼疮、慢性肝肾疾病、心脏病及结核病等，有不良分娩史等的孕产妇，若连续两次产前检查，发现宫高无增长或低于相应孕周正常值第10百分位数，以及有体重、腹围不增加反而减少的情况，均应予以高度警惕。

孕期需增加多少奶、鱼、禽、蛋、瘦肉的摄入

孕中期孕妈妈每天需要增加蛋白质15克、钙200毫克、能量300千卡，在孕前平衡膳食的基础上，额外增加200克奶，可提供5～6克优质蛋白质、200毫克钙和能量120千卡，再增加鱼、禽、蛋、瘦肉共计50克左右，可提供优质蛋白质约10克，能量80～150千卡。

孕晚期孕妈妈每天需要增加蛋白质30克、钙200毫克、能量450千卡，应在孕前平衡膳食的基础上，每天增加200克奶，再增加鱼、禽、蛋、瘦肉共计约125克。

同样重量的鱼类与畜禽类食物相比，提供的优质蛋白质含量相差无几，但鱼类所含脂肪和能量明显少于畜禽类。因此，当孕妈妈体重增长较多时，可多食用鱼类而少食用畜禽类，食用畜禽类时尽量剔除皮和肉眼可见的肥肉，畜肉可优先选择牛肉。此外，鱼类尤其是深海鱼类如三文鱼、鲱鱼、凤尾鱼等还含有较多的n-3多不饱和脂肪酸，其中的二十二碳六烯酸（DHA）对胎儿脑和视功能发育有益，每周最好食用2～3次。

孕期一天食物量

孕中期一天食物建议量：谷类200～250克，薯类50克，全谷物和杂豆不少于1/3；蔬菜类300～500克，其中绿叶蔬菜和红黄色等有色蔬菜占2/3以上；水果类200～400克；鱼、禽、蛋、肉类（含动物内脏）每天总量200～250克；牛奶300～500克；大豆类15克，坚果10克；烹调油25克，食盐不超过6克。

妊娠高血压：预防比治疗更重要

妊娠高血压是产科常见的问题之一，发病率约为9%。其中一部分还伴有蛋白尿和水肿。发病时间一般是在妊娠20周以后。若不

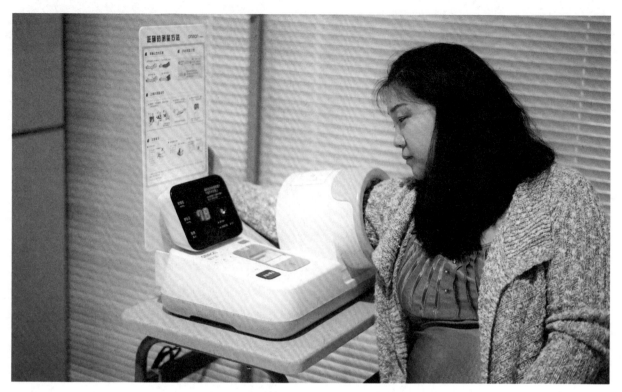

测量血压是每次产检的常规项目

进行相应治疗，可能会导致母子危险。

什么是妊娠期高血压疾病

妊娠期高血压疾病是妊娠期女性所特有而又常见的疾病，以高血压、水肿、蛋白尿、抽搐、昏迷、心肾衰竭，甚至发生母子死亡为临床特点。妊娠期高血压疾病按严重程度分为轻度子痫前期和重度子痫前期，重度妊娠期高血压疾病又称为子痫前期和子痫。

妊娠期高血压疾病易引起胎盘早期剥离、心力衰竭、凝血功能障碍、脑出血、肾衰竭及产后血液循环障碍等。重度子痫前期会导致早产、宫内胎儿死亡、死产、新生儿窒息和死亡。

什么人易患妊娠期高血压疾病

● 年轻初产及高龄初产孕产妇。

● 体型矮胖初产孕产妇。

● 营养不良，特别是伴有严重贫血者。

● 患有原发性高血压、慢性肾炎、糖尿病合并妊娠初产孕产妇，其发病率较高，病情可能更为复杂。

● 双胎、羊水过多的孕产妇，发病率亦较高。

● 有家族史，如孕产妇的母亲有此病史者，孕产妇发病的可能性较高。另外，冬季与初春寒冷季节易发此病。

如何预防妊娠期高血压疾病

实行产前检查，做好孕期保健工作。孕

早期应测量一次血压，作为孕期的基础血压，以后定期检查，尤其是妊娠36周以后，应每周观察血压及体重的变化、有无蛋白尿及头晕等自觉症状。

加强孕期营养及休息。加强孕中晚期营养，尤其是蛋白质、多种维生素、叶酸、铁剂的补充，对预防妊娠期高血压疾病有一定作用。因为母体营养缺乏、低蛋白血症或严重贫血者，其妊娠期高血压疾病发生率增高。

及时纠正异常情况。如发现贫血，要及时补充铁质；若发现下肢水肿，要增加卧床时间，把脚抬高休息；血压偏高时要按时服药（服药应遵医嘱）。症状严重时要考虑终止妊娠。

注意既往史。曾患有肾炎、高血压等疾病以及上次怀孕有过子痫前期的孕产妇要在医生指导下进行重点监护。

什么是羊水

胎儿生存的空间由3层胎膜包裹着，胎膜最里面的一层被称为羊膜。这层胎膜与胎盘之间形成的空间里面充满了液体，这个液体就被称为"羊水"。在整个怀孕过程中，它是维持胎儿生命不可缺少的重要成分。

羊水是动态的水，来源、数量、成分不是一成不变的，而是随着孕期的增加，不断发生着变化。孕早期，羊水主要来源于孕妈妈血液流经胎膜时渗入到羊膜腔的液体。孕中期，胎儿的尿是形成羊水的重要来源。胎儿不但通过排尿生产羊水，还通过消化道吞咽羊水。随着胎儿的生长，羊水也不断增多，孕10周时仅为30毫升，孕20周便增加到了350毫升，胎儿临近足月时，羊水可达500~1000毫升。羊水多于2000毫升为羊水过多，少于500毫升为羊水过少。羊水过多过少都有危害。

羊水过多是怎么回事

羊膜腔内的羊水不是"死水一潭"，它是不断进行交换的。在妊娠早期，羊水主要来源于母体血浆的渗透，到妊娠中、晚期，羊水主要来源于胎儿的尿液；而胎膜的吸收和胎儿的吞咽是羊水的去路。

二者的平衡维持着一定的羊水量。正常足月妊娠羊水量为300~1000毫升，当超过2000毫升时，称为羊水过多。有30%~40%的羊水过多的原因不明，但有25%的羊水过多为胎儿畸形，多见于神经管畸形，如脑缺如、脊柱裂、脑脊膜膨出等，还有上消化道畸形，如食管闭锁、幽门梗阻等。另外，双胎、糖尿病、母儿血型不合时也易发生羊水过多。

因此，如孕妈妈的腹围、宫底高度超过正常，应想到羊水过多的可能，出现羊水过多时，应想到有胎儿畸形的可能，应去医院进行产前诊断，如B超、羊水穿刺等，明确诊断后，由医生做适当处理。

羊水过少是怎么回事

羊水量太多不好，过少也不行。当羊水量少于300毫升时，称为羊水过少。

羊水过少多见于过期妊娠、妊娠高血压疾病，胎儿有泌尿系统畸形，如肾缺如、肾发育不全、泌尿道闭锁等。

羊水对胎儿具有良好的保护作用，可缓解子宫收缩时对胎儿的压力。羊水过少如果发生在妊娠早中期，由于胎儿活动受限，可造成胎体弯曲，肢体粘连，四肢短缺等畸形；到中晚期发生羊水过少，可引起斜颈、足外翻或内翻等畸形，胸廓受压可影响肺的膨胀，导致肺发育不全；到分娩期，羊水过少分娩，俗称"干产"，子宫收缩时子宫紧紧地包裹着胎儿，易造成胎儿缺氧、窒息而致死胎、死产。羊水过少对孕妈妈的影响，主要在于为防止胎儿的这些不良后果而使剖宫产的概率明显增加。

现在有人在应用饮水疗法治疗羊水过少，即让孕妈妈多喝水来增加羊水量，结果发现，孕妈妈多饮水（每次喝2000毫升）可在短时间内增加羊水量，但持续时间也较短。这也证明，孕妈妈多喝水，即使能增加羊水量，也很快会消失。

 贴心提醒

多喝水不会导致羊水过多

羊水过多是指羊膜腔内羊水超过2000毫升。孕早期羊水主要是母体血管内液体透过羊膜渗透到羊膜腔内，中晚期羊水主要来源于胎儿尿液。羊水循环与母体血循环是两个独立的体系，孕妈妈多喝水并不会造成羊水过多。

怀孕篇：保障安全，轻松度过孕期

胎教早知道

孕期要有目的地训练胎儿的听力

胚胎学研究证明，胚胎从第8周开始神经系统初步形成，听觉神经开始发育。当胎儿发育进入5～7个月时听力完全形成，能分辨出各种声音，并在母体内做出相应的反应。胎儿通过辨别不同的声响，表示出对自己母亲的声音特别敏感。

研究者在怀孕最后5～6周时让孕妈妈给胎儿朗读一篇故事，历时5个多小时，当婴儿出生后马上进行吸吮试验，先准备两篇韵律完全不同的儿童读物，一篇是孕妈妈曾经给胎儿朗读的故事，另一篇是胎儿在母亲体内没听到过的故事。婴儿通过不同的吸吮方法才能听到这两篇不同的儿童读物。结果发生了让人非常惊喜的事情，这些婴儿全都选择了他们出生前听过的故事。

当孕妈妈通过话筒直接与胎儿讲话和唱歌时，研究发现，如果胎儿喜欢听某种声音，就会表现得安静，而胎头会逐渐移向妈妈腹壁；如果听到不喜欢的声音，胎头就会马上扭开，并且用脚踢妈妈的腹壁，表示不高兴。以上这些事实说明胎儿在母亲体内已经具备了听力。因此，在孕期有意识地训练胎儿的听力是有必要的。

孕妈妈要经常给胎儿读绘本

为培养孩子丰富的想象力、创造力，孕妈妈可给胎儿读一读幼儿图画书、绘本等。图画书的内容应有利于胎儿健康成长，如颂扬理想、幸福、勇敢、坚强、智慧的童话体裁或历史故事。

在给胎儿读书时，孕妈妈一定要将感情倾注到故事的情节中去，通过生动的语气和表情给胎儿讲故事，将书中积极健康的精神传递给孩子。

准爸妈要经常和胎儿对话

准爸妈要经常和胎儿对话，这对孩子将来建立安全感和健康的人格很重要。每次和胎儿的对话时间不要太长，内容简洁，语调轻松愉快。有的话可以重复讲，如"宝宝真乖""爸爸在和你说话""听到爸爸的声音了吗"等。

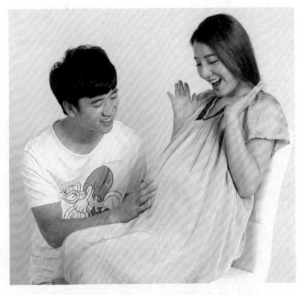

准爸妈要经常和胎儿对话

孕妈妈唱歌给胎儿听

孕妈妈用柔和的声调唱歌给胎儿听，既能向胎儿传递爱的信息，又播下了艺术的种子。孕妈妈在哼唱歌曲时，以小声说话的音量为佳，声音不宜太大，以免影响腹中的胎儿。以下几种儿歌可供孕妈妈选唱：

小燕子

小燕子，穿花衣，

年年春天来这里，

我问燕子你为啥来，

燕子说，这里的春天最美丽。

孕妈妈边唱边联想小燕子飞舞的动作，也可以边说边唱，用轻快甜美的声音将春天的景象讲给宝宝听。

小红帽

我独自走在郊外的小路上

我把糕点带给外婆尝一尝

她家住在又远又僻静的地方

我要当心附近是否有大灰狼

当太阳下山岗我要赶回家

同妈妈一同进入甜蜜梦乡

我独自走在郊外的小路上

我把糕点带给外婆尝一尝

她家住在又远又僻静的地方

我要当心附近是否有大灰狼

孕妈妈动动脑：思维训练

🍀 猜猜家乡和职业

一列北京至福州的列车里坐着6位旅客A、B、C、D、E、F，分别来自北京、天津、上海、扬州、南京和杭州。已知：

① A和北京人是医生，E和天津人是教师，C和上海人是工程师；

② A、B、F和扬州人参过军，而上海人从未参军；

③ 南京人比A岁数大，杭州人比B岁数大，F最年轻；

④ B和北京人一起去杭州，C和南京人一起去广州。

试根据已知条件确定每个旅客的家乡和职业。

（答案：A是医生，来自杭州；B是教师，来自天津；C是工程师，来自扬州；D是工程师，来自上海；E是教师，来自南京；F是医生，来自北京。）

🍀 找零难题

某国的货币只有1元、3元、5元、7元和9元五种面值，为了直接付清1元、2元、3元……98元、99元、100元各种物品的整数元，至少要准备几张什么样面值的货币？

（答案：至少准备2张1元币、1张3元币、1张5元币、10张9元币。）

怀孕篇：保障安全，轻松度过孕期

孕妈妈为胎儿读诗：《母亲的诗》

这是曾获诺贝尔文学奖的智利女诗人加夫列拉·米斯特拉尔在怀孕过程中写下的文字，她以柔软的笔触记录了从怀孕之初到宝宝出生的整个过程，也表达了一位孕妈妈美好而丰富的内心世界。

领悟

我现在才明白，二十年来我为什么沐浴阳光，在田野上采摘花卉。

在那些旖旎的日子里，我常常自问：温暖的阳光、如茵的芳草，大自然这些美妙的恩赐有什么意义？

像照射一串发青的葡萄那样，阳光照射了我，让我奉献出甜美。

我身体深处的小东西正靠我的血管在点滴酝酿，他就是我的美酒。

我为他祈祷，让上帝的名字贯穿我全身的泥土，他也将由这泥土组成。

当我激动地读一首诗时，美的感受把我燃烧得炽热，这也是为了他，因为我希望他从我身上得到永不熄灭的热情。

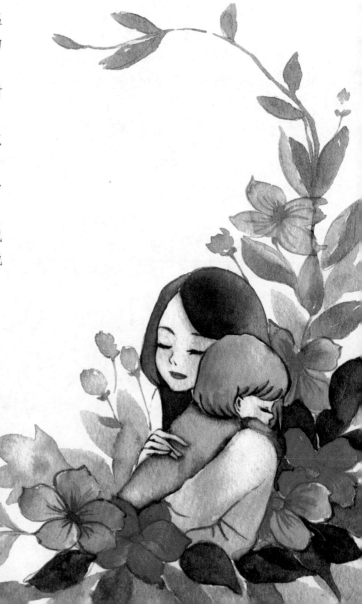

营养早知道

三高三低饮食

在这个月，孕妈妈应进三高三低饮食，即高蛋白、高钙、高钾及低盐、低糖、低脂饮食，每日蛋白摄入量为100克左右，食盐摄入量应控制在每日6克以下，有助于预防妊娠高血压综合征。因此，孕妈妈应多吃鱼、肉、蛋、奶及新鲜蔬菜，补充铁和钙剂，少食过咸食物。

在这个月，胎儿的生长速度仍旧很快，孕妈妈要多为胎儿补充营养。在保证营养供应的前提下，坚持低盐、低糖、低脂饮食，以免出现妊娠糖尿病、妊娠高血压、便秘及下肢水肿等症状。

孕妈妈要注意维生素、铁、钙、钠、镁、铜、锌、硒等营养素的摄入，进食足量的蔬菜水果，少吃或不吃难以消化或易胀气的食物，如油炸的糯米糕等食物，避免腹胀引发的血液回流不畅，使下肢水肿症状更加严重。如果孕妈妈的水肿症状较为严重，可以吃一些消肿的食物，如冬瓜、胡萝卜等。

注意补血

贫血不是很严重的孕妈妈最好食补，生活中有许多随手可得的补血食物。常见的补血食物如下。

黑木耳：黑木耳具有较高的营养价值，被称为"素中之荤"。黑木耳含铁量很高，是肉类含铁量的100倍。经常食用黑木耳能补气益智、滋养强壮、止血活血，并可滋阴润燥、养胃润肠。

金针菜：金针菜含铁量大，比菠菜高了20倍，还含有维生素、蛋白质等营养素，并有利尿健胃的作用。

黑豆：黑豆可以生血、乌发。黑豆的吃法多种多样，可以用黑豆煲乌鸡，还可以用黑豆榨豆浆等。

胡萝卜：胡萝卜富含维生素，且含有一种特别的营养素——胡萝卜素。胡萝卜素对补血极其有益，可以用胡萝卜煮汤，能起到很好的补血作用。

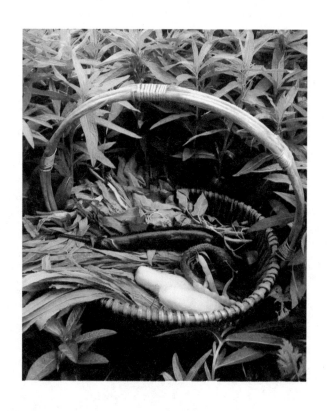

怀孕篇：保障安全，轻松度过孕期

孕妈妈经常吃牛肉可预防贫血

孕妈妈一个星期吃2～3次瘦牛肉，每次60～100克，可以预防缺铁性贫血，并能增强免疫力。

孕妈妈对铁和锌的需求是一般人的1.5倍。每100克的牛腱含铁量为3毫克，约为怀孕期间铁建议量的10%；含锌量8.5毫克，约为怀孕期间锌建议量的77%，营养价值比一般天然食品高。瘦牛肉也不会对血中胆固醇浓度造成负面影响。

缺铁的症状包括疲倦、精神不振、嗜睡、注意力不集中、头昏眼花。充足的铁质一方面能维持血红素正常，以载送血氧到脑部及其他重要器官，保护心脏不致过度劳累；另一方面能使肌肉产生充足能量，使人有活力并不易疲倦。

一旦体内贮存的铁耗尽，很容易导致贫血。如果妇女在怀孕期间缺铁，产后应及时补充，否则身体的缺损可能难以弥补。而锌不但有益胎儿神经系统的发育，而且对免疫系统也有益，有助于保持皮肤、骨骼和毛发的健康。缺锌时人的免疫力下降，容易生病，对胎儿的神经发育容易产生不利影响。牛肉中的锌比植物中的锌更容易被吸收。人体对牛肉中的锌的吸收率为21%～26%，而对全麦面包中的锌吸收率只有14%。

患妊娠期高血压疾病的孕妈妈怎么吃

多吃芹菜

芹菜纤维较粗，香味浓郁，富含芫荽甙、胡萝卜素、维生素C、烟酸、甘露醇以及粗纤维素等。芹菜有镇静降压、醒脑利尿、清热凉血、润肺止咳等功效。常吃芹菜对于妊娠期高血压疾病、妊娠水肿、缺铁性贫血及肝脏疾患的疗效比较显著。

多吃鱼

鱼富含优质蛋白质与脂肪，其所含的不饱和脂肪酸比任何食物都多。不饱和脂肪酸是抗氧化的物质，它可降低血中的胆固醇和甘油三酯，抑制血小板凝集，从而有效地防止全身小动脉硬化及血栓的形成。所以，鱼是孕妈妈防治妊娠期高血压疾病的理想食品。

多吃鸭肉

鸭肉性平和而不热，脂肪高而不腻。它富含蛋白质、脂肪、铁、钾、糖等多种营养素，有清热凉血、祛病健身的功效。不同品种的鸭肉，食疗作用也不同。其中，纯白鸭肉可清热凉血，妊娠期高血压疾病患者宜常食。研究表明，鸭肉中的脂肪不同于黄油或猪油，其化学成分近似于橄榄油，有降低胆固醇的作用，对防治妊娠期高血压疾病有益。

不宜长期服用温热补品

不少孕妈妈为了给自己和胎儿增加营养，经常吃人参、桂圆等补品，其实这类补品对孕妈妈和胎儿利少弊多，可能造成不良的后果。孕妈妈应慎服。

中医认为，妊娠期间，女性月经停闭，脏腑经络之血皆注于冲任以养胎，母体全身处于阴血偏虚、阳气相对偏盛的状态，因此，孕妈妈容易出现"胎火"。

孕妈妈由于血液量明显增加，心脏负担加重，子宫颈、阴道壁和输卵管等部位的血管也处于扩张、充血状态，容易导致水钠潴留而产生水肿、高血压等病症。

在这种情况下，如果孕妈妈经常服用温热性的补药、补品，如人参、鹿茸、鹿胎胶、鹿角胶、阿胶等，势必导致阴虚阳亢，会加剧孕吐、水肿、高血压、便秘等症状，甚至会发生流产或死胎等。因此，孕妈妈不宜长期服用或随便服用温热补品。

预防妊娠纹的饮食管理

❀ 注意均衡摄取营养

对于孕妈妈来说，以内养外非常重要。所以，平时要注意合理安排饮食，以帮助身体减轻水肿，有效阻断脂肪的囤积，减少橘皮组织，淡化妊娠纹，促进皮肤弹性纤维的恢复。

营养均衡的膳食可增强皮肤弹性。孕妈妈应尽量遵守适量、均衡的原则，避免过多摄入碳水化合物和热量而导致体重增长过多过快。如糖类和淀粉类是热量的来源，一旦孕妈妈摄取过量，就会转变为油脂和脂肪囤积在体内，并可能在短时间内长出妊娠纹来。

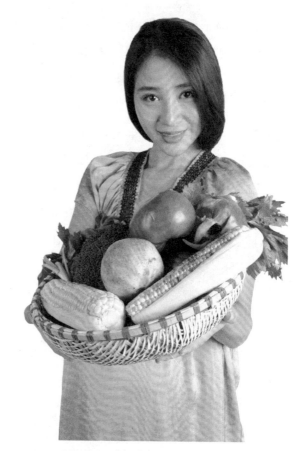

孕妈妈多吃西蓝花和西红柿可以预防妊娠纹

❀ 注意补充能制造骨胶纤维的食物

孕妈妈要让肌肤保持一定的弹性，肌肤的胶质纤维愈多，产生妊娠纹的机会就愈少。但是，妊娠时激素的变化会降低肌肤纤维的胶原含量，让肌肤纤维变得脆弱而容易断裂。因此，孕期要注意补充维生素C和蛋白质等。它们能制造更多的骨胶纤维，使胶原纤维不容易断裂，能够预防因怀孕而产生的骨胶纤维的流失，避免肌肤变得缺乏弹性。

❀ 让孕妈妈远离妊娠纹的"明星"食物

西蓝花：西蓝花中含有丰富的维生素C、维生素A和胡萝卜素，能够增强皮肤的抗损伤能力，有助于保持皮肤弹性，使孕妈妈远离妊娠纹的困扰。孕妈妈每周宜吃3次西蓝花。

番茄：番茄具有保养皮肤的功效，可以有效预防妊娠纹的产生。番茄对抗妊娠纹的主要成分是其中所含的丰富番茄红素，它可以说是抗氧化、预防妊娠纹的最强武器。

猕猴桃：猕猴桃被称为"水果金矿"，其中所含的维生素C能有效地抑制和干扰黑色素的形成，预防色素沉淀，有效对抗妊娠纹的形成。

三文鱼：三文鱼肉及其鱼皮中富含的胶原蛋白是皮肤最好的营养品，常食可使孕妈妈皮肤丰润饱满、富有弹性，从而远离妊娠纹的困扰。

猪蹄：猪蹄中含有较多的蛋白质、脂肪、各种维生素及无机盐。丰富的胶原蛋白可以帮助孕妈妈有效预防妊娠纹，对增强皮肤弹性和韧性及延缓衰老具有特殊意义。

缓解腿脚抽筋的饮食方案

到了妊娠六、七个月后，很多孕妈妈在夜里都会发生腿脚抽筋和疼痛的现象，使睡眠受到影响。根据一份医学研究报告指出，孕期腿脚抽筋者的比例为50%左右，大多数孕妈妈仅在夜间有腿脚抽筋的现象，还有一些则白天和晚上都会发生。

❀ 腿脚抽筋，体内缺钙的信号

我国传统膳食中缺少奶类及其制品，导致我国居民膳食结构中钙的摄取量远远低于营养学会推荐的钙摄入量，使孕妈妈的缺钙问题十分突出，许多孕妈妈到了怀孕中晚期往往会出现腰腿酸痛、小腿抽筋等问题。

孕期腿脚抽筋的孕妈妈除了要安排自己每天到户外晒太阳外，还要从食物中补充钙质。孕妈妈在怀孕早期由于孕吐反应，对身体所需的营养素的摄入量减少，其中包括钙质。然而，胎儿在一天天长大，对营养的需求也越来越多，尤其是妊娠5个月以后，胎儿的骨骼和牙齿生长迅速，进入迅速钙化时期，对钙质的需求量剧增。维生素D对钙的吸收有促进作用，但食物中的维生素D含量很少，所以建议孕妈妈多晒太阳，促进身体内维生素D的合成。

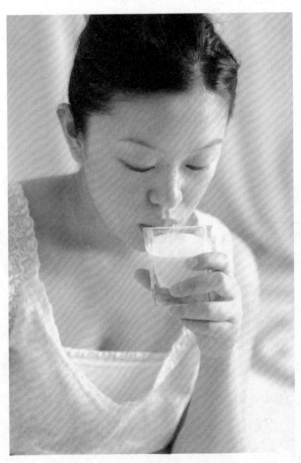

孕妈妈每天喝牛奶能够预防缺钙

给孕妈妈的饮食建议

食补是孕期补钙的有效途径。孕妈妈应从怀孕的第5个月开始，在饮食中有意增加富含钙质的食物量，特别是孕吐反应剧烈的孕妈妈更要加强钙的摄入。孕妈妈必须每天喝250毫升的牛奶或酸奶，奶制品不但含钙质高，而且吸收率高。此外，宜多吃富含钙的食物，如鸡蛋、豆制品、小鱼干、虾米、虾皮、藻类、贝壳类、鳗鱼、软骨等均为含钙较高的食品，孕妈妈不妨经常食用。

在进食高钙食品时，不要忘记饮食中要适当增加蛋白质的摄取，避免吃高脂肪食物。同时，搭配富含维生素D的食品，如蘑菇、鱼类等，也有利于钙质的吸收。

在补钙的同时还应注意补充富含锰、硼的食物，如动物肝脏、肾脏及莴笋、核桃、豆类、苹果、葡萄、花生及绿叶蔬菜等。

孕妈妈怎样吃西餐

现在西餐成了很多家庭的一种饮食选择。由于怀孕后，孕妈妈身体免疫力有所下降，一些细菌和寄生虫可能潜藏在一些未经恰当方式烹饪的食物中，会影响胎儿的健康，而孕妈妈毫无知觉。因此，孕妈妈在吃西餐的时候也应有所注意，避免由食物带来的一些不必要的感染。

饮料：西餐一般用红葡萄酒、白葡萄酒来配餐。孕妈妈最好不要饮酒，可以水代酒或要一杯柠檬水、果汁等。

主食：如果选择烤牛排，最好选择全熟的，不要点五分熟、七分熟的牛排，孕妈妈食用未经烤熟的牛排，可能会感染弓形虫，会严重影响胎儿健康。

沙拉：孕妈妈吃沙拉的时候，要避免沙拉汁里有生鸡蛋，最好选择以蔬菜、水果为主的沙拉。

奶酪：一些由生牛奶制成的奶酪可能携带李氏杆菌，只有在高温消毒时才能杀灭。因此，要尽量选择经过深加工的硬奶酪。

快餐：如热狗，含有较多的硝酸盐、脂肪和钠，孕妈妈还是少吃为宜。

汉堡：汉堡中常夹有各种肉类，孕妈妈在吃汉堡的时候，一定要留意这些肉是否彻底熟透。而且，汉堡的热量很高，一次不能多吃。

孕期营养菜谱推荐

三文鱼香醋沙拉 抗氧化，提高身体活力

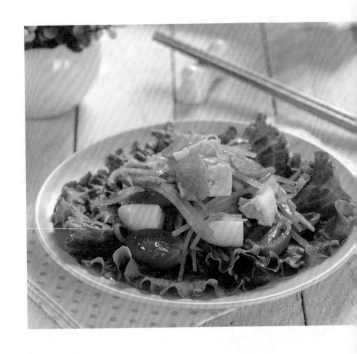

材料 鸡蛋1个，莴笋50克，生菜100克，新鲜三文鱼100克，圣女果5个。

调料 油醋汁适量。

做法

❶鸡蛋煮熟，去壳，切丁；莴笋去皮洗净，切丝；圣女果洗净，对半切开；生菜洗净，沥干水分；新鲜三文鱼切薄片。

❷将生菜叶铺在盘底，放上鸡蛋丁、莴笋丝、圣女果块、三文鱼片，浇上油醋汁拌匀即可。

功效 三文鱼含有丰富的不饱和脂肪酸，能避免孕妈妈孕期血脂升高；三文鱼还含有一种叫作虾青素的物质，具有很强的抗氧化能力。孕妈妈经常食用三文鱼能提高身体免疫力，提高身体活力。

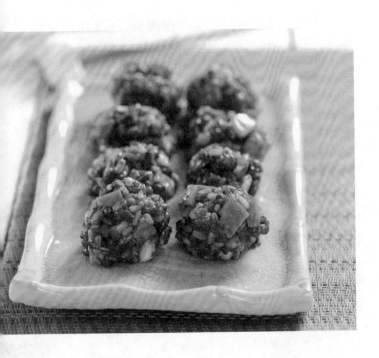

杂粮小饭团 控制体重，补充营养

材料 大米50克，白糯米、血糯米、燕麦米、绿豆、鲜玉米粒各20克，火腿100克。

做法

❶所有杂粮放入一只干净的大碗，加入清水淘洗干净；将米放入电饭煲，按比例加入足量水，煮熟杂粮饭放温；鲜玉米粒微波炉高火2分钟；火腿切丁。

❷将还有余温的杂粮饭与玉米粒和火腿粒混合；戴上一次性手套，捏成小饭团即可。

功效 五谷杂粮富含B族维生素、矿物质和膳食纤维，孕妈妈可经常食用一些粗细粮搭配的食物，能有效控制体重，补充营养。

海参蛋羹 缓解水肿症状

材料 即食海参100克，鸡蛋2个。

调料 生抽2小匙，香醋1小匙，盐、香油各少许。

做法

❶鸡蛋打散，加入等量的凉开水，搅拌均匀。

❷海参切粒，放入蛋液搅拌均匀。

❸覆盖保鲜膜放入锅中蒸20分钟。

❹吃时放入盐、生抽、香醋和香油。

功效 海参富含蛋白质、矿物质、维生素等50多种天然珍贵活性物质，经常食用能起到延缓衰老的作用。海参所含的18种氨基酸能够增强组织的代谢功能，增强机体细胞活力。孕期出现水肿症状的孕妈妈可以食用一些海参，能够缓解水肿症状。

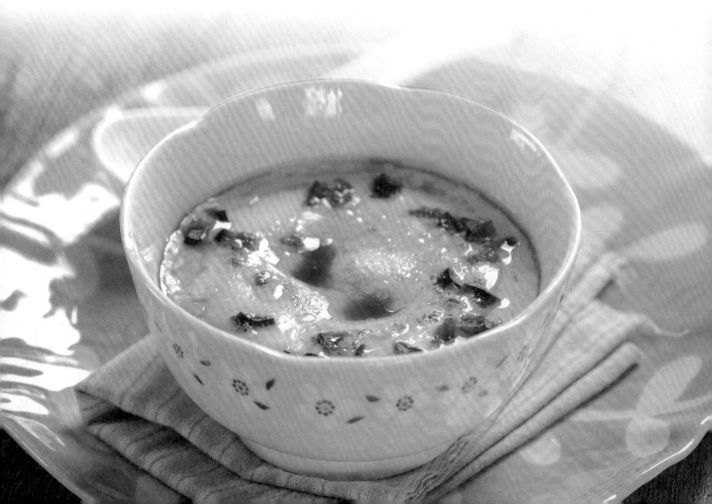

怀孕第8个月

保障健康孕期生活，为分娩进行身体准备

胎儿的发育

孕32周末，胎儿身长约40厘米，体重约1700克。胎儿的身体发育基本完成，肌肉发达，皮肤红润。神经系统逐渐发达，对外界强烈的声音会有反应。胎儿的动作会更活跃，力量更大。此时，胎儿的头部应朝下，这是正常的胎位。胎儿基本上具备了在子宫外生活的能力，但为了避免早产，孕妈妈行动仍需小心谨慎。

孕妈妈的变化

子宫迅速增大，子宫底的高度已达肚脐和剑突之间，尺测耻骨联合上缘的子宫长度达29厘米（25.3～32.0厘米）。增大的子宫向上挤压肺部和心脏，造成明显的呼吸困难、胸闷气短。子宫还会压迫肠、胃及膀胱，造成孕妈妈食欲不振、尿频。

孕8月生活专家指导

1 注意孕期卫生，充分了解各种可能引起早产的因素，并加以避免。预防便秘和腹泻，避免因此引起子宫收缩，导致早产。

2 坚持定期做产前检查，一旦发现胎位异常，应及时在医生指导下积极纠正。

3 注意生活中不要过度劳累，每天按时起居，注意休息。

4 注意控制饮食中的盐分摄入，以免体内水分过多而引发妊娠高血压疾病，从而引发早产。

5 节制性生活，特别是曾有流产或早产史的孕妈妈，在孕晚期应禁止性生活。

6 不要长时间持续站立或下蹲。

7 不要刺激和碰撞腹部。不要到人多的地方或在上下班高峰时外出，特别是上台阶时，一定要注意一步一步地走稳。不要拿重东西或拿高处的东西，以免摔倒。

孕期保健

孕晚期坐骨神经痛怎么办

怀孕期间发生坐骨神经痛是腰椎间盘突出引起的。怀孕后内分泌的改变使关节韧带变得松弛，这是为胎儿娩出做准备。但腰部关节韧带或筋膜松弛，稳定性就会减弱。另外，怀孕时体重增加加重了腰椎的负担，若发生腰椎劳损和扭伤，就很有可能导致腰椎间盘突出，往往压迫坐骨神经起始部位，引起水肿、充血等病理改变，或产生其他症状。

X线拍片或CT检查是诊断腰椎间盘突出的好办法，但孕妈妈却不宜采用，以免影响胎儿发育，诊断只能靠临床表现。

很多治疗腰椎间盘突出的方法都不适用于孕妈妈，因为不利于胎儿发育。

孕妈妈应注意不能劳累，不穿高跟鞋，睡比较硬的床，休息时在膝关节下方垫上枕头，使髋关节、膝关节屈曲，以减少腰部后伸，使腰背肌肉、韧带、筋膜得到充分休息。为减少分娩时的痛苦和困难，可选择剖宫产。分娩后，腰椎间盘突出常能缓解。如不缓解，可以采取常规的治疗方法。

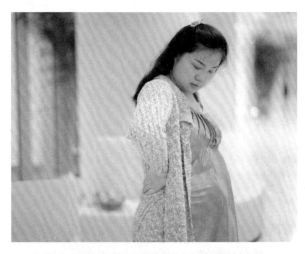

孕妈妈要注意不能劳累以免坐骨神经痛

警惕脐带绕颈

由于羊水过多、脐带过长、胎动过于频繁、胎儿较小或胎位的反复变化等原因，经常会发生脐带缠绕胎儿的现象，如绕颈、绕四肢、绕胎儿身体等。最常见的是脐带绕颈，脐带绕颈一周的发生率可达20%。

脐带缠绕的后果是导致脐带过短。脐带过短的程度和脐带的长度、缠绕的周数、缠绕的松紧度等有直接关系。缠绕的周数越多、越紧，对胎儿的影响就越大。

据统计，54.7%的头位脐带绕颈自然分娩时并没有发生胎儿宫内窘迫和新生儿窒息。因此，即使存在脐带绕颈，也应首先选择阴道分娩，不要因过分担心而采取不必要的剖宫产手术。

只要脐带没有缠绕得过紧，孕期对胎儿的影响一般不大，生产时由于胎儿下降的原因，缠绕的脐带会被拉紧，就有发生胎儿宫内窘迫的可能，此时胎心监护也会出现异常的图形。当出现这些异常表现时，应及时采取相应的措施，保证胎儿的安全。

除胎心监护发现胎心率减速外，当B超提示有脐带缠绕时，孕妈妈一定要注意观察胎动。尤其是在孕晚期和临产前，当脐带缠绕过紧或胎儿出现宫内缺氧时，一般都会表现为胎动减少。因此当出现胎动减少时，一定要及时到医院做检查，以免发生意外。

警惕仰卧位综合征

🌸 什么是仰卧位综合征

有些孕妈妈在孕晚期仰卧时会突然出现头晕、恶心、出冷汗、眼前发黑，甚至虚脱等症状，严重时会引起子宫蜕膜小动脉破裂出血，导致胎盘早期剥离。这种现象医学上称为仰卧位综合征。

🌸 仰卧位综合征的病因

女性从怀孕后10周开始，由于外周血管的扩张，下腔静脉的血流量、回心血量及心脏搏出量均增加，到妊娠28～32周时达到高峰，以后逐渐下降。当孕妈妈仰卧时，由于不断增大且沉重的子宫压迫下腔静脉，使回心血量在短时间内突然减少，心脏搏出量减少，导致血压下降，从而出现心悸、出冷汗、面色苍白等症状。

此时只要转向左侧卧位，子宫对下腔静脉的压迫会立即解除，上述症状也将随之缓解或消失。

🌸 左侧卧位的益处

孕妈妈休息或睡觉时采取左侧卧位，可

以避免妊娠子宫对下腔静脉的压迫，从而防止仰卧位综合征的发生，还能增加胎儿的血液供应，减少子宫对下腔静脉回流的阻力，从而减轻妊娠水肿。

此外，由于盆腔左侧有结肠，而女性怀孕后肠蠕动减弱，使得经常有大便积存在肠腔内。因此，大约有80%的孕妈妈子宫会向右旋转，使右侧输尿管受到骨盆、子宫及胎儿先露的三重挤压，孕妈妈易患右侧肾盂肾炎。左侧卧位时，右旋的子宫得到一定程度的纠正，从而减轻了子宫对右侧输尿管的挤压，就可减少妊娠期泌尿系统感染的发生。

孕晚期要积极预防早产

在正常情况下，胎儿在怀孕280天左右（即38～42周）降生，称为足月产。妊娠28～37周就出生，体重不足2500克，身长在45厘米以内的婴儿被称为早产儿。

🌸 早产的危险

由于过早分娩，早产儿各器官系统发育不成熟、个子小、体重轻，体外生活能力较弱，调节体温、抵抗感染的能力很差，易出现各种并发症。

🌸 早产与年龄和环境有关

未满20岁或大于35岁的孕妈妈早产率明显增高，尤其是小于20岁者，早产发生率是20～34岁组的11倍。

从事重体力劳动、工作时间过长、过于劳累都可使早产率明显增高。情绪异常波动或精神过度紧张，易使大脑皮层功能紊乱，易发生早产。妊娠晚期频繁的性生活易引起胎膜早破，是导致早产的常见原因。孕妈妈吸烟和过度饮酒也容易引发早产。

❀ 早产与疾病有关

妊娠合并急性传染病和某些内外科疾病，如风疹、流感、急性传染性肝炎、急性肾盂肾炎、急性胆囊炎、急性阑尾炎、妊娠期高血压疾病、心脏病等，易导致早产。孕妈妈内分泌失调、孕酮或雌激素不足、严重甲亢、糖尿病等，均可引起早产。严重贫血的孕妈妈，由于组织缺氧，子宫、胎盘供氧不足，也可发生早产。孕妈妈营养不良，特别是蛋白质不足以及维生素E、叶酸缺乏，也容易导致早产。

❀ 早产的征兆

下腹部变硬：过了孕8月，下腹部反复变软又变硬且肌肉也有变硬、发胀的感觉时，要保持冷静，并尽早去医院接受检查。

出血：少量出血是临产的标记之一，但若是从生殖器官出血，便有非正常临产的危险。

破水：像水样的东西流出，就是早期破水。有的孕妈妈即使是早期破水，仍能在几周后平安分娩。一般情况下是破水后阵痛马上开始，此时可把腰部垫高，不要转动腹部，马上去医院。

❀ 重视早产的预防

早产是导致围产儿死亡的重要原因，预防早产是降低围产儿死亡及残疾儿出生的重要环节。预防早产的措施包括以下几种。

1. 从孕早期开始，定期做好产前检查，以便尽早发现问题，进行恰当处理。

2. 要积极预防和治疗妊娠期高血压疾病及各种异常妊娠。

3. 注意改善生活环境，减轻劳动强度。保持心境平和，消除紧张情绪，避免不良刺激。

4. 怀孕后期应多卧床休息，并采取左侧卧位，以改善子宫、胎盘的血液循环，减少宫腔内向宫口的压力。

5. 妊娠期间要节制性生活，孕7月后应避免性生活。

6. 有宫颈功能不全、子宫畸形等异常情况的孕妈妈请加以注意。

7. 有妊娠期高血压疾病、多胎妊娠、前置胎盘、羊水过多等情况的孕妈妈需遵照医生的指示活动。

孕晚期适当运动有利于分娩

孕妈妈应在孕中晚期坚持运动，适当运动有利于分娩。需要注意的是，孕晚期要适当降低运动强度。

❀ 做些伸展运动

孕晚期孕妈妈身体负担越来越重，背部、

腰部、腿部疼痛以及抽筋现象会经常出现。这时做一做伸展运动，可以有效缓解腰背酸痛，增强腹肌张力，还能拉伸髋部，为分娩做准备。

☁ 做些体操练习

体操练习可增加腹肌、腰背肌和骨盆底肌肉的张力和弹性，使关节、韧带松弛柔软，有助于分娩时肌肉放松，减少了产道的阻力，使胎儿能较快地通过产道。坚持做孕期体操的产妇正常阴道产率显著高于没有做体操的产妇，产程也较后者短。做孕期体操还可以缓解孕妈妈的疲劳和压力，增强自然分娩的信心。

有利于分娩的孕晚期体操

☁ 第1节：放松练习

训练目的：避免分娩时用力不当，用平和的心态从容面对分娩。

动作要领：仰卧，放松全身肌肉。使全身肌肉放松，自然呼吸，仔细体会放松的感觉。

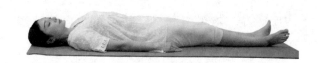

放松练习

☁ 第2节：盘坐伸展运动

训练目的：活动股关节，柔软骨盆底肌肉，使产道容易扩张，帮助胎儿顺利通过产道。

动作要领：①盘腿，将身体的重量放于两膝上，一边吐气一边做；②把双手放在肩膀上，然后向上举，一只手稍用力向上拉伸，比另一只手高，然后放松，换另一只手；③接下来扩胸，做深呼吸。

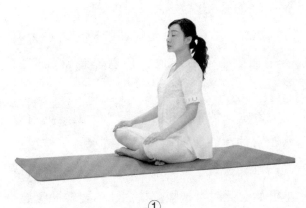

①

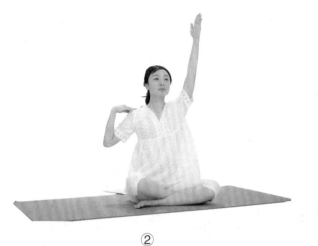
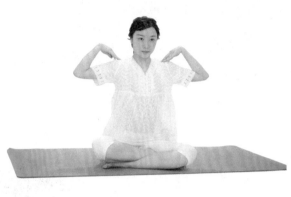

② ③

盘坐伸展运动

🌸 第3节：驼峰下垂运动

训练目的：锻炼支撑骨盆与脊柱的肌肉，消除淤血，加强腹部肌肉的韧性，以便分娩时用力。

动作要领：双手与双膝触地，伸展腰部与背部；准爸爸两手扶住孕妈妈两胁处。孕妈妈一边吸气，一边收缩肛门；头朝下，在准爸爸协助下，将背部弯呈弓状，之后慢慢吐气，放松肛门，抬头，将重心往前移，放松背部。

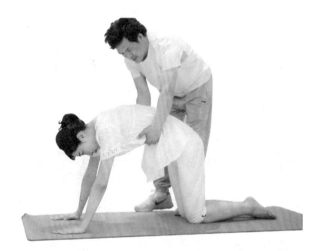

驼峰下垂运动

🌸 第4节：抬腿运动

训练目的：锻炼支撑骨盆关节的肌肉，柔软骨盆底部肌肉，有助于分娩顺利进行。

动作要领：①侧卧，单手支撑头部，一腿弯曲，一腿脚尖撑地，②左腿抬高，脚尖、膝盖打直，然后从膝盖开始放松，恢复原来的姿势，完成以后，做另一侧。

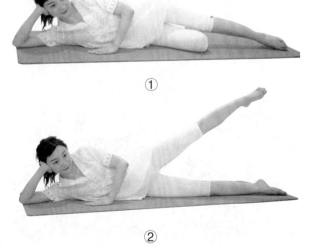

①

②

抬腿运动

第5节：凯格尔运动

训练目的：锻炼阴道的肌肉收缩能力。

动作要领：平躺，双膝弯曲，两脚叉开相距30厘米，脚底平贴地板，头部和肩膀放平，双手放在腹部上。绷紧阴道和肛门肌肉，尽可能持续这种收缩状态8~10秒钟，然后慢慢放松肌肉。

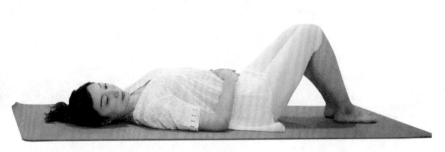

凯格尔运动

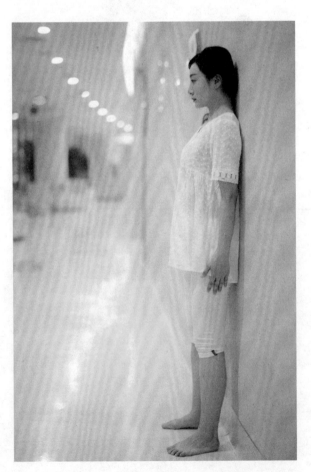

骨盆倾斜运动

第6节：骨盆倾斜运动

训练目的：锻炼腰部和脊椎，预防骨盆倾斜。

动作要领：平躺，双膝弯曲，两脚叉开相距30厘米，脚底平贴地板，头部和肩膀用枕垫支撑，双手平放在两侧；将后腰下压，顶向地板，同时呼气，然后吸气，放松脊椎骨。同样的动作重复数次。这项运动也可采取站立姿势进行，背部贴墙站立，一边吸气，一边将后腰向后贴。

胎教早知道

光照胎教

孕晚期，胎儿各器官发育逐渐成熟，对外界各种刺激的反应更加积极活跃，胎儿的视网膜已具有感光功能，可进行光照胎教。光照胎教的方法是：用普通的手电筒对准孕妈妈的腹部，照射胎儿头部，照射的时间不宜过长，每次5分钟左右。胎头会转向光照方向，而后眨眨眼睛，同时胎心率会发生改变。

定时定量的光照刺激，能够促使胎儿视网膜光感细胞中的感光物质发生光化学反应，可把光能转化为电能，产生神经冲动传入大脑皮层，在大脑皮层产生复杂的生理变化，使胎儿的视觉水平提高。

把良好的生活情趣带给宝宝

怀孕期间，孕妈妈可以多学一点小手工，如插花、毛衣编织、十字绣、绘画、摄影、烘焙等，这样既丰富了自己的孕期生活，又可以使自己心情愉快，从而给腹中的胎儿创造良好的生长环境。

良好的生活情趣有助于调节情绪，陶冶情操。孕妈妈拥有良好的生活情趣，会对胎儿产生深刻的影响，可以促进胎儿身心健康发育。

孕妈妈勤动脑，宝宝更聪明

腹中的胎儿能够感知母亲的思想，如果孕妈妈在怀孕期间既不勤思考，又不多学习，胎儿也会受到影响，变得懒惰起来，这对胎儿大脑的发育不利。

如果孕妈妈一直勤于思考，勇于探索，工作上积极进取，生活中注意观察分析，同时把自己看到的、听到的信息传递给胎儿，让胎儿不断接受积极的刺激，从而促进大脑神经和细胞的发育，出生后的宝宝会非常聪明。

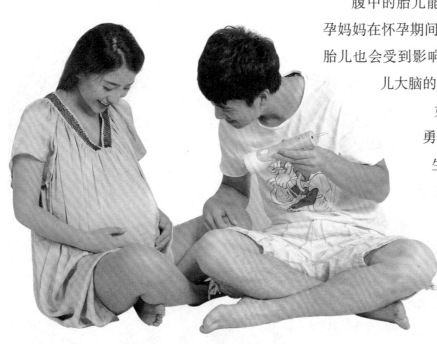

光照胎教

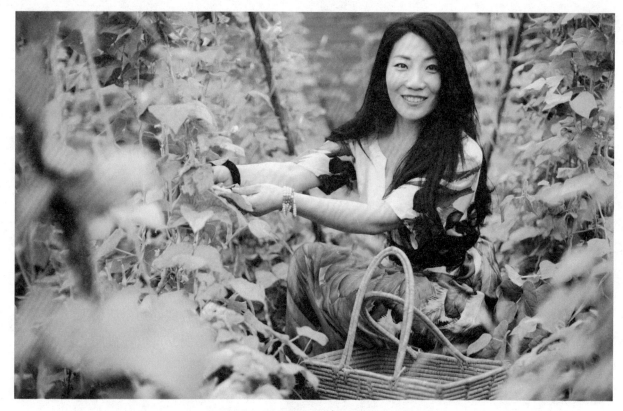

孕妈妈要把良好的生活情趣带给胎儿

孕妈妈通过情感调节来促进胎儿的记忆

很多妈妈都有这样的体会，刚出生的宝宝哭闹不止时，将宝宝贴近母亲胸口，母亲心跳的声音传到宝宝耳朵里，宝宝就会立即停止哭闹，安静入睡。这是因为宝宝对母亲的心跳声有记忆，当听到熟悉的心跳声音时，会产生一种安全感，哭闹立刻停止。

研究表明，胎儿对外界激励行为的感知体验将会长期保留在记忆中直到出生，而且对婴儿将来的智力、能力、个性等有很大影响。由于胎儿在子宫通过胎盘接受母体供给的营养和母体神经反射传递的信息，使胎儿脑细胞在分化、成熟过程中不断接受调节与训练。因此，孕期母体情绪调节与子女的记忆形成、能力发展有很大关系。

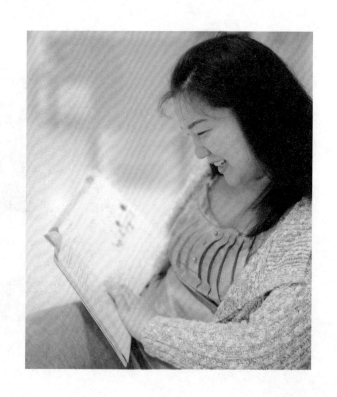

孕妈妈爱学习，胎儿也进步

怀孕后，很多孕妈妈都会感到疲惫，容易犯懒，什么也不想干，甚至什么也不愿想。很多人认为这是孕妈妈的生理特征，是正常现象。殊不知，孕妈妈这么做可能会失去一个让胎儿增长心智的良机。

在怀孕期间，孕妈妈的思想活动对胎儿大脑发育的影响至关重要。母体与胎儿之间有着天然和密切的信息交流，肚里的胎儿虽小，却能感知母亲的思想。妊娠期间，孕妈妈如果能经常读书学习，勤于动脑，对生活和工作充满积极性，保持旺盛的求知欲，那么，胎儿也将从母体获取到这些积极的信息，从而促进大脑的生长发育，形成进取向上的求知精神。

名画欣赏，感受母子情深

欣赏名画是提高孕妈妈审美能力及个人修养的有效方法，也是实施美育胎教的一个主要途径。在这里，我们为孕妈妈准备了法国学院派画家埃米尔·穆尼尔的作品《妈妈的谅解》。

埃米尔·穆尼尔（1840—1895），法国学院派古典主义画家。埃米尔·穆尼尔主要从事人物画创作，他笔下的母亲、儿童形象个个

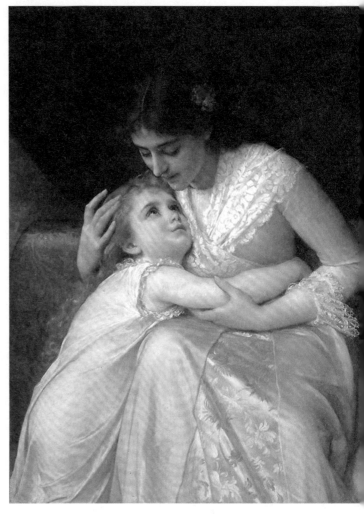

《妈妈的谅解》

温婉可爱，表现了崇高的人性与母爱。穆尼尔用色明亮光鲜，人物造型俊美动人，结构关系和明暗处理严谨，有典型的学院派绘画风格，他是19世纪下半叶法国极具影响力的人物画画家。

怀孕篇：保障安全，轻松度过孕期

207

营养早知道

增加食物种类，保证营养充足

孕晚期，胎儿的发育很快，因此孕妈妈要保证摄入充足的营养以供胎儿生长发育需要。这个月，要增加富含蛋白质的豆制品，如豆腐和豆浆等。除此之外，还要多吃海产品，如海菜、紫菜等，多食用动物内脏和坚果类食物。注意控制盐分和水分的摄入量。

孕8月，胎儿开始在肝脏和皮下贮存糖原和脂肪。此时如果孕妈妈碳水化合物摄入不足，将导致母体内蛋白质和脂肪分解加速，易造成蛋白质缺乏或酮症酸中毒，所以孕妈妈要保证热量的供给，保证每天主食400~450克，总脂肪量60克左右。

合理科学地搭配孕晚期的食谱，保持均衡的营养非常重要。不但要均匀摄取基础食品类，而且应增加菜肴的种类，要制定丰富的食谱，使孕妈妈一天能够吃到30种以上的食物。

多食用水果菜肴

如果孕妈妈的孕晚期是在夏天，就可以选择一些水果菜肴，比如蜂蜜水果粥、香蕉百合银耳汤、水果沙拉等。蜂蜜水果粥的做法是：准备好半个苹果、半个梨、少许枸杞，然后放入粳米煮成的粥里，水滚后熄火，等温热的时候加入一些蜂蜜。这样的粥含有丰

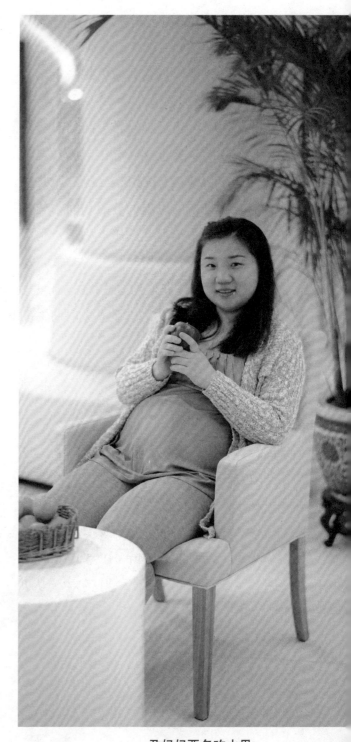

孕妈妈要多吃水果

北京妇产医院专家：备孕怀孕分娩坐月子全书

富的膳食纤维，具有清心润肺、消食养胃、润燥的作用。

合理饮食，避免巨大儿

在怀孕的最后3个月里，孕妈妈每天的主食量要增加到300～400克，牛奶也要增加到500毫升，荤菜每顿可增加到150克。但是，孕妈妈也无须大量进补，孕妈妈的过度肥胖和巨大儿的产生对母子双方健康都不利。体重增加每周不应超过500克，体重超标极易引起妊娠期糖尿病。新生婴儿的重量也并非越重越好，3～3.5千克为最标准的体重。从医学角度看，超过4千克属于巨大儿，巨大儿产后对营养的需求量加大，但自身摄入能力有限，所以更容易生病。此外，巨大儿在娩出时容易使妈妈产道损伤，产后出血概率也比较高。

不要只吃精米精面

孕妈妈不能只吃精米精面，要尽可能以未经细加工过的食品，或经部分精制的食品作为热量的主要来源。因为这些食品中含有人体所必需的各种微量元素（铬、锰、锌等）及维生素B_1、维生素B_6、维生素E等，它们在精制加工过程中常常损失掉，如果孕妈妈偏食精米精面，则易患营养缺乏症。

外出就餐需注意

有些时候，孕妈妈不得不在外面就餐，

这时就需要注意以下几个方面的问题。

不要单一的料理，最好选择套餐。单一的料理营养不够丰富，容易引起营养失衡。为了摄取均衡的营养素，最好选择菜肴种类多样的套餐，并尽可能选择蔬菜多的食物。

避免西餐，选用中餐。西餐与中餐相比，常用的油或黄油过多，会导致热量超标。在选择中餐时注意避免盐分较多的菜肴。

不要摄入过咸的食物。妊娠过程中必须小心谨慎，不要摄取过量的盐分。尽量少吃泡菜，避免煎制食品和酱制食品。

尽可能节制快餐。汉堡、比萨、鸡排等快餐一方面热量过高，另一方面营养价值较差。同时，和沙拉、饮料一起食用的时候，往往一顿饭会吃两顿的分量，因此最好避免。

用水取代冷饮。与冷饮或含糖量较高的果汁相比，饮用水对身体更有益处。

怀有双胞胎的孕妇的营养补充策略

🍀 应多喝水

怀有双胞胎的孕妇在怀孕期间，多喝水至关重要，如果孕妈妈脱水的话，就会增加过早宫缩以及早产的风险。一般怀有双胞胎的孕妇每天至少要喝2升水。

🍀 要吃得更多

怀有双胞胎的孕妇的饮食要健康均衡，为自己和胎儿提供全面的营养，以便胎儿能够正

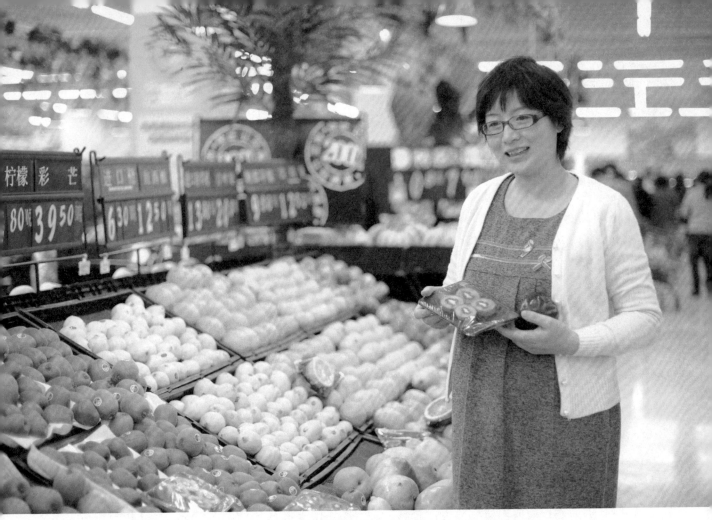

要购买安全新鲜的水果

常发育。大多数的双胞胎都会在预产期之前出生，所以，一定要确保他们在子宫里获得足够的营养，从而降低出生体重低的风险。

怀有双胞胎的孕妇食欲不好怎么办

怀有双胞胎的孕妇在孕期会出现消化不良、便秘，以及对特别的食物偏好会更强烈等现象，这是因为体内的孕激素分泌增加的缘故。可以咨询医生，找到解决办法。随着怀孕的进程，怀有双胞胎的孕妇可能发现自己不想吃很多东西，吃完喝完马上会感觉很饱。所以，最好少食多餐。

一天需要增加多少热量

每天每个胎儿要额外补充300卡热量，如果怀的是双胞胎，孕妈妈就要每天额外补充600卡热量。

孕期应该增加多少体重

怀双胞胎的孕妈妈总共应该增重15～20千克。本身体重偏轻的孕妈妈要努力增长到上限，而本身较胖的孕妈妈则要尽量控制在下限。根据这个原则，如果孕妈妈怀的是双胞胎，应该避免体重下降，在孕中期要争取每周增重约700克。

怀有双胞胎的孕妈妈需要额外服用补充剂吗

在怀双胞胎时，孕妈妈可能还需要额外补充铁剂，这有助于预防在多胞胎孕期中的一个常见问题——孕期贫血。不过，吃富含铁质的食物比吃补充剂更好，因为铁剂可能导致便秘。

孕妈妈还可以考虑每天吃孕期多维片以及其他孕期补充剂，不过，事前一定要先咨询医生。

孕妈妈宜多摄入益生菌

益生菌的益处

益生菌是对人体有益的细菌。益生菌含有多重保健功效，孕期经常食用含益生菌的牛奶、酸奶、新鲜乳酪等对胎儿和孕妈妈都大有裨益。益生菌的整肠作用能够调整肠道，防止腹泻，预防胃溃疡。益生菌能够活化肠道中部分巨噬细胞、T细胞及淋巴细胞的产生，使免疫球蛋白增加，因而能强化人体免疫系统，增强人体抗病能力。

此外，益生菌还能预防阴道感染，可以通过降低pH值来抑制有害细菌的生长，还可以通过与有害细菌竞争空间和资源而遏制它们。

益生菌怎么进食

当温度超过60℃时，益生菌会进入衰亡阶段。因此，孕妈妈最好是将冷藏中的益生菌产品取出后直接食用，避免高温加热。益生菌产品最佳食用时间为饭后。

益生菌吃多少才有效

益生菌的摄取需要达到30亿～50亿个才有效，虽然市售酸奶及其他含益生菌饮品多标榜有高达数百亿的活菌数，然而这并不表示其对人体完全有用。而一般益生菌饮品多含有砂糖，热量高，过度摄取将徒增身体的负担。因此，建议孕妈妈要注意益生菌饮品的摄入量，以每天1杯左右为宜。虽然饮用益生菌饮品可能无法立即达到改善肠胃功能的效果，然而长期坚持将有助于胃肠道益生菌的生长。

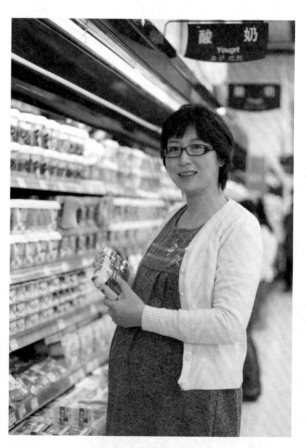

孕妈妈购买益生菌饮品

孕期营养菜谱推荐

鸡肉小米粥 补血健脑

材料 小米50克，鸡胸肉100克，油菜50克，姜5克，枸杞5克。

调料 料酒1大匙，盐适量。

做法

❶ 小米洗净，鸡胸肉切丝，油菜和姜洗净切丝。

❷ 鸡胸肉加入料酒和盐，腌制5分钟。

❸ 锅中放入适量水烧开，放入小米大火煮沸。

❹ 小米煮软后，将鸡肉丝和姜丝放入锅中，继续煮5分钟，加入油菜丝、枸杞和盐搅拌均匀熄火。

功效 小米含有大量的维生素E，为大米的4.8倍。膳食纤维含量丰富，为大米的4倍。小米含铁量高，含磷也丰富，经常食用小米能补血、健脑。这道鸡肉小米粥口味比较独特，搭配了鸡肉使营养更丰富。

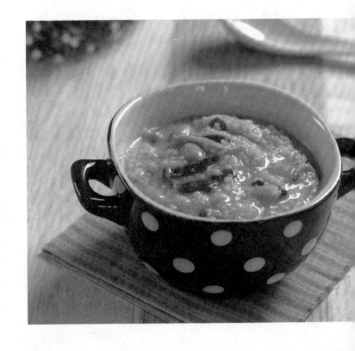

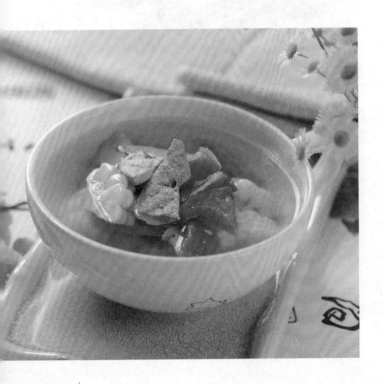

番茄玉米猪肝汤 补血、明目、安神

材料 猪肝150克，番茄1个，玉米1个，姜丝5克。

调料 白醋1汤匙，淀粉、料酒各1茶匙，香油、盐各少许。

做法

❶ 猪肝洗净切薄片，用白醋和水浸泡20分钟后再用料酒和淀粉腌10分钟。

❷ 番茄洗净，切小块；玉米洗净，切大块。

❸ 锅中放入玉米块、姜丝、番茄块，倒入适量水，大火煮开后转小火煮10分钟，再改成大火，放入猪肝片煮沸，至猪肝片变色即可关火，撒上盐、淋入香油搅匀即可。

功效 猪肝含有丰富的铁质，是常见的补血食物之一。猪肝中富含蛋白质、卵磷脂和微量元素，且含有丰富的维生素A，孕妈妈经常食用猪肝，能够补血、缓解眼部疲劳，有助于提高睡眠质量。

芹菜虾仁馄饨 易消化，有利于控制体重

馄饨皮：面粉200克，盐2克，菠菜汁100克。

馅料：猪绞肉100克，鲜虾100克，芹菜200克，葱姜末各适量，料酒1小匙，生抽1小匙，香油2小匙，盐适量。

汤料：鸡蛋1个，紫菜、虾皮、榨菜末、香菜末、香油、胡椒粉、生抽、盐各适量。

❶面粉中加盐混匀，倒入菠菜汁，揉成光滑偏硬的面团，松弛一会儿后擀成薄面皮，制成馄饨皮。

❷鲜虾去壳取虾仁、去虾线、剁碎，和猪绞肉混合，放入葱姜末、料酒、生抽搅匀，芹菜切粒后倒入猪绞肉中，调入盐和香油，拌成馅料。

❸取一张馄饨皮，加入馅料包成馄饨。

❹鸡蛋打散，入锅摊成薄薄的蛋皮，取出切成细丝。

❺锅里烧开足量水，放入馄饨煮熟。

❻碗中放入紫菜碎、虾皮、香菜碎、榨菜末、胡椒粉、盐、香油，倒入煮馄饨的沸汤冲开，从锅中捞出馄饨放入碗中，最后放入蛋皮丝即可。

功效 芹菜具有清热、利水、解毒的功效。芹菜具有多种活性物质和营养成分，对人体健康有益。孕妈妈经常食用芹菜，有助于预防出现高血糖、高血压症状。

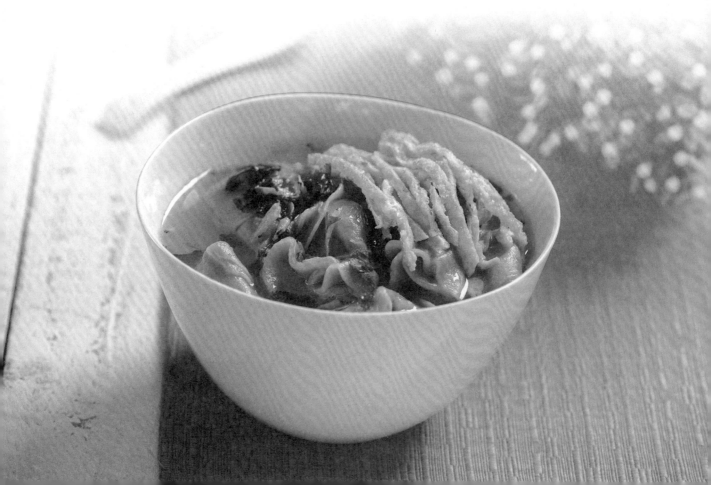

怀孕第9个月

应对孕晚期不适，为分娩做准备

胎儿的发育

孕36周末，胎儿约45厘米，体重约2500克。可见完整的皮下脂肪，身体圆滚滚的。脸、胸、腹、手、足的胎毛逐渐稀疏，皮肤呈光泽的粉红色，皱纹消失，出现婴儿般的脸庞。

指甲也长至指尖处，男婴的睾丸下降至阴囊中，女婴的大阴唇开始隆起。内脏功能完全具备，肺部机能接近成熟。

孕妈妈的变化

怀孕9个月，子宫已增长到胸骨的剑突和肚脐之间，约在剑突下2横指，尺测耻骨联合上缘子宫长度为32厘米（29.8～34.5厘米），这个月末，甚至会升高到心脏的位置。这时，肺部和心脏可能会受到压迫，导致心跳加速，心慌、气短、呼吸急促等现象。

孕9月生活专家指导

1 这个阶段孕妈妈体力大减，容易疲倦。为了储备体力准备生产，应保证充分的睡眠和休息。

2 随着腹部的膨大，孕妈妈的消化功能有所减退，容易引起便秘，应多吃些薯类、海藻类及含纤维素多的食物。

3 此时不可随意刺激子宫，最好停止性生活。

4 不要一次进食太多，以少量多餐为佳，多摄取易消化且营养成分高的食物。

5 应仔细检查生产所需的用品，避免遗漏任何物品。

孕期保健

孕9月需要进行胎心监测

胎心监测是用胎心监护仪监测胎儿的心率，同时让孕妈妈记录胎动，观察这段时间内胎心率情况和胎动以后胎心率的变化。医生据此来了解胎儿宫内是否缺氧和胎盘的功能。

胎心监测一般在妊娠33～34周后进行。进行胎心监测时，医生会在孕妈妈腹部涂上超声耦合剂，将胎心监护仪上的带子绑到宫底和胎心最强的位置上，仪器可显示胎儿心率及子宫收缩的频率和强度。记录需20～40分钟。

正常情况下，20分钟内应有3次以上的胎动，胎动后胎心率每分钟会增快15次以上。如果有宫缩，宫缩后胎心率则不易下降。不要空腹做胎心监护，否则会出现假阳性的情况。一般在孕36周后每周行一次胎心监护，如果孕妈妈属于高危妊娠，如妊娠合并糖尿病等，应该每周做两次胎心监护。

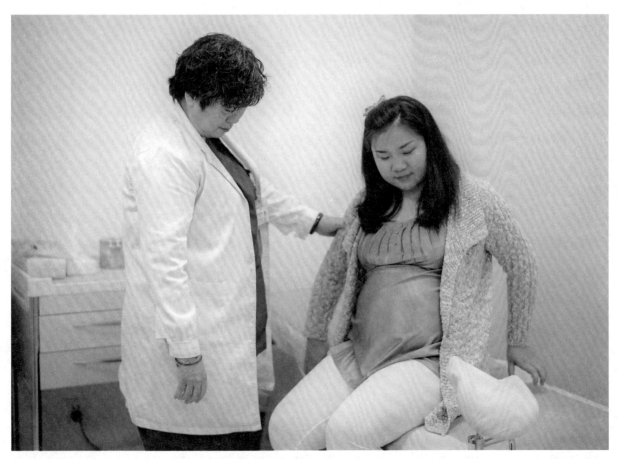

王琪教授正在准备为产妇进行产检

怀孕篇：保障安全，轻松度过孕期

检查胎盘功能

自孕36周开始，应定期到医院做有关胎盘功能的检查，关注胎盘的健康状况。医生会根据孕妈妈的综合情况来判定是否存在胎盘功能不全，或做进一步检查。以下是胎盘功能的检查方法。

胎动计数：因为胎动和胎盘供血状态有密切联系，如果胎盘功能减退，胎儿可因慢性缺氧而减少活动。

如果胎儿在12小时内的活动次数少于10次，或逐日下降超过50%而不能恢复，或突然下降超过50%，就提示胎儿缺氧。孕妈妈应高度重视，及时采取左侧卧位，增加胎盘血流，并到医院进一步检查和治疗。

化验检查：胎盘分泌绒毛膜促性腺激素、孕激素、胎盘生乳素等，借助对胎盘分泌的这些激素的检查，可以看出胎盘功能是否正常。

胎心率监测：目前大都使用"非加压试验"（NST），如果胎动时呈现胎心率加速变化，就属于正常反应，说明胎盘功能还不错，一周内将不会发生因胎盘功能减退所致的胎儿死亡。

B超检查：B超检查内容包括胎儿双顶径大小、胎盘功能分级、羊水量等。

谨防胎膜早破

正常的破水时间应该在怀孕足月，孕妈妈临产后。在没有临产前就发生破水的情况叫胎膜早破，习惯称早破水。

胎膜早破对孕妈妈的危害

早破水易造成感染。羊膜破裂后，阴道内的细菌进入子宫腔，细菌繁殖会造成感染，严重感染可导致孕妈妈发生感染性休克和生命危险。破水时间越长，发生感染的可能性就越大。

早破水常意味着可能存在骨盆狭窄、胎位不正的问题。

胎膜早破后羊水流失，无法起到缓解子宫收缩时对胎儿的压力、保持子宫收缩协调的作用，容易导致子宫收缩乏力和不协调宫缩，使难产的机会增加。

胎膜早破对胎儿的危害

发生早破水后50%的孕妈妈就会临产，如果早破水发生在怀孕37周前，就会造成早产。

感染和破水后，子宫的不协调收缩对胎儿产生的压迫易造成胎儿窘迫。宫内感染势必会造成胎儿宫内感染和新生儿感染。

破水后没有胎膜的保护，脐带容易滑出，导致脐带脱垂。脐带脱垂、脐带受压就会导致胎儿窘迫和胎死宫内。

胎膜早破还会造成胎儿脑出血以及呼吸系统疾病等，使胎儿的发病率和死亡率增加。

胎膜早破的预防措施

孕期要进行生殖道检查和化验，患有淋病、衣原体感染、支原体感染或各种阴道炎的孕妈妈，要采取有效的治疗措施，在分娩前把病治好。

加强产前检查，及时纠正羊水过多、胎位不正、便秘、剧烈咳嗽等异常症状，孕期避免提重物，减少性生活次数，避免腹部创伤和受压。

☙ 胎膜早破的治疗原则

胎膜早破总的处理原则就是预防感染和胎儿早产，为母婴争取最好的妊娠结局。

卧床休息，保持外阴清洁，使用消毒卫生垫，大小便后冲洗外阴部，以预防感染。

B超观察羊水量，观察孕妈妈有无感染的体征，如羊水有臭味、发热、脉搏加快、胎心率加快等。加强对感染指标的监测，如做阴道培养看有无致病菌，检查血象看白细胞是否增高，观察胎心是否异常等。

破水超过24小时，羊水中细菌的检出率可达54%，因此，如果破水超过12～24小时，应用抗生素预防感染。

应用保胎药物预防早产。

如果羊水太少，单个羊水池的深度小于2厘米，而且出现感染，就要及时引产，以免发生严重后果。

如果早破水发生在孕36周后，此时胎儿已基本成熟，破水后12～24小时还不临产，就需要采取引产措施，以免造成母婴宫内感染。

孕34周以前的胎儿肺发育尚不成熟，出生后容易发生呼吸窘迫综合征。呼吸窘迫综合征是一种致命的疾病，因此，在对不足34周的胎儿引产前，要给予促胎儿肺成熟的治疗。

如果早破水发生在孕28周前，胎儿太小，破水时间一长，容易导致胎儿肺发育不全等，一般也需要引产，不提倡保胎治疗。

若早破水发生在孕28～35周，可采取期待疗法，努力延长怀孕时间，争取胎儿存活。

孕妈妈小腿抽筋怎么办

半数以上的孕妈妈在孕期会有腿部抽筋的情况。这是因为孕妈妈在孕期中体重逐渐增加，双腿负担加重，腿部的肌肉经常处于疲劳状态。怀孕后对钙的需要量明显增加，如果膳食中钙和维生素D含量不足或缺乏日照，会加重钙的缺乏，从而增加肌肉与神经的兴奋性，容易引起腿抽筋。夜间血钙水平比日间低，所以小腿抽筋经常在夜间发作。

一旦抽筋发生，只要将足趾用力向头侧或用力将足跟下蹬，使踝关节过度屈曲，腓肠肌拉紧，症状便可缓解。

为了避免腿部抽筋，应注意不要使腿部肌肉过度疲劳。不要穿高跟鞋，睡前可进行腿部、足部按摩。睡觉时，腿不要伸得太直，"卧如弓"的姿势最好。侧卧时可在两膝之间夹一软枕，坐时可将脚抬高，以利于血液回流。平时要多摄入一些含钙及维生素D丰富的食品，适当进行户外活动，多接受日光照射，必要时可加服钙剂和维生素D。

平时还可以做一些小动作，以锻炼小腿肌肉，如用脚趾夹玩具，或将两腿伸直，左右摆动双脚，都可以达到锻炼小腿肌肉的目的。

下肢静脉曲张的应对措施

很多孕妈妈到了孕中期、孕晚期会出现静脉曲张的症状，这主要是由于孕妈妈体内分泌的激素的作用，使体内各处静脉发生变化，静脉瓣膜的功能与血管周围肌肉的保护作用受到破坏。伴随子宫的增大，流向子宫的血流量增加，静脉压力增高，使下肢静脉的压力相应升高，导致静脉壁扩张而扭曲，形成静脉曲张。

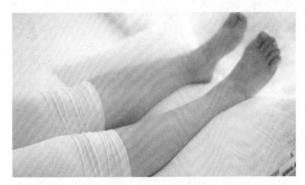

孕妈妈可在双腿下面垫个枕头缓解下肢静脉曲张症状

缓解下肢静脉曲张的方法

做蹬自行车运动。仰卧在床上，抬高双腿，使两腿交替屈伸，像骑自行车一样运动。子宫增大后不便仰卧时，可以侧卧，活动一侧下肢，然后翻身，活动另一侧。这样可以降低下肢静脉的压力，有利于下肢静脉血的回流，使静脉瓣膜得到适当的休息。

缓解下肢静脉曲张的注意事项

不要提重物。重物会加重身体对下肢的压力，不利于症状的缓解。

不要穿紧身的衣服。腰带、鞋子都不可过紧，并且最好穿低跟鞋。

不要长时间站或躺着。如果总是躺着，对静脉曲张症状的缓解也是很不利的。尤其是在孕中期和孕晚期，要减轻工作量且避免长期保持一个姿势。坐时两腿避免交叠，以免阻碍血液的回流。建议睡觉时脚部垫一个枕头。

准爸爸为孕妈妈进行按摩

- 把手并拢轻轻地有节奏地拍打脚掌和脚背。

- 用手指按压脚踝内侧：把手搭在孕妈妈的双脚踝上，用大拇指按压从脚踝内侧到脚后跟之间的凹陷部位。

- 从脚趾到脚背：双脚稍稍发热后，用握拳的手法或手掌轻轻按摩从脚趾到脚背的部位。有节奏地轻轻敲击从脚趾到脚背之间的部位，可以促进双脚的水分代谢。

- 放松脚腕：一手握住孕妈妈小腿，一手握住孕妈妈的脚，轻轻晃动脚腕，使脚腕得到放松。

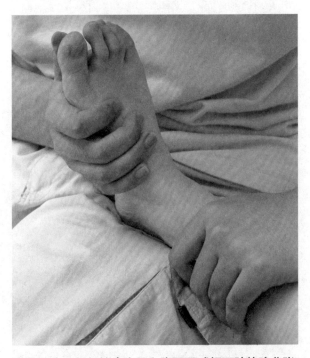

准爸爸为孕妈妈按摩小腿和脚踝可减轻下肢静脉曲张

● 向前拉伸：将手放在孕妈妈脚腕稍偏上的位置，另一只手向前依次拉伸每个脚趾。

孕晚期阴道出血应警惕前置胎盘

正常情况下，为了使胎儿出生时更容易通过子宫颈，胎盘的位置离子宫颈存在一定的距离。但在有些情况下，胎盘位于子宫颈附近，或者直接盖住了子宫颈，这种现象被称为"前置胎盘"。例如有些受精卵位于子宫内靠下方的位置，从而形成覆盖子宫颈的胎盘。随着子宫的变大，胎盘有可能被牵引到子宫底方向，从而到达正常的位置，如果不能恢复就会形成前置胎盘。

❀ 前置胎盘的症状

前置胎盘主要出现在妊娠后期，其典型症状是孕妈妈在没有疼痛感的情况下发生阴道流血。其临床表现是平时非常健康的孕妈妈，在毫无预感的情况下，睡眠过程中感觉到褥子潮湿，起身可见衣服上沾满了血迹。虽然第一次出血不太严重且会自行停止，但如果持续出血就会伴随休克甚至导致孕妈妈死亡。还有时候不是持续出血，而是时有时无反复出现，因此只要发生出血，就应立即去医院接受检查。

❀ 前置胎盘的治疗

部分前置胎盘和边缘前置胎盘也有可能进行正常分娩，但是完全前置胎盘就必须进行剖宫产手术。在妊娠第37周以后进行剖宫产手术，这样既能使婴儿存活，也会止住出血，减轻对子宫的损伤。如果第37周以前没有出现严重的出血和阵痛，那么可以适当延长妊娠时间，到37周以后再接受剖宫产手术，因为婴儿过早出生死亡率较高。前置胎盘在妊娠后期可以通过超声波检查准确地检查出来，因此按时接受定期产前检查非常重要，如果发生出血应立即前往医院接受检查。

孕晚期腹痛是怎么回事

❀ 病理性腹痛不可大意

胎盘早剥：多发生在孕晚期，主要症状是下腹部撕裂样疼痛，多伴有阴道流血。

子宫先兆破裂：没有动过手术的子宫，发生破裂的机会极为罕见。子宫破裂较常发

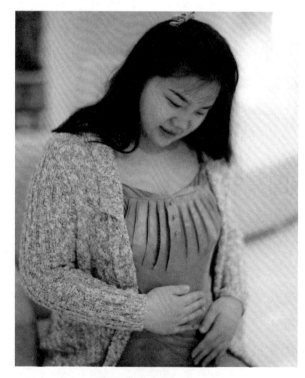

孕妈妈腹痛要区别对待

怀孕篇：保障安全，轻松度过孕期

生于子宫曾有过伤口的孕妈妈。子宫破裂会因出血量大，而造成孕妈妈及胎儿双双发生休克、缺氧及死亡的可能。

子宫破裂常发生在瞬间，孕妈妈感觉下腹持续剧痛，呼吸急促，此时为先兆子宫破裂；子宫破裂瞬间撕裂样剧痛，破裂后子宫收缩停止，疼痛可缓解，随着血液、羊水、胎儿进入腹腔，腹痛又呈持续性加重，孕妈妈呼吸急促，面色苍白，脉搏细数，血压下降，陷于休克状态。

为了避免意外情况的发生，孕妈妈需和经验丰富的医生保持联系，并定期进行跟踪检查，以便医生掌握最准确的信息。一旦出现特殊症状，一定要及时去医院就诊。

🐾 生理性腹痛不需要治疗

子宫增大压迫肋骨：随着胎儿的生长发育，孕妈妈的子宫也在逐渐增大。增大的子宫不断刺激肋骨下缘，可引起孕妈妈肋骨钝痛。一般来讲，这属于生理性疼痛，不需要特殊治疗，左侧卧位有利于缓解疼痛。

假临产宫缩：假宫缩会引起下腹轻微胀痛，宫缩频率不一致，持续时间不固定，宫缩强度不会逐渐增强，无下坠感。假宫缩预示孕妈妈不久将临产，应做好准备。

胎动：自孕32周后，胎儿逐渐占满子宫的空间，活动空间也将越来越小，但是胎儿还是会很用力地踢蹬，当胎儿的头部撞在孕妈妈骨盆底的肌肉时，孕妈妈会突然觉得被重重一击。胎动引起的腹痛无须治疗。

胎儿臀位怎么办

臀位时，胎儿的先露部是臀和脚，形状不规则，使羊膜囊受力不均，容易发生胎膜早破，同时脐带也容易滑出，给胎儿造成生命危险。

孕中期臀位不用太担心，胎儿很有可能会自己转回来。如果过了孕28周胎儿还是臀位，孕30～32周时可以用膝胸卧位来矫正。

在饭前或饭后两小时，或起床、睡前，跪在床上（或地板上），双膝分开与肩同宽，大腿和小腿成直角，胸部和肩部贴在床上，头向一侧偏，双手放在头的两边，保持15～20分钟，每天做两次。

这种姿势是通过臀高头低的高度差，使重心改变，帮助胎儿的头转动到孕妈妈的横膈处。所以，高低差越大，矫正效果越好。矫正时穿着要宽松，并排空膀胱。

如果臀位的胎儿还比较大，超过7斤了，最好在孕38周后剖宫产，避免胎膜早剥、脐带脱垂带来的危险。

胎儿横位怎么办

发现了横位，孕30～32周时可以采用侧卧位来矫正，并且向侧卧方向轻轻抚摸腹壁，每天两次，每次15～20分钟。也可以及时进行外倒转术，使胎儿的头转向骨盆入口，用腹带固定。

如果到了孕末期也没能矫正，或临产后才发现横位，就只能选择剖宫产来避免横位带来的危险了。

北京妇产医院专家：备孕怀孕分娩坐月子全书

胎盘钙化表示胎儿有危险吗

临近预产期的孕妈妈，有时B超检查会报告胎盘钙化。胎盘钙化是由于妊娠晚期胎盘发生局灶性梗死引起的，梗死灶越多，出现的钙化点就越多，B超下表现的较强光斑点就越多。

可根据胎盘钙化斑点的分布大小及胎盘小叶的分枝情况将胎盘成熟度分为三级，即Ⅰ度、Ⅱ度、Ⅲ度。B超诊断的钙化情况不一定与实际相符，须通过产后检查胎盘钙化面积来确诊。

胎盘钙化的不良后果是胎盘血流减少，胎盘功能减退。这是妊娠后期不可避免的现象。胎盘钙化并不一定会引起胎盘功能严重减退而危及胎儿。正常情况下，孕足月后，B超检查均会发现Ⅱ～Ⅲ胎盘度成熟，这是胎儿已近足月的间接标志。只有当Ⅲ度成熟并伴有羊水过少时才提示胎盘功能不良，胎儿有危险，这时须提前住院准备分娩。

孕晚期不宜久站

妊娠晚期由于胎儿已逐渐发育成熟，子宫逐渐膨大。站立时，腹部向前突出，身体的重心随之前移，为保持身体平衡，孕妈妈上身代偿性后仰，使背部肌肉紧张，长时间站立可使背部肌肉负担过重，造成腰肌疲劳而发生腰背痛。在站立时应尽量纠正过度代偿姿势，可适当活动腰背部，增加脊柱的柔韧性，以减轻腰背痛。

另外，妊娠晚期由于增大的子宫压迫腔内静脉，阻碍下肢静脉的血液回流，常易发生下肢静脉曲张。若久站久坐，因重力的影响可使身体低垂部位的静脉扩张、血容量增加、血液回流缓慢，造成较多的静脉血潴留于下肢，致下肢静脉曲张。常表现为下肢酸痛、小腿隐痛、踝及足背部水肿，行动不便。

警惕眩晕、昏厥

眩晕是一种运动性幻觉，孕妈妈感到自身或周围景物发生旋转。昏厥是急促而短暂的意识丧失，孕妈妈突然全身无力，不能随意活动而跌倒在地。主要发生在变换体位和长久站立之后。妊娠期，体内激素的变化和自主神经功

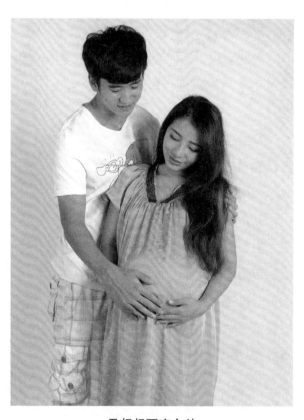

孕妈妈不宜久站

能的改变使血管神经调节功能不稳定，在长久站立或体位改变时，不能迅速调节血管阻力，致使回心血量不足，心脏排血量减少，血压骤降，引起脑缺血，表现为眩晕或昏厥。如果出现眩晕或昏厥需立即就地休息。频繁出现眩晕或昏厥应及时入院检查。

做一做有利于分娩的夫妻体操

● "能量传递"运动

1. 预备式：准爸爸和孕妈妈面对面端坐，准爸爸将双腿伸直，并略微分开，孕妈妈将双腿放在准爸爸的双腿上，两人双手掌心相对。

2. 对掌：双方面带微笑凝视着对方的双眼，感受着两人能量正通过手掌和双眼进行传递和融合。（图1）

3. 放松：端坐一会儿，孕妈妈可以躺在准爸爸怀里，好好地放松放松。（图2）

动作要领

夫妻双方一定要注意眼神的交流，否则就失去了这个运动的意义。练习时准爸爸要有耐心，要全身心地投入进去；孕妈妈要注意练习呼吸方式，用力要轻柔。

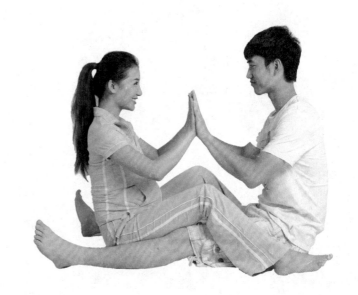

图1

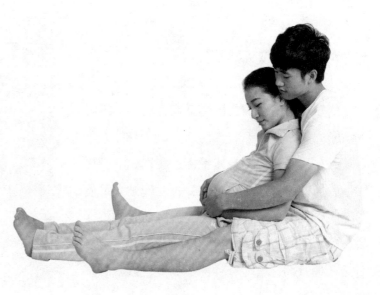

图2

北京妇产医院专家：备孕怀孕分娩坐月子全书

☁ 立式操

1. 预备式：背靠背站好，双脚略分开，互相挽住胳膊向左右拉，做3次。（图1）

2. 推背：背对背站立，孕妈妈转身推准爸爸的背部。两侧交替做。（图2）

动作要领

准爸爸在和孕妈妈互动的时候，用力宜适中，可以边做操边询问孕妈妈能否承受这样的力度，以免用力过度拉伤孕妈妈。

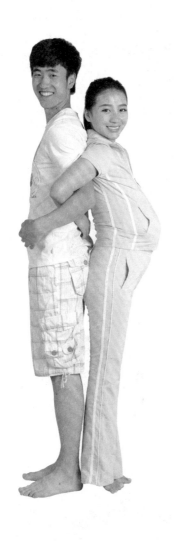

图1

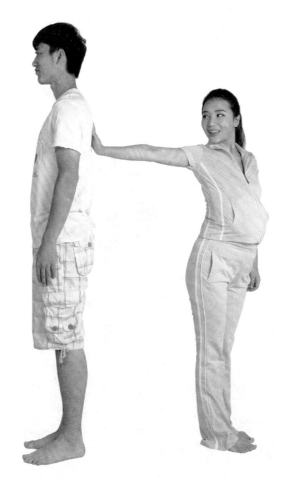

图2

怀孕篇：保障安全，轻松度过孕期

❀ 坐式操

1. 预备式：准爸爸和孕妈妈背靠背坐好，两臂弯曲，挺胸收臂，肘部与肘部相碰。（图1）

2. 背坐拍手：孕妈妈两臂向上画半圆，然后挥起手臂拍打准爸爸的手臂。（图2）

3. 拉肘：孕妈妈盘腿坐，双手抱头，准爸爸跪在后边，轻轻向后掰孕妈妈的肘部。（图3）

动作要领

准爸爸不能把简单的体操当成儿戏，要和孕妈妈一同投入到运动中，才能收到最好的效果。

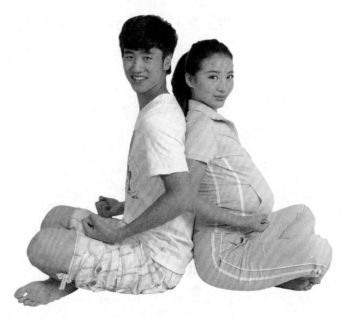

图1

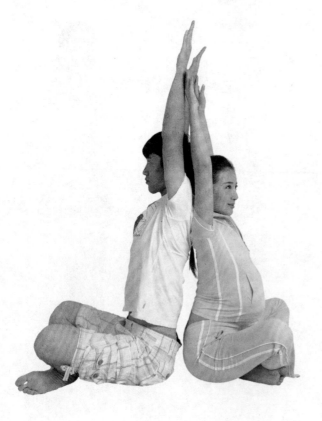

图2

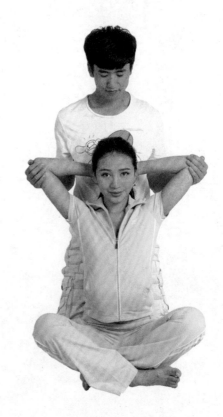

图3

胎教早知道

孕9月胎教方案

🌸 进行胎教时不要累坏胎儿

虽然胎教对胎儿的大脑发育、性格培养有很多益处，但是，需要特别注意的是，胎儿也有自己的作息规律，无休止的胎教也会累坏胎儿。各种胎教方法应相互交替进行，所有胎教都应选在傍晚至睡前的休息时段里进行。

孕妈妈陪胎儿"做游戏"

孕妈妈可以利用一些小游戏来加强母子之间的沟通，如为胎儿设计玩具、与胎儿分享照片等。通过这些小游戏，促进胎儿的大脑发育。

🌸 设计玩具

孕妈妈可以用色彩鲜艳的纸，横剪成条，再粘连起来，成为一个一个的环，然后在环上画上不同的图案，把它套在手腕上当"手镯"，告诉胎儿，这是妈妈做的"手镯"，是不是很漂亮？这是一个多种感官配合的活动，既有手的动作，又有颜色的感觉、图案的设计等。不仅可以让孕妈妈忘却身体的不适和心里的不安，还能培养孕妈妈的耐心与爱心，

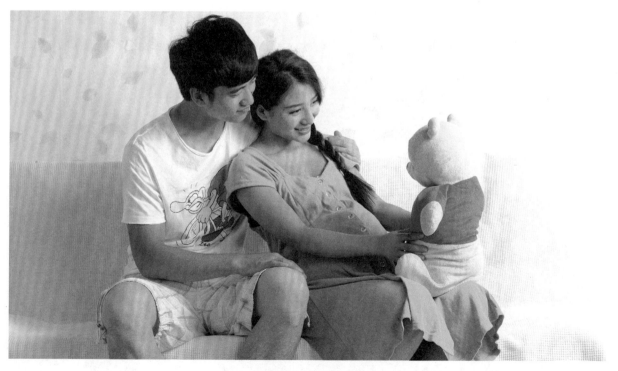

孕后期也要坚持胎教

225

促进胎儿的脑部发育。

分享照片

孕妈妈可以一边整理相册，一边回想那些美好的往事，通过看照片将故事说给腹中的胎儿听。孕妈妈甚至还可以把怀孕后的点点滴滴拍摄下来讲给胎儿听。如果孕妈妈能经常给胎儿描述照片中的美好情节，会将这种美好的情感传递给胎儿，让胎儿感受到妈妈的爱，同时也增进了亲子关系，这对宝宝日后性格的培养具有良好的影响。

识别图片

孕妈妈可以经常教胎儿识别图片，千万不要认为这种做法是毫无意义的，这对激发胎儿的记忆潜能非常有益。

有关专家研究发现，胎儿能记住孕妈妈不断重复的动作或语言，所以在孕期不断地激发胎儿的记忆潜能是十分必要的。孕妈妈可以找一本有图画的书，随机翻阅，记住几张喜欢的图画，然后再随机地翻阅，看能不能再找到它们。玩几次后，试着与胎儿一起体会游戏的趣味。

给胎儿讲故事：谁的年龄大

在一个阳光灿烂的午后，狗熊、河马、犀牛、大象还有乌龟一起在河滩上晒太阳。河马问狗熊："狗熊老弟，你今年多大了？"

狗熊说："我今年30岁了，都当爷爷了。"

"什么？30岁就当爷爷了，我都50岁了才刚刚是青年呢。"乌龟惊讶地说。

大象在旁边插话说："我今年也是50岁，可我是中年啊！"

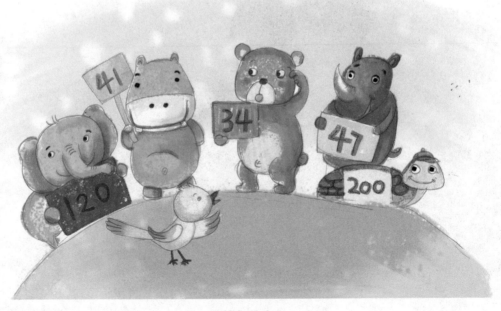

谁的年龄大

咦，这到底是怎么回事呢？大家觉得很奇怪，于是一致同意派犀牛去请来知识渊博的喜鹊老师，向他请教。喜鹊老师解释说："各种动物的寿命是不一样的：狗熊的寿命大约是34年，河马大约是41年，犀牛的寿命约是47年，而大象的寿命可长达120年左右，但是最长寿的要数乌龟了，可以活200年左右呢。"大家听完恍然大悟，原来动物的寿命差别这么大呢，今天真是长知识了。

"这么说我虽然只有50岁，在乌龟里才刚刚是青年，却可以给犀牛当爷爷了。"乌龟逗趣地说。大家听完哈哈大笑起来。

孕妈妈学唱几首摇篮曲

摇篮曲又叫催眠曲，原是母亲为哄宝宝入睡而在摇篮旁边哼唱的歌曲，后来逐步发展成一种音乐类型。

摇篮曲的音乐一般都具有温存、亲切、安宁的气氛，曲调平静、徐缓、优美，充满母亲对宝宝未来的祝福。孕妈妈听着这些音乐，可以勾起自己对儿时的回忆，并心怀幸福感。

摇篮曲也是最适合孕妈妈哼唱的歌，它曲调平和，节奏平缓，歌词简单，最容易使胎儿安静下来。跟着简洁的旋律，腹中的胎儿也会学着"歌唱"，从而刺激其脑细胞的生长，提高其活力，改善胎盘功能。

❤ **藏族摇篮曲**

这是一首藏族的摇篮曲，虽然没有勃拉姆斯、舒伯特的摇篮曲那样流传广泛，但其中所流露出的母亲对孩子的爱是一样的，因为母爱是不分国界的。这首摇篮曲旋律委婉

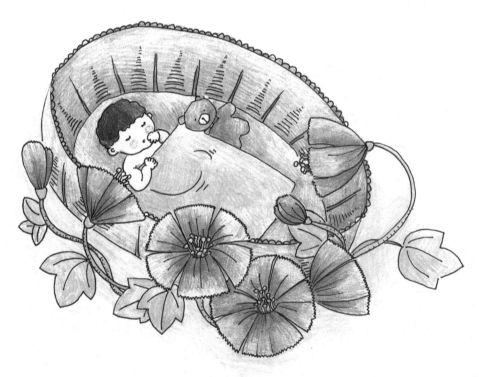

怀孕篇：保障安全，轻松度过孕期

动听，曲调简洁淳朴，歌词虽然简单，但旋律非常流畅。"噢罗罗罗"随着缓慢的乐曲在空中飘荡，催眠效果十分明显。

睡吧，睡吧，阿妈的宝贝快睡吧，噢罗罗罗。

妈妈的心肝快快睡吧，噢罗罗罗。

小小宝贝快快睡吧，噢罗罗罗，噢罗罗罗。

睡吧，睡吧，阿妈的宝贝快睡吧，噢罗罗罗。

长寿的宝贝快快睡吧，噢罗罗罗。

小小宝贝快快睡吧，噢罗罗罗，噢罗罗罗。

东北摇篮曲

《月儿明，风儿静》是一首东北民歌，曲调委婉动听，歌词美好而形象，非常富有诗意。乐曲为孕妈妈展开了这样的画面：在清爽的夜晚，蛐蛐的鸣叫更显出夜的宁静，优美的旋律伴着妈妈的歌唱随风荡漾，空气中洋溢着暖暖的味道，一切都那么温柔、美妙，为摇篮中的宝宝营造了一个幸福而安详的意境。通过孕妈妈的歌唱，胎儿可以从孕妈妈的声音及乐曲的节奏、音调、音高以及不断重复中得到安慰，从而产生安全感。孕妈妈发出的信息让胎儿产生信任感，这将促使胎儿健康情绪的发展。

月儿明，风儿静。

树叶儿遮窗棂啊，蛐蛐儿叫铮铮，

好比那琴弦儿声啊。

琴声儿轻，调儿动听，摇篮轻摆动啊。

娘的宝宝闭上眼睛，睡了那个睡在梦中。

夜空里卫星飞，唱着那东方红。

小宝宝睡梦中，飞上了太空。

骑上那个月，跨上那个星，宇宙任飞行啊。

娘的宝宝立下大志，去攀那个科学高峰。

报时钟，响叮咚。

夜深人儿静啊，小宝宝快长大，

为祖国立大功。

月儿那个明，风儿那个静，

摇篮轻摆动啊。

娘的宝宝睡在梦中，微微地露了笑容。

北京妇产医院专家：备孕怀孕分娩坐月子全书

营养早知道

及时补铁补钙

孕妈妈在这个月要补充足够的铁。胎儿肝脏以每天5毫克的速度贮存铁，直到存储量达到240毫克。如果此时孕妈妈铁摄入量不足，可影响胎儿体内铁的存储，出生后易患缺铁性贫血。这个月胎儿对钙的需求量也很多，胎儿体内的钙一半以上是在怀孕期最后两个月存储的。如果孕9月的孕妈妈钙摄入量不足，胎儿就要动用母体骨骼中的钙，致使孕妈妈发生软骨病。

加餐尽量多样化

在孕晚期，孕妈妈需要更多的营养，加餐是补充营养的好方法。加餐要注意食物的多样化和营养的均衡。一般来说，在早餐和午餐之间或者下午4点钟左右，吃25克左右的芝麻糊，能够为孕妈妈及时提供能量。

孕妈妈还可以将煮鸡蛋、牛肉干、鱼片、豆腐干、全麦饼干、青稞粉、藕粉等添加到加餐的食谱当中。同一类的食物不要重复食用，变着花样地吃最好。每天都换换样儿，补充营养又不会吃腻。

预防孕晚期便秘的食物

进入孕晚期，由于孕妈妈活动减少，胃肠的蠕动也相对减少，食物残渣在肠内停留时间长，就会造成便秘，甚至引起痔疮。那么，有哪些食物可以预防便秘呢？

含纤维素的食物：各种蔬菜，如芹菜、扁豆、白菜、油菜等。

含水分多的食物：如果汁、牛奶、酸奶等，也可多饮水。

润肠食品：含油食物，如植物油、蜂蜜、核桃仁等。

其他食品：蘑菇、豆制品、水果等。

睡觉前吃些点心

有些孕妈妈，在妊娠晚期会再度发生食欲缺乏、妊娠呕吐的情况。如不及时纠正，就会造成胎儿营养障碍。因此，被恶心、呕吐所困的孕妈妈最好能在正餐之间吃些小吃和点心，如牛奶、面包、饼干等，尤其是在睡前，不要空着肚子上床。

怀孕篇·保障安全，轻松度过孕期

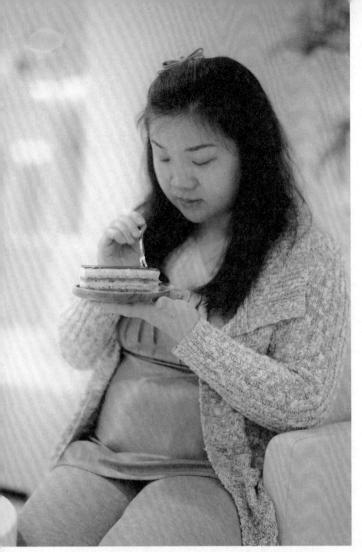

被恶心、呕吐困扰的孕妈妈睡前可吃些点心

每周吃一次海带

孕妈妈在孕晚期应保证每周吃一次海带。海带富含碘、钙、磷、硒等多种人体必需的微量元素，其中钙含量是牛奶的10倍，含磷量比所有的蔬菜都高。海带还含有丰富的胡萝卜素、维生素B_1等，有防治肥胖症、高血压、水肿、动脉硬化等功效，故有"长寿菜"之称。海带不仅是孕妈妈最理想的补碘食物，还是促进胎儿大脑发育的好食物。

吃好睡好，孕妈妈失眠的饮食调理

随着胎儿不断长大及预产期的临近，孕妈妈经常会遇到失眠的困扰，真是苦不堪言。

孕妈妈失眠的负面影响

体力不支，无法应对分娩：对于孕妈妈这类特殊人群而言，睡眠尤为重要。怀孕是对女性身心的重大挑战，睡眠是消除孕妈妈身体疲倦的最有效途径之一。十月怀胎已经是个漫长的过程，如果没有良好的睡眠，持续的劳累难以得到恢复、修正，体力透支，不但无法顺利分娩，而且宝宝出生后妈妈也没有精力照顾宝宝。

生长激素下降，影响胎儿发育：睡眠可以促使孕妈妈大脑中产生更多的生长激素，这种激素恰恰是胎儿生长发育不可或缺的，它可以帮助胎儿在子宫里长得更快。而孕妈妈睡眠的缺乏和睡眠质量的下降，则会影响胎儿的发育。

给孕妈妈的饮食建议

孕妈妈除了要选择正确的睡姿外，还要学会放松心情并适当运动，以促进睡眠。另外，通过饮食的调整，也可以改善睡眠质量，减轻失眠症状。

孕妈妈可以在医生指导下服用补钙制剂，日常生活中应多吃富含钙质的食物，如牛奶和奶制品、鱼类、虾类、海藻类、豆类食品等，多食绿叶蔬菜以保证钙的吸收。

少吃精淀粉类食物，如白面包、白米饭、甜食等，这些食物易造成血液酸碱度不平衡，影响睡眠。

孕妈妈在日常饮食中还要控制盐分的摄入，晚饭后不要过多饮水。

晚间不要喝太多的汤，每天早饭和午饭多吃点儿，也可少食多餐，不能不吃晚饭，否则不利于睡眠。

睡前喝牛奶或小米粥，可以促进睡眠。

建议孕妈妈每天晚上10点前就寝，睡前2小时内不要吃零食。

孕妈妈要远离冰镇饮料和冰凉的食物

孕妈妈的胃肠对冷热的刺激非常敏感。冰镇饮料或冰凉的食物等会使胃肠血管突然收缩，胃液分泌减少，消化功能降低，从而导致食欲缺乏、消化不良、腹泻，甚至引起胃部痉挛、剧烈腹痛等现象。

孕妈妈的鼻、咽、气管等呼吸道黏膜往往充血并有水肿，如果大量贪食冷饮，充血的血管突然收缩，血流减少，可致局部抵抗力降低，使潜伏在咽喉、气管、鼻腔、口腔里的细菌与病毒乘虚而入，引起嗓子痛哑、咳嗽、头痛等问题，严重时还能引起上呼吸道感染或诱发扁桃体炎等。

胎儿对冷的刺激也很敏感。孕妈妈喝冷水或吃冷饮时，胎儿会在子宫内躁动不安，胎动会变得频繁。因此，孕妈妈吃冷食一定

要有节制，切不可因贪食而影响自身的健康和引起胎儿的不适。孕妈妈可以常喝些非冰镇清凉饮品，比如绿豆汤、各种鲜榨果汁等，既解暑又美味。

孕妈妈还应避免吃冷面等食物，因冷面多难以消化，容易伤及脾胃。尤其是肠胃不好的孕妈妈，更是应该慎食。

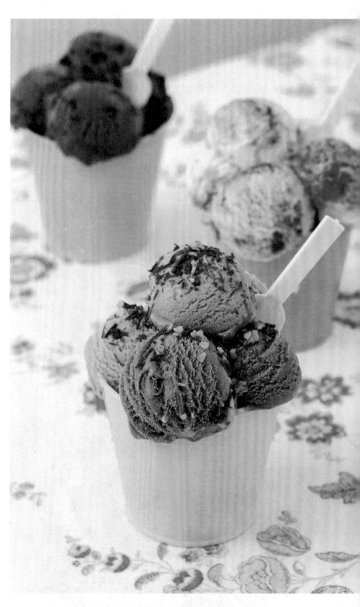

孕妈妈要远离冰淇淋和冷饮

孕期营养菜谱推荐

海带排骨汤 补碘，预防甲状腺疾病

材料 猪肋排200克，干海带50克，姜片10克。

调料 盐少许。

做法

❶海带泡软，洗净，切块。

❷猪肋排洗净，切小块，氽烫去血水后冲洗干净，放入砂锅。

❸砂锅中加入适量水，放入姜片、海带，大火煮沸后转小火炖1小时，下盐调味即可。

功效 海带营养丰富，特别是含碘量较高，碘是合成甲状腺的主要物质，孕妈妈缺碘，就会出现妊娠期甲状腺疾病。海带搭配排骨一起食用，口感更美味，营养更丰富。

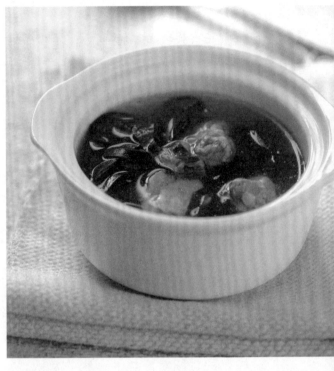

香菇鸡丝面 促进钙质吸收

材料 面条100克，鸡脯肉150克，香菇2朵，竹笋30克，葱花少许。

调料 酱油1小匙，盐少许。

做法

❶香菇用水泡软，将鸡脯肉、竹笋、香菇切成丝。

❷锅中油烧热，放入葱花、鸡脯肉丝、香菇丝爆香；加入笋丝轻炒数下，再倒入酱油炒入味。

❸锅中加水煮沸后，把面条放入锅中，煮熟后再加入盐调味即可。

功效 香菇的特点是高蛋白、低脂肪，含有多种氨基酸和多种维生素。其所含的香菇多糖能提高人体免疫力。香菇还含有丰富的维生素D，能够促进钙质的吸收。

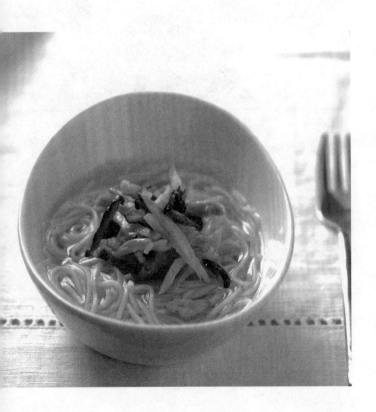

胡萝卜木耳小笼包 预防缺铁性贫血

材料 面粉200克，猪绞肉200克，胡萝卜70克，干木耳10克，洋葱50克，姜末1小匙。

调料 料酒1小匙，生抽2小匙，蚝油1小匙，香油1小匙，盐1/2小匙，植物油1大匙。

做法

❶面粉中均匀冲入150克沸水，快速搅开后揉匀成光滑的面团。

❷猪绞肉中加入姜末、料酒、生抽、蚝油、植物油拌匀，搅打上劲。

❸木耳泡发洗净，切碎；胡萝卜洗净，擦细丝，剁碎；洋葱去外皮洗净，切碎，将三种碎末全部倒入肉馅中，调入盐和香油搅拌成馅料。

❹将烫面团搓成长条，分切成约15克左右的剂子，将剂子分别擀成透明的圆形面皮，面皮中央略厚。

❺取适量馅料放在面皮中央。

❻一手托住面皮，一手用食指和拇指均匀地提褶儿捏成包子。放入铺好干净纱布的笼屉内，开水上屉，大火蒸8分钟即可。

功效 木耳含铁量非常高，是最佳的补血食物之一。孕妈妈在孕期血容量增大，易出现贫血症状，经常食用木耳能够预防缺铁性贫血。

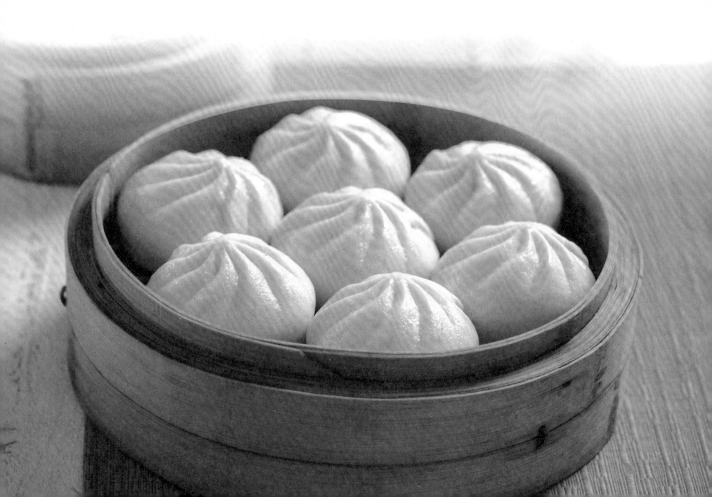

怀孕第10个月

选择合适的分娩方式，迎接宝宝到来

胎儿的发育

到40周末，胎儿身长50厘米，体重约3400克。皮下脂肪继续增厚，体形圆润，皮肤呈现有光泽的淡红色。骨骼结实，头盖骨变硬，头发长出2～3厘米，指甲越过指尖继续向外长。内脏、肌肉、神经等已非常发达，生活在母体之外的条件已经成熟。

孕妈妈的变化

怀孕10个月，孕妈妈子宫底高度为32～34厘米，孕妈妈会感觉身体更加沉重，行动越发笨拙费力。胎儿顺着骨盆口下降，子宫底的位置也跟着回落，胃和心脏所受的压迫减小，食欲会有所增加，由于腹部压力减弱，呼吸也比上个月容易了。临近生产，子宫和阴道趋于软化，容易伸缩，子宫收缩频繁，开始出现分娩征兆。

孕10月生活专家指导

1 从这个月开始坚持每周进行一次产前检查。

2 产前最后一个月禁止性生活及避免阴道用药。

3 准备好住院用品，如内衣、洗漱用品、卫生巾及婴儿用品等。

4 保证营养、休息和充足睡眠。

5 不要停止运动，但不可过度，以免消耗太多精力而影响分娩。

6 保持身体清洁，最好每天洗澡，内衣裤应时常更换。淋浴最好，特别是要注意保持外阴部的清洁。头发最好剪个适合打理的发式。

7 绝对不要做对母体不利的动作，避免向高处伸手或压迫腹部的姿势。

8 随时都有可能破水、阵痛而分娩，应避免独自外出或出远门。

9 检查准备事项是否还有遗漏，确认与家人的联络方法、前往医院的交通工具、交通路线是否安排就绪，以便随时到医院生产。

10 了解分娩开始的各种症候以及住院、分娩和产褥期的相关知识。

北京妇产医院专家：备孕怀孕分娩坐月子全书

孕期保健

提肛运动有利于分娩

适当的运动能使孕妈妈全身肌肉得到活动，促进血液循环，增加孕妈妈和胎儿血液的交换；能增进食欲，使胎儿得到更多的营养；能促进胃肠蠕动，减少便秘；还可以增加腹肌、腰背肌和骨盆底肌的能力，有效改善盆腔充血状况；能够有助于分娩时肌肉放松，减轻产道的阻力，有利于顺利分娩。

盆底肌肉支撑着直肠、阴道、尿道，通过提肛运动可以增强盆底肌肉的强度，增加会阴的弹性，可以让孕妈妈更容易分娩，避免分娩时会阴部肌肉被撕伤，还能有助于孕妈妈避免孕中后期出现尿失禁现象。将手指洗干净，伸到阴道内，如果感觉到了手指周围肌肉的压力，那就是盆底肌肉群。

提肛运动的方法：用中断排尿的方法用力收缩肛门，收缩盆底肌群10～15秒，放松5秒；重复做10～20次，一天做3次。站立、坐或躺下时都可以做这项运动。

准爸爸也要进入临产准备状态

孕妈妈进入临产期后，准爸爸也应该进入临产准备状态了。面对即将到来的分娩时刻，即将初为人父的准爸爸难免会感到紧张激动，但此时孕妈妈更需要关怀和照顾，准爸爸特别要做到以下几点。

1. 早一点回家：待产的孕妈妈最怕夜晚独自在家，所以请准爸爸尽可能早点回家陪伴孕妈妈。

2. 减少假日的应酬：节假日多陪伴孕妈妈，帮助孕妈妈准备分娩的东西。

3. 不要在意孕妈妈的任性：当产期越来越近，孕妈妈会变得越来越焦虑不安，甚至会变得任性。这时准爸爸不妨多多谅解孕妈妈，不要在意孕妈妈的任性。

4. 随时保持联络：晚回家时，一定要告知孕妈妈自己身在何处，回家之前最好打个电话告知孕妈妈。记下预定分娩的医院、娘家和邻居的电话号码并随身携带。

5. 调整工作行程：准爸爸应该提前调整自己的工作行程，配合孕妈妈的预产期。

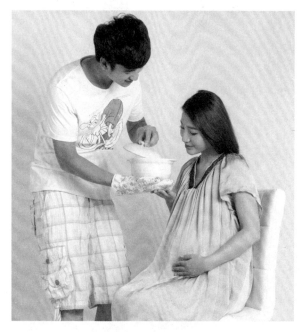

准爸爸为妻子煲汤

6. 尽早交接家务：尽早询问家事的处理方法，搞好家里的卫生。

产前准爸爸为孕妈妈做放松身体的按摩

🌸 手腕放松方法

孕妈妈找一个舒服的坐姿，准爸爸在一旁用右手轻轻地握住孕妈妈的左手腕，使其上下活动。此项运动能增加腕关节的灵活性，预防及缓解手部麻木。

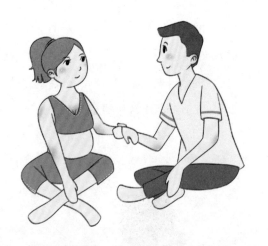

🌸 头部放松方法

孕妈妈躺在床上，全身放松。准爸爸用双手轻轻地托起孕妈妈的头部，帮助孕妈妈放松颈部。此项运动能有效缓解头、颈部疲劳。

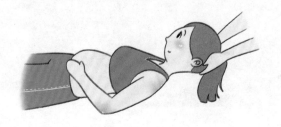

🌸 脚踝放松的方法

孕妈妈采取舒服的姿势，一只脚向前伸。准爸爸用右手轻轻地托住孕妈妈的脚踝，用左手推动孕妈妈的脚趾使其前后运动。此项运动能疏通下肢经络，缓解脚部压力和水肿。需要注意的是，准爸爸的用力程度以孕妈妈感到舒服为准。

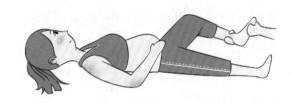

🌸 膝盖放松的方法

准爸爸用左手握住孕妈妈的膝盖，右手握住孕妈妈的脚踝，将孕妈妈的膝盖反复弯曲、伸直。

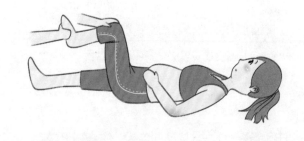

🌸 放松小腿的方法

孕妈妈选择舒服的姿势，准爸爸一手扶着孕妈妈膝盖，另一只手按摩孕妈妈的小腿。此项运动能改善下肢静脉曲张和水肿带来的不适。

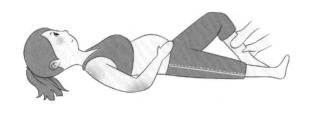

什么是过期妊娠

正常情况下，胎儿在母亲腹中的时间是40周，如果妊娠达到或超过42周，就被称作"过期妊娠"。由于胎盘的功能可能已减退，导致供血不好，所以胎儿患病、死亡的可能性都较正常孕周的胎儿多。因此，医生大多会在怀孕42周内帮助孕妈妈结束分娩。

如何预防过期妊娠

❀ 仔细核对预产期

据统计，超过42周的妊娠占妊娠总数的6%～7%，其中有40%～60%实际是足月妊娠，并非过期妊娠，可能是因为平时月经不准，算错怀孕日期。

预产期只是对分娩时间的大致预测，并非精确到某天分娩。一般来说，预产期前后两周内分娩都属正常。如果超过预产期还没有生，孕妈妈不必着急。通过核对孕周，如果属于过期妊娠，就要积极处理。早孕检查越早，孕周核对的准确性就越高。

此外，孕妈妈还应注意以下几点。

❀ 认真记胎动

当发生胎儿宫内缺氧时，首先会表现为胎动减少。因此，孕晚期尤其是超过预产期时，孕妈妈一定要认真地数胎动。

❀ 使用胎儿监护仪监测

孕40周后，每周做无应激试验（NST）1～2次，如果出现无反应型结构，就要做催产素应激试验；催产素应激试验阳性者，提示胎盘功能减退，胎儿缺氧。

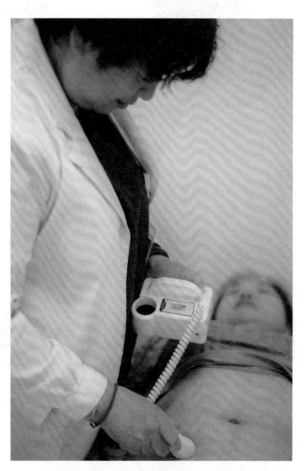

王琪教授在为孕妈妈进行胎心监测

☁ 孕40周后做超声波检查

此时每周检查1～2次，观察胎动、胎心、羊水量、胎盘分级情况，可根据胎儿生物物理评分，评估胎盘功能和胎儿的安危。

☁ 综合考虑分娩方式

根据胎儿的情况、胎盘功能、子宫口的成熟度以及自然分娩能否顺利等情况综合考虑分娩方式，以争取胎儿最好的妊娠结局。

过期妊娠对胎儿的危害

孕期超过42周，胎盘容易出现老化现象，血流量减少，供给胎儿的血氧和营养物质也减少，容易使胎儿营养不良和缺氧。

过期妊娠也可能引起胎儿颅骨钙化、变硬，分娩时宝宝容易有颅内出血等危险。

宝宝出生后，发生新生儿窒息的概率会是足月宝宝的2～4倍。

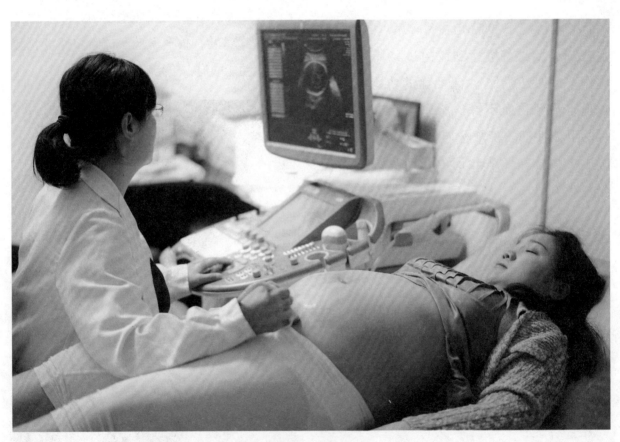

孕晚期B超检查

过了预产期不生怎么办

如果月经规律，周期在28天，那么如果

预产期过了10天还没有临产的迹象，就要检查胎盘功能有没有减退。

对胎盘功能的检查包括胎动计数、电子

胎心监护、B超羊水量测定、24小时尿雌三醇（E3）测定、尿雌激素/肌酐（E/C）比值测定、胎盘催乳素（HPL）测定等，也需要评估宫颈的成熟度，来确定还能不能自然分娩。

准爸爸帮助孕妈妈消除产前焦虑

产前焦虑是大多数孕妈妈在妊娠晚期出现的一种情绪障碍，表现为经常对未来有不好的预感，这种情绪会影响理性活动，以致出现认识或判断上的一系列错误。孕妈妈的心理状态会直接影响胎儿状况和分娩过程，产前焦虑会导致产后易发生围产期并发症等。

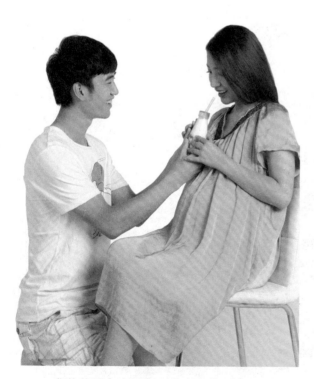

准爸爸要在生活和心理上多关心妻子

另外，孕妈妈产前焦虑会对母体及胎儿造成直接的影响。据调查，产前严重焦虑的孕妈妈行剖宫产的概率比正常孕妈妈高1倍。严重焦虑的孕妈妈常伴有恶性妊娠呕吐，并可导致早产或流产。因此，作为准爸爸，要充分重视孕妈妈的产前焦虑情绪，及时帮助她舒缓压力，调整心态。

🌸 产前焦虑产生的原因

1．产前身体出现不适，如水肿、腹痛等，易造成产前焦虑。

2．长期不运动，易产生消极心理，加重产前焦虑。

🌸 消除产前焦虑的方法

准爸爸多抽出时间陪孕妈妈参加一些有利于培养她心理积极向上的活动，转移和分散她的注意力。

1．督促孕妈妈多和其他孕妈妈或已经做妈妈的朋友交流，向她们请教，多吸取经验，以排解产前焦虑。

2．和孕妈妈一起学习分娩的常识，消除孕妈妈对自己生育能力的怀疑，增强顺利生产的信心。

3．准爸爸要尽量谅解孕妈妈，尤其是在孕妈妈诉说内心的焦虑时，准爸爸要及时安抚她，可以陪她一起听些音乐，帮助她排解焦虑情绪。

4．周末时，准爸爸要尽量多陪孕妈妈，可经常带她到离家较近、环境宁静、风景优美的郊外散步，这对缓解焦虑情绪非常有利。

随时做好住院准备

💮 每天洗澡

尽可能每天洗澡，保持身体清洁。淋浴最好，特别要注意保持外阴的清洁。头发最好剪个适合打理的发式。绝对不要做对母体不利的动作，避免向高处伸手或压迫腹部。

💮 吃好睡好

充分摄取营养，保证充足的睡眠、休息，以积蓄体力。初产妇从宫缩加剧到分娩结束需要十几个小时，特别要做好体能的储备。

💮 严禁性生活

到了孕晚期，性生活一定要禁止，此时性生活可能造成胎膜早破，危及胎儿健康。

💮 不要走远了

宫缩随时可能出现，因此要避免一个人在外走得太远，即便是在家附近散步、购物，也要将时间、地点等向家人交代清楚，最好有家人陪伴出门。

💮 再确认一下住院准备的落实情况

确认住院必需的证件已放在包内；将入院必须带的物品放在包里；把放置包的位置告诉家人；安排好家里的事情；准备好出院时需要的大人和宝宝的用品；确认到医院的最佳路线；确认有人陪同的情况。

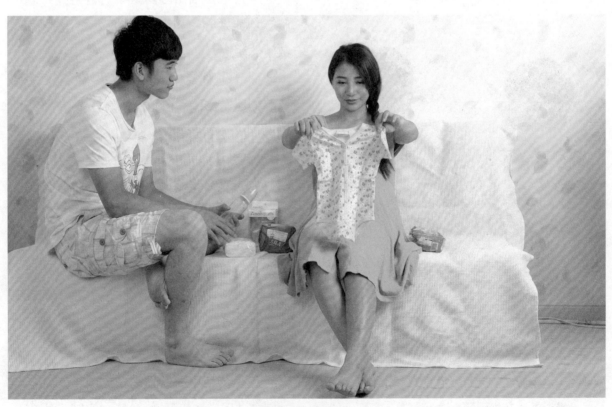

准备好入院必备的物品

入院预约

提前预约好产科医生、保健医生、住院部、月嫂等。特别是月嫂，要提前联系好，如果生产时间赶上春节或其他假期，更要提前做好劳务人员的储备，以防到时候找不到合适的人员。

正确识别临产信号

从子宫开始有规律地收缩，一直到胎盘娩出都算是自然分娩的过程。对孕妈妈来说，正确识别临产信号，选择恰当的时机，及时到医院，是顺利分娩的保障。

临产的三大信号：见红、阵痛、破水。

见红

见红是分娩的征兆之一，由于子宫收缩，宝宝的头开始入盆，胎膜和子宫壁逐渐分离摩擦引起血管破裂而造成出血。通常是粉红色或是褐色的黏稠液体，或是分泌物中有血丝。一般来说，见红后的24小时内就会开始阵痛，进入分娩阶段。但是实际情况是很多人见红后几天甚至一周后才分娩。个体差异很大，所以关键在于见红后要观察它的性状、颜色、量等再做判断。如果只是淡淡的血丝，量也不多，孕妈妈可以留在家里观察，平时注意不要太过操劳，避免剧烈运动就可以了。

如果发现出血量和生理期的出血量相当甚至更多，血呈鲜红色，或者大量涌出，并且伴有腹痛的感觉，就一定要立刻到医院就诊。因为这可能是胎盘剥离引起血管破裂而造成的出血，而非分娩先兆。

阵痛

阵痛指周期性的子宫收缩。起初每30分钟或1小时，有10~20秒的腹部张力，然后间隔时间越来越短，逐渐加强规律性的子宫收缩。到了每10分钟1次规律的阵痛，就意味着分娩即将开始，必须入院了。经产妇早一点入院更安全。

破水

一般先阵痛才破水。破水是指包裹胎儿的羊膜破裂使羊水流出，羊水稍黏、无色，与尿液相似，有时含胎粪或胎脂。孕妈妈感觉到温热的液体从阴道流出，不受意识控制，具有持续性。

胎教早知道

孕10月胎教方案

孕10月继续进行音乐胎教、语言胎教、光照胎教、文学作品欣赏、绘画等美学胎教、环境胎教等。在各种胎教活动正常进行的同时，孕妈妈应适当了解一些分娩知识，消除紧张心理，保持愉快的心态。

临近产期不宜多进行拍打或抚摩胎教

对胎儿的拍打或抚摩胎教在怀孕3个月内及临近产期时均不宜进行，先兆流产或先兆早产的孕妈妈也不宜进行。曾有过流产、早产、产前出血等不良产史的孕妈妈，也不宜进行抚摩胎教，可选用其他胎教方法替代。

对胎儿说一说即将迎接他的这个世界

看看美丽的晨景

太阳每天东升西落，人们生活在一个昼夜规律的世界中，晚上睡觉白天醒来，经过一夜的休养生息，整个世界都充满了朝气。所以，在早晨起来后，孕妈妈和准爸爸不妨

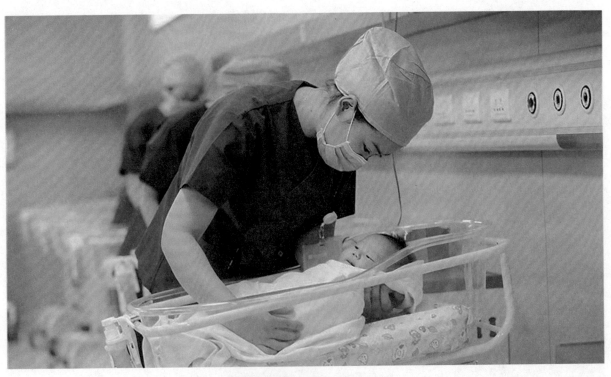
医护人员在悉心护理新生儿

先对胎儿说一声"早上好"。然后给胎儿描述一下早上美丽的景色，比如：太阳公公现在是什么样子的，阳台上的花花草草什么样子，天空是什么颜色，天上的云朵是什么形状……

🌸 描述一下居住的环境

宝宝即将来到这个世界，就让宝宝预先熟悉一下周围的环境吧。比如，所住的小区在哪里，叫什么名字，小区的周围环境如何，有什么典型的建筑物，这个建筑物有什么特点……还有家里的环境是怎样的，比如厨房在哪里，爸爸妈妈的卧室在哪里，宝宝未来的房间在哪里，这些都可以给宝宝讲一讲。

🌸 说一说每天的所见所闻

宝宝将来要面对的除了你所熟悉的，也有你不熟悉的，比如路上的行人、公园池塘里的小鸭子、街角的花店等，这些都是你和宝宝生活中的一部分，所以，也对胎儿描述一下出现在你视野中的这部分内容吧，让胎儿感受到世界的丰富和美丽，并充满期待。

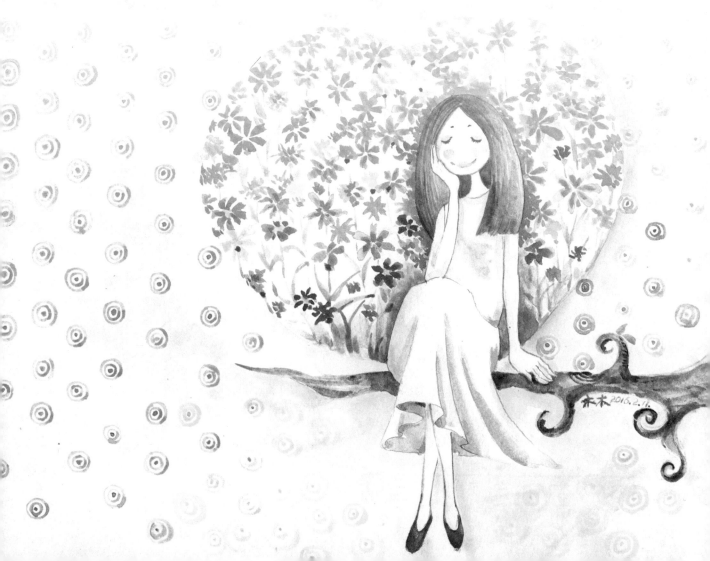

为胎儿读诗：《开始》

做母亲的感觉是怎么样的？是期盼，是幸福，还是有些激动或者是有些莫名的不安？也许你早已习惯了做妈妈的女儿，却没有想到自己有一天也成了母亲，那复杂的情绪一起涌起，一时间也表达不出自己的心情。一起来分享著名诗人泰戈尔的散文诗吧，也许你能从中找到答案。

开始

"我是从哪儿来的，你，在哪儿把我捡起来的？"孩子问他的妈妈。

她把孩子紧紧地搂在胸前，含泪微笑着回答——

"你曾被我当作心愿藏在心里，我的宝贝。"

"你曾存在于我孩童时代玩的泥娃娃身上；每天早晨我用泥土塑造我的神像，那时我反复地塑了又捏碎了的就是你。"

"你曾和我们的家庭守护神一同受到祀奉，我崇拜家神时也就崇拜了你。"

"你曾活在我所有的希望和爱情里，活在我的生命里，我母亲的生命里。"

"在主宰着我们家庭的不死的精灵的膝上，你已经被抚育了好多代了。"

"当我做女孩子的时候，我的心的花瓣儿张开，你就像一股花香似地散发出来。"

"你的软软的温柔，在我的青春的肢体上开花了，像太阳出来之前的天空上的一片曙光。"

"上天的第一宠儿，晨曦的孪生兄弟，你从世界的生命的溪流浮泛而下，终于停泊在我的心头。"

"当我凝视你的脸蛋儿的时候，神秘之感淹没了我，你这属于一切人的，竟成了我的。"

"为了怕失掉你，我把你紧紧地搂在胸前。是什么魔术把这世界的宝贝引到我的手臂里来呢？"

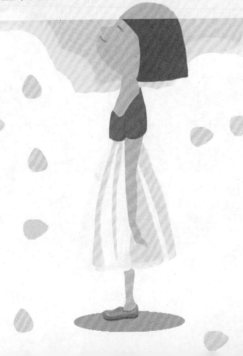

营养早知道

保证营养，为分娩储备能量

在这个月里，孕妈妈还是要注意饮食的均衡，每天应摄入优质蛋白质80～100克，为将来给宝宝哺乳做好准备。此时，可多吃些脂肪和糖类含量高的食物，为分娩储备能量。保证每天主食500克左右，总脂肪量60克左右。这个月，孕妈妈的食谱要多种多样，每天保证摄入两种以上的蔬菜，保证维生素营养全面均衡。

少盐多水

虽然孕晚期水肿日益严重，孕妈妈也不要限制水分的摄入量，因为母体和胎儿都需要大量的水分。相反，摄入的水分越多，越能促进体内水分排出。

少摄入盐可以帮助孕妈妈减轻水肿症状，但是，孕妈妈也不宜忌盐。因为孕妈妈新陈代谢比较旺盛，特别是肾脏的过滤功能和排泄功能比较强，钠的流失也随之增多，为了保证孕妈妈对钠的需要量，就不能严格控制盐的摄入量。盐分的不足易导致孕妈妈食欲缺乏、倦怠乏力等低钠的症状。

保证优质蛋白质的摄入

孕10月，孕妈妈每天应摄入优质蛋白质

80～100克，为将来给宝宝哺乳做准备。

临近分娩时，孕妈妈可多吃些脂肪和糖类含量高的食品，为分娩储备能量。保证每天主食500克左右，总脂肪量60克左右。可多喝粥或面汤等容易消化的食物。要注意粗细搭配，避免便秘。

孕10月，孕妈妈食谱要多种多样，每天保证食用两种以上的蔬菜，保证营养全面均衡。产前不宜再补充各类维生素制剂，以免引起代谢紊乱。

临产时宜吃高能量、易消化的食物

临产相当于一次重体力劳动，孕妈妈必须有足够的能量供给，才能有良好的子宫收缩力，宫颈口全开才有体力顺利分娩。

因此，临产时孕妈妈应进食高热量、易消化的食物。在分娩时，为了使产妇更好地消化吸收，一般都会选择碳水化合物来提供能量，糖水、果汁、巧克力这些平时基本不建议食用的食物，这时却因为能迅速提供能量而被用于急需体力支持的孕妈妈。

给孕妈妈的饮食建议

适量摄入高脂肪、高热量的食物：奶油蛋糕、坚果、巧克力和糖果等食物热量较高，临产前可以吃一些，为分娩储备足够的体力和精力。机体需要的水分可由果汁、糖水及白开水补充，还可以喝一些具有抗疲劳和补充能量作用的功能饮料。

多吃高蛋白的食物：可多准备牛肉、鱼类、牡蛎等高蛋白食物和新鲜的蔬菜、水果。

体虚的孕妈妈在饮食上要多吃高蛋白和维生素含量高的食物。

注意食用易消化的食物：如牛奶、鸡蛋挂面、骨头汤、粥等。

🍂 临产食物的营养成分及功效

巧克力	备受营养师推崇，被称为"助产大力士"，并被誉为"分娩佳食"。巧克力含有大量的热量可供人体消耗。孕妈妈可以在分娩时准备一些巧克力，以备关键时刻助一臂之力
红糖水	进入第二产程，孕妈妈需屏气用力，耗能巨大，红糖的主要成分是蔗糖，进入体内可快速产生能量。此外，红糖水还可补充体液
藕粉	含有大量的淀粉，淀粉进入体内后就会转变为糖，产生能量
牛奶	可提供热量。孕妈妈分娩期间喝点儿牛奶，能补充能量和水分
空心菜粥	清热，凉血，利尿。孕妈妈临产时食用，能滑胎助产
苋菜粥	清热，滑胎，助顺产
各种坚果	含有大量脂肪和蛋白质，这两种营养成分都是孕期需要的。比如松子、花生、核桃等，能为机体组织提供丰富的营养成分，消除疲劳，有助于产程的顺利进行

钙是孕妈妈顺利分娩的"保护神"

对于孕妈妈而言，钙有促进分娩的作用。

分娩时，孕妈妈的子宫会从弱到强地一阵又一阵收缩，把胎儿和胎盘强力推出，心血管系统循环加快，骨盆也为此承受巨大的张力。如果孕妈妈缺钙，心脏的收缩舒张就不够有力，骨盆就不够强健，必定承受不住这种全力推挤，胎儿往往会被骨盆卡住而出现难产。

子宫的肌肉为平滑肌，促使平滑肌强烈收缩的"信使"就是钙，充足的钙离子进入平滑肌细胞后，"指挥"子宫有力收缩，所以充足的钙摄入是顺产的有力保障。

孕妈妈除了在孕期要一直坚持每天喝牛奶、酸奶外，产前也不要停止奶制品的补充。

以往，有专家建议孕妈妈分娩时带些巧克力进产房，认为巧克力能使人体内产生内啡肽，这种成分可以让人兴奋、快乐，具有止痛作用。还可以带一些不加维生素D就可吸收的钙片进去，和巧克力相隔半小时服用，效果也很好。

即便是分娩后，补钙的任务也并没有完成。有的新妈妈一生完宝宝就觉得大功告成，自动停止补钙。然而，母乳含钙虽然比牛奶和奶粉少，但更容易被新生儿吸收。所以，孕妈妈在分娩后，仍需补充大量的钙，以使奶水中钙质充足，为宝宝提供钙。哺乳期的妈妈仍需比平时多补两倍的钙。

🌸 产前孕妈妈的饮食宜忌

即将分娩的孕妈妈此时不要过于紧张，分娩时越紧张，越容易增加疼痛，延长分娩时间。孕妈妈此时要放松心情，在待产期适当进食，消除产前的肌肉紧张。

🌸 要在待产期间适当进食

分娩过程一般要经历12~18小时，体力消耗大，所以必须注意饮食。这个时候的饮食要富有营养、易消化、清淡。可选择奶类、面条、馄饨、鸡汤等，也可以将巧克力等高热量的食物带进产房，以随时补充体力。

🌸 要在第一产程食用半流质食物

在第一产程中，由于时间比较长，为了确保有足够的精力完成分娩，食物以半流质或软烂的食物为主，如粥、挂面、蛋糕、面包等，及时补充营养和水分。尽量吃些高热量的食物，如牛奶、鸡蛋等，多饮汤水以保证有足够的精力来承担分娩重任。

🌸 要在第二产程食用流质食物

快进入第二产程时，由于子宫收缩频繁，疼痛加剧，消耗增加，此时应尽量在宫缩间歇摄入一些果汁、藕粉、红糖水等易消化食物，以补充体力，帮助胎儿娩出。

🌸 要在第三产程补充体力

第三产程应该选择能够快速消化、吸收的碳水化合物或淀粉类食物，如小米稀饭、玉米粥、全麦面包等，以快速补充体力。

🌸 不宜在剖宫产前吃东西

如果是有计划实施剖宫产，手术前要做一系列检查，以确定孕妈妈和胎儿的健康状况。手术前一天，晚餐要清淡，午夜12点以后不要吃东西，以保证肠道清洁，减少术中感染。手术前6~8小时不要喝水，以免麻醉后呕吐，引起误吸。手术前注意保持身体健康，避免患上呼吸道感染等发热的疾病。

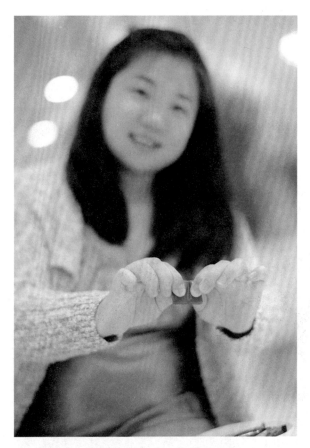

分娩前可以吃一些巧克力

孕期营养菜谱推荐

生滚鱼片粥 高蛋白、低脂肪、易消化

材料 大米50克，新鲜鱼肉100克，新鲜香菇2朵，芹菜50克，姜丝3克。

调料 盐、香油各适量。

做法

❶新鲜香菇洗净，切丝；芹菜去叶，洗净切碎；鱼肉片成薄片。

❷大米淘洗干净，锅中加入适量清水，大火烧开后，倒入大米，沸腾后改用小火熬至软烂。之后改大火，放入鱼片、香菇丝和姜丝滚煮4分钟关火。

❸加入芹菜碎、盐和香油调味即可。

功效 易消化，补充优质蛋白，为分娩做好充分准备。

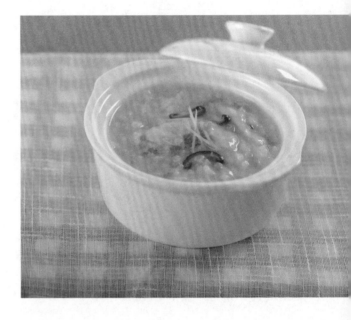

杂菌炒丝瓜 排毒、消脂、美白

材料 丝瓜200克，口蘑100克，蟹味菇100克，草菇100克，姜1片，蒜2瓣。

调料 盐少许，生抽1小匙，糖1/4小匙，水淀粉1大匙，植物油适量。

做法

❶丝瓜去皮切条；蟹味菇、草菇、口蘑洗净，切片；姜去皮切丝，大蒜去皮切薄片备用。

❷锅中倒入清水，大火烧开后，放入盐，放入切好的蘑菇，焯烫1分钟，用冷水冲一遍，充分沥干水分备用。

❸锅中放油烧热，放入姜丝、蒜片爆出香味，放入沥干后的蘑菇片和丝瓜条，加入盐、生抽和糖，翻炒均匀。临出锅时转成大火，淋入水淀粉勾芡即可。

功效 丝瓜中的维生素C含量很高，丝瓜还有凉血解毒、美白养颜的功效，搭配菌菇食用，能够起到排毒清火的作用。

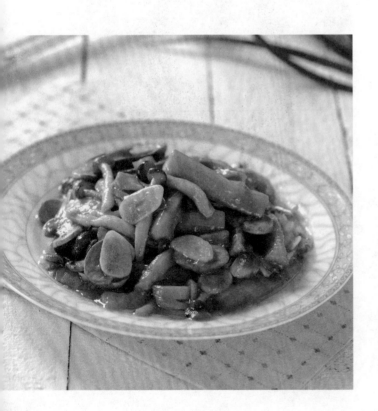

圆白菜烫面麦穗包 营养丰富，易消化

材料 面粉200克，圆白菜150克，猪绞肉200克，鸡蛋1个，姜末、葱末各10克。

调料 料酒1小匙，生抽2小匙，甜面酱1大匙，花椒粉1/4小匙，香油1小匙，盐1小匙，植物油1/2大匙。

做法

❶ 面粉中均匀冲入85克沸水，边冲边快速搅匀，揉成面团，放入保鲜袋中，放入冰箱冷藏。

❷ 猪绞肉中加入姜末、葱末、料酒、花椒粉、生抽、甜面酱、盐、植物油和打散的鸡蛋，顺着一个方向搅拌上劲。

❸ 圆白菜洗净，切碎，拌入肉馅中，调入盐和香油，拌匀。

❹ 将面团揉搓成长条，切分成每个约30克的小剂子，逐个擀开擀薄，包入馅料，对折，由一端开始左右提褶儿捏成麦穗包，放入铺有干净纱布的笼屉中，开水上锅，大火蒸15分钟。

功效 圆白菜富含维生素C、叶酸，有抗氧化、提高免疫力的作用，用圆白菜做成包子，非常易于消化，适合孕晚期的孕妈妈食用。

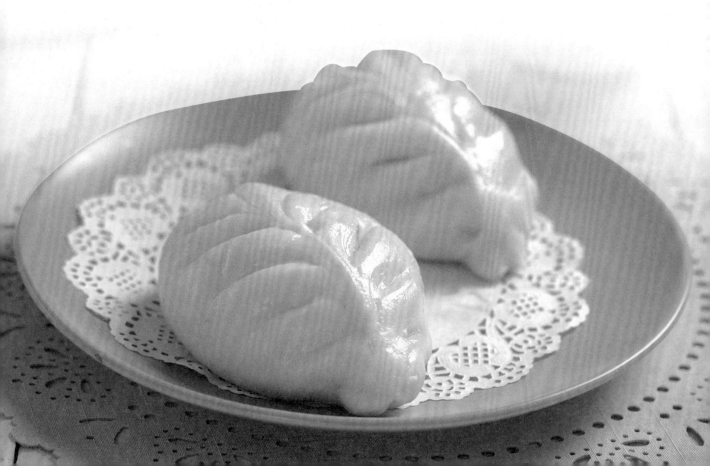

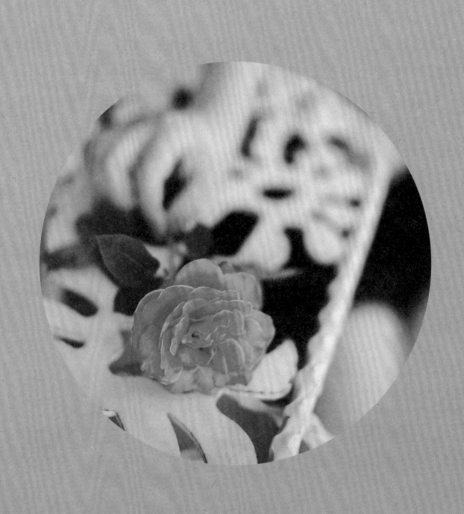

Part 4

分娩篇
迎接宝宝第一声啼哭

了解与分娩有关的基本知识

产房什么样

产房最好是宽敞、明亮、温馨的，一些医疗设备是可移动的，或者可放入柜子的，以减轻待产孕妈妈的恐惧心理。

产床：产床上设有利于产妇分娩的支架，有些部位可抬高和降低，床尾可以去掉，床垫厚实、质量好。

胎儿监护仪：可时刻记录下宫缩和胎儿心跳，通过这种仪器可了解胎儿情况。

保温箱：由于新生儿热量易丧失，为防止体温降低，有时需将其放入保温箱内。目前大部分为开放式保温箱。

吸氧设备：当子宫收缩的时候，胎儿的血液和氧气供应都会受到影响，吸氧能够使产妇的氧气储备增加，提高对子宫收缩的耐受能力，对产妇和胎儿都有好处。

吸引器：胎儿在母体内处于羊水包围之

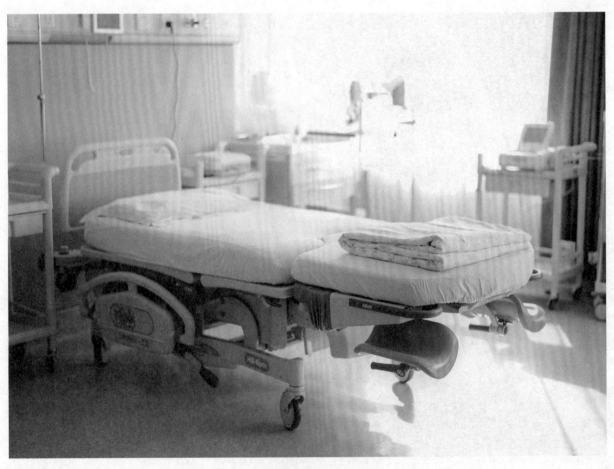

自然分娩产床

中，口腔和肺内有一定量的羊水存在，新生儿受到产道的挤压，羊水被挤压出去，可减少肺部疾患的发生。少数新生儿口腔内仍有羊水，甚至还会有胎粪，就需要用吸引器吸出，它是产房必备的设备。

心电监护仪：对高危或产后出血的产妇进行生命体征监护。

选择合适的分娩方式

顺产不管是对胎儿还是产妇，都是最好的一种生产方式。顺产的产妇，恢复快的话，生完当天就可以下床走动了，一般3~5天就可以出院，生产完就能进行母乳喂养。由于胎儿经过了产道的挤压，肺功能得到很好的锻炼，皮肤神经末梢经刺激得到按摩，其神经、感官系统发育较好，整个身体协调功能的发展都会比较好。所以如果产妇身体健康，没有其他不良症状，就应该选择顺产。

剖宫产是一种成熟的手术，是对那些不能顺产的产妇进行人工分娩的一种安全的生产方式。当然，也有一些产妇因为害怕顺产

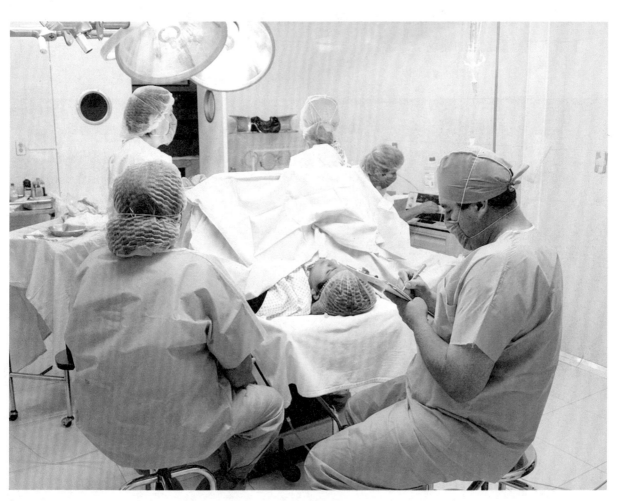

剖宫产手术

的疼痛而选择剖宫产，现在剖宫产的生产率很高。

剖宫产生产时虽然避免了宫缩疼痛，可是产后麻醉剂作用过后，还是要忍受很长时间的疼痛。而且剖宫产的恢复时间也比顺产长，出血多，住院费用也高，对哺乳也有一定的影响。所以，如果不是必要，最好不要采用剖宫产。

需要做剖宫产手术的情况有：难产、胎位异常、胎儿宫内窘迫、巨大儿、前置胎盘、重度妊娠期高血压综合征等。

医生会根据产妇的实际情况，制定具体的分娩方案。医生的建议是为了母婴健康，产妇和家人应尊重医生的建议。

什么是无痛分娩

我们通常所说的"无痛分娩"，在医学上其实叫作"分娩镇痛"，是用各种方法使分娩时的疼痛减轻甚至消失。目前通常使用的分娩镇痛方法有两种：一种方法是药物性的，是应用麻醉药或镇痛药来达到镇痛效果，这种就是我们现在所说的无痛分娩。另一种方法是非药物性的，是通过产前训练、指导子宫收缩时的呼吸等来减轻产痛；分娩时按摩疼痛部位或利用中医针灸等方法，也能在不同程度上缓解分娩时的疼痛，这也属于非药物性分娩镇痛。

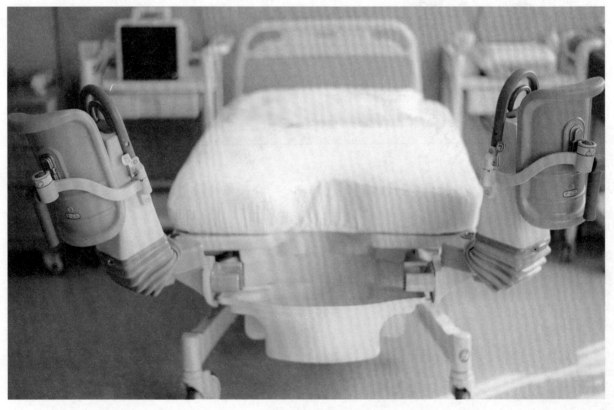

自然分娩产床

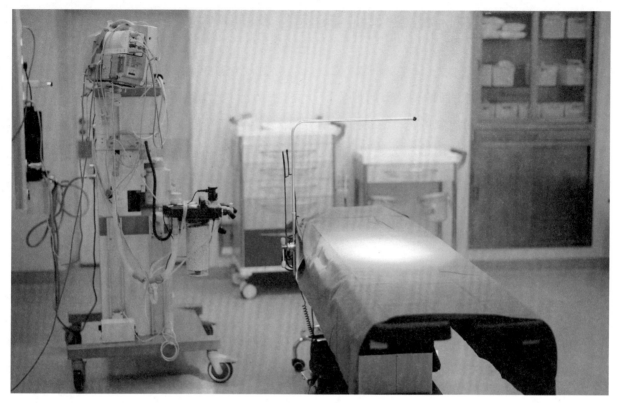

剖宫产手术室

🌣 精神无痛分娩法

给产妇及家属讲解有关妊娠和分娩的知识，使他们对分娩中所发生的宫缩痛有所理解，从而对分娩的安全性有了信心，这可使产妇消除恐惧、焦虑心理，分娩时产生强有力的宫缩，有助于产程顺利进展。指导产妇在宫缩增强以后做缓慢的深呼吸，以减轻宫缩时的疼痛感觉。目前开始提倡家属陪伴待产与分娩。痛苦之时有亲人在旁守护，产妇会感到无限安慰，增强对疼痛的耐受性。

🌣 药物镇痛

药物镇痛可起到镇静、安眠、减轻惧怕及焦急心理的作用。临床中常用的镇痛药物有安定、杜冷丁等药物，但不可大量使用，尤其是胎儿临近娩出3～4小时内，以免影响宫缩和抑制新生儿呼吸。

🌣 硬膜外腔阻滞镇痛

镇痛效果较为理想的是硬膜外腔阻滞镇痛，通过硬膜外腔阻断支配子宫的感觉神经，减少疼痛，由于麻醉剂用量很小，产妇仍然能感觉到宫缩的存在。产程可能会因为使用了麻醉剂有所延长，但是可以通过注射催产素加强宫缩，加快产程。硬膜外腔阻滞镇痛有一定的危险性，如麻醉剂过敏、麻醉意外等。由于在操作时程序比较烦琐，在整个分娩过程中需要妇产科医生与麻醉科医生共同监督、监测产妇情况。

❀ 其他镇痛方法

孕期应加强对肌肉、韧带和关节的锻炼，放松思想，培养松弛和想象的艺术，创造良好的分娩环境。也可以使用镇痛分娩仪，临床中已收到很好的效果。

哪些人不适合无痛分娩

无痛分娩让产妇不再经历分娩疼痛的折磨，减少对分娩的恐惧，但并不是所有孕产妇都适合采取无痛分娩方式。

1．产妇有阴道分娩禁忌证，如胎盘早剥、前置胎盘、胎儿宫内窘迫等，不适合无痛分娩。

2．产妇有麻醉禁忌证，如对麻醉药或镇痛剂过敏、耐受力超强等，也不适合无痛分娩。

3．产妇有凝血功能异常，也不能采用无痛分娩。

4．产妇有妊娠合并心脏病、药物过敏、腰部有外伤史等情况，应提前告知医生，由医生决定是不是要进行无痛分娩。

分娩时为什么要做会阴侧切

会阴是指阴道到肛门之间长2～3厘米的软组织。在分娩过程中，由于阴道口相对较

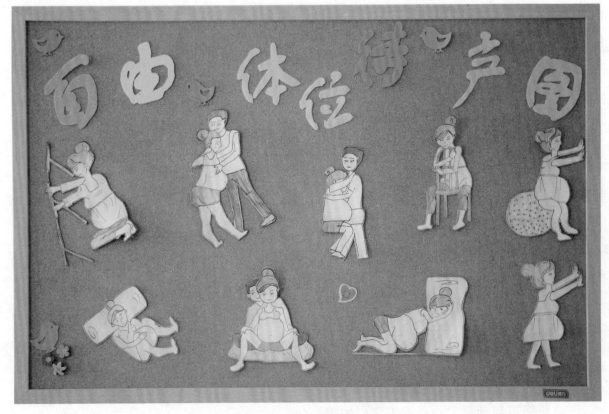

医护人员手绘的自由体位待产图

紧，影响胎儿顺利娩出，需要做会阴侧切手术，扩大婴儿出生的通道，会阴切开术是产科常见的一种手术。

对于会阴侧切，不少产妇都会感到恐惧。其实，进行会阴侧切对产妇和胎儿有时是必需的。胎儿出生时要经过子宫口、阴道和会阴等，会阴是产道的最后一关。子宫口与阴道需胎儿先露部分慢慢将其扩展，会阴也需要一定时间才能扩松。胎儿通过产道时间越长，缺氧的可能性越大。所以，做侧切可扩大会阴，保护胎儿，使其尽快出生。

会阴侧切术是对会阴组织的一种保护措施，避免生产过程中会阴的严重裂伤。会阴侧切术可减轻产道对胎儿头部的压迫，减少新生儿颅内出血等症状发生。

初产妇分娩时，大部分要做会阴侧切。会阴侧切常用于以下情况。

1. 初产妇会阴紧，分娩时常有不同程度撕裂，会阴侧切是为防止不规则撕裂和损伤肛门。

2. 手术助产时，为了便于操作，防止会阴裂伤，一部分产妇需会阴侧切。

3. 出现胎儿窘迫时，应迅速娩出，会阴侧切可达到此目的。

4. 会阴侧切能缩短分娩时间，减少盆底组织松弛，减少产后阴道膨出及子宫脱垂，不影响日后性生活。

在做侧切时一般要用少量麻醉药，产妇可无痛觉。胎儿娩出后，将侧切部位缝好，5天后拆线，便可恢复原样。

医生会做会阴侧切的情况

产妇问题：35岁以上的高龄产妇，或者合并有心脏病、妊娠高血压疾病等高危妊娠时。在这种情况下，医生为了减少产妇的体力消耗，缩短产程，减少分娩对母婴的威胁，当胎头下降到会阴部时，就要做侧切了。

会阴部问题：产妇的会阴弹性差、阴道口狭小或会阴部有炎症、水肿等情况，估计胎儿娩出时难免会发生会阴部严重的撕裂。

胎儿头大：胎儿较大，胎头位置不正，再加上产力不强，胎头被阻于会阴。

胎儿问题：子宫口已开全，胎头较低，但是胎儿有明显的缺氧现象。胎儿的心率发生异常变化，或心跳节律不均，并且羊水浑浊或混有胎便。

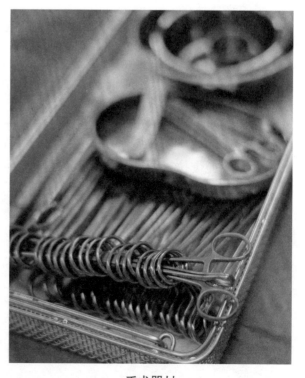

手术器材

借助产钳助产时：如果出现以上这几种情况，千万不要迟疑，应该尽量配合医生，尽早实行侧切。

发生急产怎么办

急产表现为：孕28周以上的孕妈妈，突然感到腰腹坠痛，很短的时间内就会有排便感；短时间内就出现有规律的下腹疼痛，间隔时间极短；破水、出血，或阴道口可看见胎头露出，甚至有孕妈妈如厕用力排便，而将胎儿娩出的情况。

❧ 急产的急救要点

如果急产发生在家中或路上，在医护人员赶来之前，产妇家属应先进行急救，需掌握以下急救要点。

1．嘱咐产妇不要用力屏气，要张口呼吸。

2．因地制宜准备接生用具。干净的布、用打火机烧消毒过的剪刀、酒精（如没有可用白酒）等。

3．婴儿头部露出时，用双手托住头部，注意千万不能硬拉或扭动。当婴儿肩部露出时，用两手托着头和身体，慢慢地向外取出。等待胎盘自然娩出。

❧ 急产的医护措施

送往医院后，医院将要对其采取必要医护措施，具体如下。

1．接受医护人员的常规检查，包括产道是否有裂伤、胎盘胎膜是否完整排出等。必要时进行相应的补救手术。

2．产妇及新生儿注射破伤风抗毒素，并给予抗菌药物，预防感染。

3．新生儿注射维生素K，预防颅内出血。

4．在医院住院观察一段时间后，进行常规新生儿预防接种及新生儿足跟血筛查。

了解分娩四要素

精神因素与分娩关系密切，产道、产力、胎儿及精神状态是分娩成功与否的四大要素，这四大要素互相联系、互相影响。十月怀胎非常不容易，想要顺利地生下健康可爱的宝宝，孕妈妈一定要用足够的信心、勇气和乐观的心态来面对，积极与医生配合。

❧ 产道

产道由软产道和骨产道组成，是胎儿娩出的通道。软产道指子宫下段、子宫颈、阴道、会阴；骨产道指骨盆。骨盆大小与体形有一定关系，但不是绝对的，应通过骨盆测量了解骨盆情况。

❧ 胎儿

胎儿大小、胎位对于分娩十分重要。胎儿过大会给分娩增加困难。胎位是指胎儿在母体内所处的位置。头位是正常胎位，臀位及横位是异常胎位。需要及时发现异常胎位，并根据具体情况给予积极纠正。

精神状态

产妇在分娩过程中的不良精神状态，如过于紧张、害怕、担心等，都有可能对产程造成影响。

产力

产力主要是指宫缩力，还包括腹部肌肉的收缩力。产力在分娩过程中起着重要的作用，依靠宫缩力可以使子宫口逐渐扩张，胎头下降。宫口开全后，由于胎头压迫，产生向下用力、屏气的感觉，使腹部肌肉收缩用力。腹部肌肉的收缩力是可以控制的。

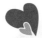

贴心提醒

如何缓解分娩疼痛

宫缩痛主要集中在下腹部，有时也发生在两股内侧或脊柱上。多数女性感觉到的宫缩痛与月经期痛性痉挛相似，只是更加强烈些。

在胎儿即将出世时，由于会阴和外阴部的扩展，产妇还会感到这些部位有烧灼感和强烈的疼痛。寻找一个舒适的体位，在放松的状态下进行深呼吸，可以缓解分娩疼痛。产妇要对分娩疼痛有充分的思想准备。分娩痛是生理性疼痛，一般人都可以忍受。

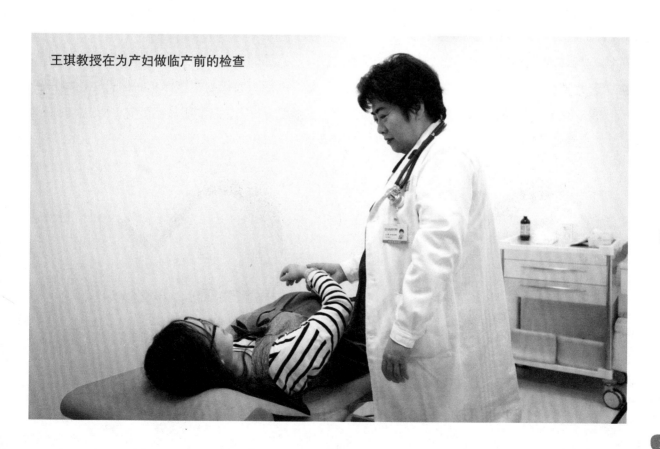

王琪教授在为产妇做临产前的检查

分娩前后的注意事项

产程不同阶段，一定要用对力

在产程的不同阶段，用对了力，可以让分娩过程更顺利，也能减少一些并发症的发生。

🌸 宫口开全前，不要用力

如果宫口刚开始扩张就用力，反而会帮倒忙。而且还会有以下不良后果。

① 对宝宝不好：在宫口完全打开前，用力不会使宝宝前进，只会使产道中的宝宝受到压迫。用力时腹压增大，子宫的负担也加重，宝宝的血氧供应也会受影响。

② 过早消耗体力：宫口开全前就使劲，会白白消耗体力，到了后面真正需要用力的阶段，身体却因疲累而使不出力气，也容易宫缩乏力。

③ 影响宫口扩张：宫口开全前，用力也会使宫口受压迫而水肿，反而不利于宫口扩张。这样产程就会延长，会增加产妇和宝宝的负担。

所以，在宫口开全前，即使有了强烈的排便感，也先不要用力。这个阶段只需让全身肌肉放松，宫缩时张大口呼吸，不要用力。

🌸 宫口开全后，用力

宫口开全后，会感到会阴膨胀，这时用促进宫缩的方法呼吸，就能加快宝宝的娩出。

宫缩时，轻轻吸入一口气，屏住呼吸，像排便时那样向下用力，同时保持盆底的肌肉放松，直到需要进行下一次呼吸。

🌸 宫缩间歇时，休息

宫缩间歇时，全身都放松下来，让体力恢复。该用力时用力，该休息时休息，让腹压和宫缩配合得当，就能明显缩短宝宝娩出的时间。

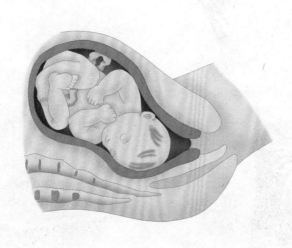

第一产程

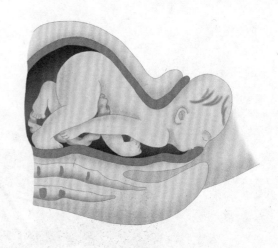

第二产程

胎头位置很低了，用力

当宝宝头部的位置下降到很低时，最适合屏气用力，用腹压促进宫缩。

但如果宝宝头部位置已经在阴道口，却下降得很慢，产妇也用了很久的力，长达半小时甚至一小时，就需要借助产钳助产术或胎头吸引术来帮忙了。

胎头快要娩出时，停下来

当宝宝头部位置下降到一定程度，快要娩出了，就停下来，不要再屏气用力了，以免宝宝娩出过快，使会阴部裂伤。

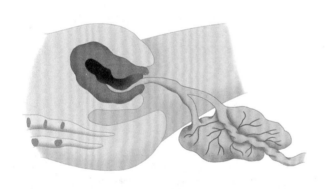

第三产程

贴心提醒

应该避免胡乱用力

大声呻吟或大喊大叫，这样做不仅不能减轻疼痛，反而可能引起过度换气，致使母体缺氧，影响宝宝的血液循环，还会过多地消耗体力，当真正需要用力时已无力可用。

第二胎生得更快

一般情况下，第二胎的产程进展会比第一胎快。从临产到宫口开全，大概只需要5~8小时，甚至更短。宫口开全后，再过20分钟左右宝宝就能娩出。

所以，二胎时不论出现哪一种产兆，都要及时入院待产。

待产时突发状况怎么办

胎儿窘迫

胎儿心跳频率如果下降，可能是脐带受到压迫，或胎头的下降受到骨盆的阻力。

此时医生会为产妇吸氧、输液。如果胎心音仍然没有恢复正常，就会立即进行剖宫产。

胎头与骨盆不相称

如果胎儿的头相对较大，或产妇的骨盆腔相对狭窄，子宫颈没法开全，或胎儿的头不再继续下降，也要进行剖宫产。

胎盘早期剥离

待产时，如果阵痛转变为持续性的腹痛，阴道出血也变多了，可能是胎盘早期剥离。如果确诊，就会立即进行剖宫产。

麻醉意外

如果产妇准备进行无痛分娩或剖宫产，

麻醉时，也要考虑到过敏或麻醉意外的可能。所以，要及时反馈自己的不适，以便医生及时处理，避免发生危险。

🌸 脐带脱垂

脐带脱垂多发生在早期破水、胎儿的头还没下降、胎位不正时，脱垂的脐带受到胎儿头部的压迫，胎儿的血供就会被中断，使宝宝面临生命危险。

如果出现这种状况，应立即进行剖宫产。

什么时候需要催生

催生一般用于到了预产期，产程却没有启动时。有时虽没有到预产期，但孕妈妈因为疾病等原因不能继续怀孕，或胎儿已经发育成熟，但出现了异常情况需要提前出生时，也会用催生的方法。

用什么催生

催生是用催产素帮助发动和加强宫缩，由于能够促进宫缩，催产素也能预防产后出血。合理运用催产素可以加快产程，减少分娩的痛苦，降低分娩过程中产妇和宝宝面临的风险。

催生有讲究

催生时，医生会根据具体情况合理安排用药的时间和用量。一般是用输液的方式，并严格把握浓度和滴速，从小剂量起，慢慢调节。

催生时一定要有专业的产科人员进行严密的监护，还要用胎儿监护仪观察胎心、宫缩的变化，随时了解胎儿的情况。

羊水栓塞是怎么回事

羊水中绝大部分是水，但也有少量溶质，到了怀孕末期，还会有胎儿的分泌物、排泄物等混入其中，因此羊水中含有各种有形的、无形的成分，如胎粪、胎脂、毛皮等。

如果这些成分进入母体血液循环，如胎盘早剥使胎盘附着处的血窦开放，或分娩中宫颈裂伤时，就可能引起大面积的急性感染，导致肾衰竭。如果有形成分进入肺、心脏等重要器官，形成栓塞，就会引起心跳、呼吸骤停。羊水中还有抗凝物质，会使正常的出血无法凝结，造成大出血。

羊水栓塞时，通常有呼吸困难、发绀、抽筋、寒战、胸痛、出血、休克等表现。即使得到了抢救，也可能留下严重的后遗症，如肾功能衰竭。

第二胎羊水栓塞风险更高吗

随着分娩次数的增加，子宫组织会变得疏松，使羊水更易透过。羊水渗入母体，羊水栓塞的风险就会增加。

第一胎剖宫产的产妇，如果第二次怀孕时胎盘在剖宫产疤痕上，羊水栓塞的风险就会增加。所以一定要做好产检，产前也要评估疤痕破裂的风险。临产前的宫缩痛如果不是一阵阵的，而是持续的，也要及时告诉医生。

此外，生二胎时产妇如果出现了以下情况，更需要预防羊水栓塞：

① 年龄大于30岁。

② 多胞胎。

③ 早产或过期妊娠。

④ 急产。

⑤ 前置胎盘。

⑥ 胎盘早剥。

⑦ 剖宫产。

⑧ 器械助产。

⑨ 子痫。

⑩ 宫缩过强（包括自发性的或催产素使用不当所致的）。

⑪ 羊水过多。

⑫ 子宫颈裂伤。

⑬ 子宫破裂。

⑭ 胎儿窘迫。

怎样预防羊水栓塞

❀ 避免胎儿过大

适度摄入营养，控制体重增长，避免胎儿过大，把子宫撑得过大，容易造成羊水栓塞。

❀ 定期产检

产检可以发现羊水栓塞的危险因素，如前置胎盘、胎盘早剥、高血压、糖尿病、巨大儿等，以便及时处理这些因素。

❀ 及时处理高危因素

如果有过期妊娠的情况，也就是孕40周后还没有产兆，就要及时检查，决定是否采取措施。

如果有前置胎盘、胎盘早剥、胎膜早破等情况，一定要及时去医院待产，得到医务人员的看护和指导，一旦发生意外，也能赢得宝贵的抢救时间。

如果子宫收缩过于强烈，孕妈妈应该配合医生使用镇静药物，减弱子宫的收缩，以防发生子宫破裂。

❀ 及时剖宫产

如果产程刚开始时发生了羊水栓塞，即使抢救后病情好转，由于病因并未消除，在后面的产程中，情况还有可能加重，所以最好及时剖宫产，尽快结束分娩，避免子宫破裂的发生。

❀ 及时告知医生不适

在分娩的过程中，如果出现胸闷、烦躁、寒战等不舒服的感觉，要及时告诉医生，以便医生及早做处理。

❀ 产后也不要大意

无论顺产还是剖宫产，术后都要留心观察宫缩和阴道流血的情况、引流出的尿液颜色。这是为了预防迟发型羊水栓塞并发DIC

（弥散性血管内凝血）。

如果阴道流血增多，流出的血液不凝固，或有肉眼血尿等，都要及时告知医生，及时处理。

怎样预防产后出血

产后出血是指分娩后24小时内，出血量超过500毫升。产后出血的原因有子宫收缩乏力、胎盘滞留、软产道裂伤、凝血功能障碍等，其中最常见的原因是子宫收缩乏力，多见于产程过长、胎儿过大、产妇思想紧张、过度疲劳。

因此，在分娩过程中产妇要听从医生的指导，精神不要紧张，不要大声喊叫而浪费体力，要积极进食，注意休息，保存体力。对有可能出现子宫收缩乏力的，在胎儿娩出后立即注射缩宫素，促进子宫收缩。

乙肝孕妈妈必须剖宫产吗

🌸 顺产确有感染风险

自然分娩时，胎儿确实有不少机会感染妈妈血中的乙肝病毒，如果产程较长或宫缩较强，这些情况出现的可能性也更大。

① 在宫缩的挤压下，胎盘绒毛血管破裂，使胎儿的血液循环中渗进母血。

② 胎儿受到擦伤，皮肤或黏膜的毛细血管破裂，渗进了母血。

③ 胎儿吞咽了产道中的血液、羊水、阴道分泌物等。

🌸 乙肝不是剖宫原因

剖宫产时，胎儿有机会接触到妈妈的血液，也有感染乙肝病毒的风险。而有些携带乙肝病毒的妈妈之所以需要剖宫产，也是综合考虑各种因素做出的选择，比如头盆不称等关于胎儿的原因，或高血压等疾病原因，并不是因为携带乙肝病毒才要进行剖宫产。

剖宫产怎么麻醉

剖宫产一般是局部麻醉（相对于全身麻醉而言），主要用脊椎麻醉、硬脊膜外麻醉两种。

麻醉时需要侧躺，并把腰弯起来，以便于注射麻醉剂。注射后，腹部和下肢会麻木，无法用力，但意识是清醒的，可以说话并听到宝宝的哭声，如果手术中感到不适，也可以及时告诉医生。

🌸 脊椎麻醉的特点

麻醉效果来得快，打完后很快就能手术了，产妇感觉不到开刀，下肢也不能动。注射完后不留麻醉导管。

🌸 硬脊膜外麻醉的特点

麻醉效果是慢慢出现的。注射完后要等20分钟左右再手术。感觉不到疼，但能感知开刀的动作。下肢也不是不能使用力量，无痛分娩就是在这种麻醉下，既能止痛，也不妨碍分娩用力。注射完后会保留导管持续给药，手术中如果需要，可以追加麻醉药，导管也能一直留到手术后继续止痛。

剖宫产麻醉安全吗

剖宫产常用的两种麻醉都是直接作用于神经，所以止痛效果很好，经胎盘吸收的量也非常小，对胎儿并无不良影响，所以不用担心，麻醉的安全性是很高的。

但两种麻醉也都可能出现副反应，比如恶心、呕吐、头晕、胸闷、发抖等。脊椎麻醉出现副反应的概率更大些，但不会出现很严重的并发症。硬脊膜外麻醉的难度相对较大，有可能意外将麻醉药物注入血管或脊椎内，发生毒性反应，所以也有一定的风险。

尽管如此，孕妈妈也不用太担心。因为手术时选择的往往是麻醉医师最习惯、最熟练的麻醉方式，所以一般不会出现意外。

剖宫产怎样缝合

剖宫产缝合目前最常用的是肠线，它是一种可吸收缝线，缝好后线藏在伤口内，与传统的需要拆线的尼龙缝线相比，最大的优点就是美观。

缝合后无须拆线，住院天数短，伤口的疼痛也较轻，但也有少许产妇对肠线的吸收不好，缝线处出现小小的脓肿，引起一些疼痛或不适。

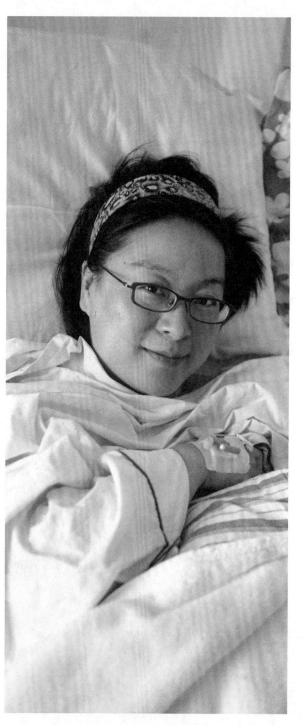

分娩后要注意休息

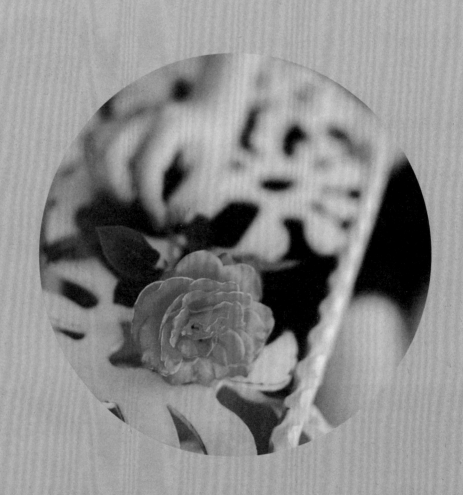

Part 5

产后篇

科学坐月子，
让自己恢复如初

产褥期保健

什么是坐月子

分娩过后，婴儿降生了，但产妇的身体还要经过一段时间才能复原。从胎盘娩出到全身各器官（除乳房外）恢复或接近未孕状态的时间需要大约42天，这一时期称为产褥期，俗称"坐月子"。

及时排尿，促进产后恢复

胎儿通过产道时，使膀胱受到压力，加上尿道周围组织肿胀、淤血、血肿，以及会阴伤口的影响，产后膀胱肌肉对排尿的感觉会暂时变得迟钝，容易出现排尿困难。尤其是产程较长、会阴侧切、器械助产、硬膜外麻醉后，会感觉并不需要小便，但随着肾脏不断排出体内多余水分，膀胱里的尿液也不断增多。

所以，顺产后，就算没有尿意，产后4~6小时内也应该及时排尿。剖宫产后第二天，导尿管会拔除，拔出后3~4小时就应该排尿，让尿路被自然冲洗，以免因导尿管的放置而引起尿道细菌感染。

注重细节，让休息更有效

睡够、睡好

睡眠是产后恢复的重要保障，睡眠不足会延缓产后恢复的进程。保证每天8~9小时的睡眠，加上两小时午睡更好，充足的睡眠也利于乳汁的分泌。

变换躺卧姿势

经常改变躺卧的姿势，最好是仰卧与侧卧交替，可以防止子宫向一侧或后方倾倒。

产后两周，可以采取胸膝卧位，帮助矫正子宫后倾后屈位。

注意室内环境

保持室内空气新鲜，无论什么季节，每天开窗换气，房间里阳光要充足，室温最好在20~25℃，湿度最好在50%~60%。

天气炎热时可以适当使用空调调节温度，但别把温度调得过低，产后身体分解代谢旺盛，出汗多，毛孔常处于开放状态，如果受凉，容易引起肌肉和关节酸痛不适。

坐月子可以洗澡

传统上坐月子是不允许洗澡的，主要是因为居住环境和条件不好，生怕产后洗澡着凉受风，现在的居住环境和各方面条件都比较健全，只要控制好温度，产后洗澡并不是不可行的。月子里洗澡不会影响产后恢复。由于产程中及产后容易出汗，如果产妇身体不能保持洁净，反而容易滋生细菌，引起感染。

产后什么时候洗澡

如果会阴没有伤口，身体疲劳也已经恢复，能够下地走动，只要不出现头晕虚脱的情况。有条件的话可以每天洗澡，或者两三天洗一次澡。

如果会阴有切口或者裂伤严重，或者做了剖宫产，可以先局部擦浴，伤口愈合后再洗澡。

产后洗澡需要注意什么

产后第一次洗澡时，最好有家人陪伴在身边，避免因为没有完全恢复好，身体比较虚而在洗澡时发生意外。如果自己觉得恢复得很好，也可以不用人陪伴。

洗澡建议用淋浴，不要用盆浴。水的温度不宜太高，和平时洗澡的温度一样即可，洗澡时间不要太长。

剖宫产的产妇在洗澡时，最好用防水胶布把伤口遮挡一下。

洗完澡尽快擦干身体，如果行动不便，可以让家人帮忙。及时用吹风机的热风把头发吹干，不要用冷风吹。吹干前不要扎头发，也不要立即睡下，以免着凉、头痛。

顺产后怎么恢复进食

产后就能吃

分娩时消耗了巨大的能量，体液也大量丢失，产后很容易感觉到饥饿和口渴。如果没有麻醉等特殊因素，产后就能立即吃东西了。

清淡饮食

饮食最好是清淡、低盐、容易消化的，不要过于油腻或刺激。尤其是产后7天内，可以选择以清鸡汤、清鱼汤和清排骨汤为主的食谱。

多点汤和蔬菜

产后腹部压力降低，肠蠕动减慢，容易便秘，最好多喝汤，多吃蔬菜，补充纤维素。

剖宫产后怎么恢复进食

6小时内禁食水

术后6小时内，麻醉药效尚未消失，全身反应水平仍然很低，这时进食容易发生呛咳、呕吐等，所以需要暂时禁食水。

6小时后进流食

麻醉药效过去后，也就是大约6小时后，可以吃些清淡易消化的半流质饮食，如米粥、蛋汤、面汤等。

进食之前可以用少量温水润喉，每次大约50毫升。如果有腹胀或呕吐的情况，就要多下床活动。

肠道排气后

先吃1～2天半流质食物，如稀粥、藕粉汤、汤面、馄饨等，然后再转为普通饮食。

怎么挑选饮食

剖宫产后，不要选择牛奶、豆制品、红

薯、蔗糖等容易在腹内发酵的食物，它们会在肠道中产生大量气体，导致腹胀。多摄取富含纤维素、蛋白质、维生素和矿物质的饮食，有助于组织修复。

其余挑选饮食的原则与顺产相同。

什么时候开始活动

❀ 顺产后

如果会阴没有伤口，身体也没有严重疾病，产后6小时，疲劳消除后，就可以坐起来了，24小时后就可以下床活动了。

❀ 剖宫产后

① 产后6小时：去枕平卧。

② 产后12小时：改为半卧位，使身体和床呈20～30度角。等双脚恢复知觉，就可以做些肢体活动了。

③ 产后24小时：导尿管拔除，开始在床上练习翻身、坐起，然后下床慢慢活动。

半卧位，是为了利于恶露排出，因为剖宫产后恶露相对不易排出，恶露淤积在宫腔内会影响子宫复原，也影响子宫切口愈合。

多翻身，是为了帮助肠道尽快恢复正常蠕动，因为麻醉药会抑制肠蠕动，而肠道

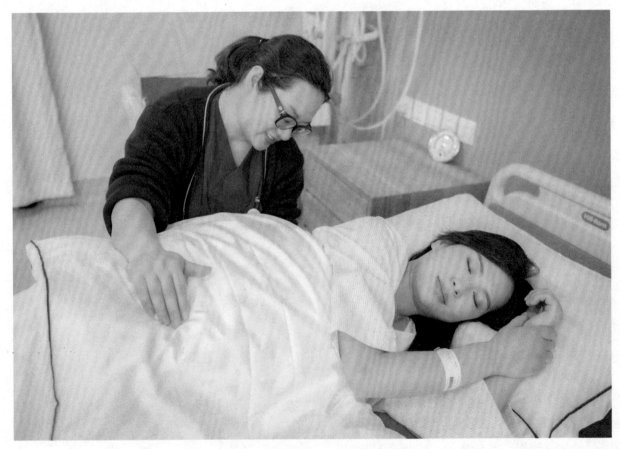

医护人员帮助剖宫产的产妇翻身

恢复正常蠕动的标志是排气。为了避免恶心呕吐和腹胀，剖宫产后要等肠道排气后才能吃饭。

下床活动前，可以用束腹带绑住腹部，减少走动时的震动牵动伤口，帮助减轻疼痛。

顺产后如何进行会阴护理

正常情况下，会阴侧切伤口一般需2～3周才能完全愈合，恢复正常感觉。在产后10天左右，阴道会掉出带结的肠线头，此属正常现象，不必惊慌。如果在产后出现异常情况，则需及时处理，以免后患。

保持会阴部清洁：不管是自然撕裂，还是切开的伤口，一般3～5天都可愈合，每天要用温开水冲洗两次；大便后切忌由后向前擦，应该由前向后，还须再次冲洗；注意勤换卫生巾，避免浸湿伤口。

防止会阴切口裂开：发生便秘时，不可屏气用力扩张会阴部，可用开塞露或液状石蜡润滑，尤其是拆线后最初2～3天，避免做下蹲、用力动作。解便时宜先收敛会阴部和臀部，然后坐在马桶上，可有效地避免会阴伤口裂开。坐立时身体重心偏向右侧，既可减轻伤口受压而引起的疼痛，也可防止表皮错开；避免摔倒或大腿过度外展而使伤口裂开；不宜在拆线当日出院，伤口裂开多发生在伤口拆线的当天，回家后伤口裂开会给处理带来麻烦。

避免伤口发生血肿：产后最初几天，产

妇宜采取右侧卧位，促使伤口内的积血流出，不致形成血肿，影响愈合，也可防止恶露中的子宫内膜碎片流入伤口，日后形成子宫内膜异位症；待4～5天后伤口长得较为牢固，恶露难以流入时，便可采取左、右卧位轮换；注意会阴切口的情况，术后1～2小时内伤口出现疼痛，如疼痛加剧，应马上与医师联系，及时处理。

避免会阴切口感染：当伤口出现肿胀、疼痛、硬结，挤压时有脓性分泌物时，应在医师的指导下服用抗生素，拆除缝线，以利脓液流出；局部采用1：5000高锰酸钾温水坐浴，每天两次，每次10～15分钟，或用清热、解毒、散结中药煎液清洗伤口；使用红外线灯进行局部理疗，也可促进伤口愈合。

护理水肿伤口：伤口水肿时，在拆线前缝合线勒得很紧，疼痛持续不减。可用95%的乙醇纱布或50%硫酸镁溶液进行局部热敷、湿敷，每天两次；卧位时，尽量将臀部抬高一些，以利于体液回流，减轻伤口水肿和疼痛。

 贴心提醒

留意异常状况

如果疼痛没有减轻，或出现伤口红肿、发热，要及时去医院，确认伤口是否愈合不良。如果等到伤口出现感染后再就医，愈合就会变得相对麻烦了。

如果有腹痛、会阴坠痛等情况，也要及时检查，以免延误病情。

产后篇：科学坐月子，让自己恢复如初

271

剖宫产后怎么护理

坚持补液。剖宫产后补液可以防止血液浓缩，血栓形成。所输液体有葡萄糖、抗生素等，可以防止感染、发热，促进伤口愈合。

侧身喂奶，避免拉扯伤口。产后1～4天会有胀奶的现象，哺乳可以缓解胀奶的不适，但剖宫产后可能因为伤口疼痛而不想哺乳。其实只要侧身喂奶，就能减少动作对伤口的牵拉，减轻疼痛不适。

避免伤口碰水。术后两周内，避免腹部伤口碰到水，如果伤口碰到水，要立即消毒，并盖上消毒纱布。全身的清洁最好用擦浴，两周后可以淋浴，但恶露未排干净之前一定要禁止盆浴。

留意伤口感染。产后第二天，伤口换药，看看有没有渗血或血肿。一般要换药两次，第7天拆线。如果妈妈肥胖或有糖尿病、贫血及其他影响伤口愈合的情况，可能就会延迟拆线。

剖宫产后的伤口发炎多发生在术后1～2周，一般手术时间越长，出血量越多，伤口感染的可能性也越大。如果术后体温高，伤口疼痛，要及时检查伤口，如果发现红肿，可以用95%的酒精纱布每天湿敷两次。如果敷后也不好转，伤口红肿处按上去还有波动感，说明有感染，需要及时去医院拆线引流。

少用止痛药。剖宫产后，麻醉的作用逐渐消失，一般产后几小时内伤口较疼，但3天后就会好的。需要的话，可以请医生在手术当天使用止痛药物，之后最好就不要再用药物止痛了，以免影响肠道功能的恢复。

关注体温，及时发现炎症。停用抗生素后可能会出现低热，这常是生殖道炎症的早期表现，如果体温超过37.5℃，就不宜立即出院。如果没有低热，保险起见，出院1周内每天下午最好也测一次体温，以便及时发现和处理。

坐月子需要什么样的环境

传统观念认为，无论是寒冷的冬季，还是炎热的夏季，产妇的居室都应窗户紧闭，避免产妇"受风"，落下"月子病"，其实这是长期以来对于坐月子的一个误区。

产妇需要一个安静的修养环境，房间不一定大但要安静、舒适、整洁、阳光充足、空气新鲜，要避免对流风。每天至少开窗通风1小时，新鲜的空气有助于消除疲劳，恢复健康，给母婴提供足够的氧气，但要避开风口。室温一般应保持在25℃左右，湿度为60%～65%。

在干燥的冬季，为保持室内的湿度，可购买一台加湿器，以调节室内的湿度。

在炎热的夏季，为保持室内凉爽，可根据需要适当打开空调，但应注意出风口不要正对着产妇和新生儿。其次，空调的温度不要太低，一般以26～28℃为宜，而且应间断使用，早晚定时开窗换气。

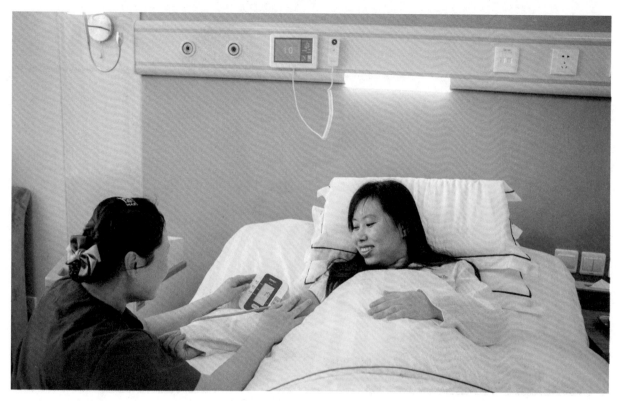

医护人员在为产妇测量血压

产后宜适当用艾灸调理

艾灸作为一种外治方法，能起到温经通络、活血化瘀、散寒除湿、补益气血的作用。应用艾灸方法进行产后调理，可以有效缓解产妇的诸多不适症状，这是和女性产后多虚多瘀的病理生理特点相适应的。

❧ 恶露

宝宝出生后，新妈妈们都会经历一段时间的子宫出血，医学上称之为"恶露"。恶露的正常排出是女性生产过程中的一种自然的有益于机体康复的生理现象。一般情况下，在刚分娩后的几天内，恶露颜色较红，量也与月经相似。以后颜色逐渐变淡，量也逐渐减少，一般在产后1个月内恶露会消失。若产妇子宫复旧不全，则会出现恶露量增多，持续时间延长。

可选关元穴、子宫穴、大肠俞、次髎穴，每次每穴灸20分钟，以出现灸感为好。

❧ 腰痛

妊娠后，随着胎儿长大、孕妈妈的腹部逐渐向前突出，重心前移，腰部肌肉张力增加。产后，重心又恢复到孕前状态，但关节、韧带却还在一段时间里处于松弛状态。如果在哺乳时姿势不够正确或劳累，都会产生腰痛。

艾灸可选择在大肠俞、命门、肾俞穴温和灸，每次每穴20~30分钟，每天1次，长期坚持。

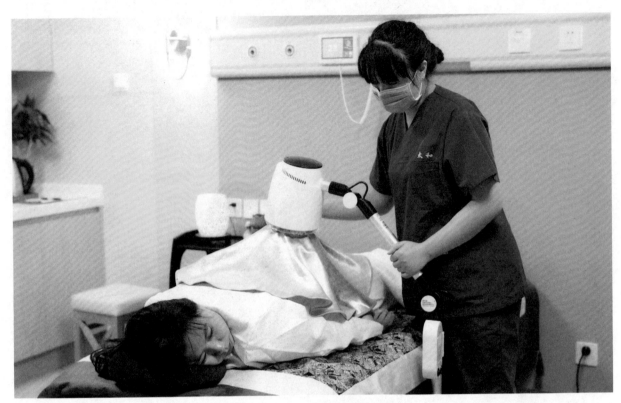

月子期间可以经常为身体做一做艾灸

🌸 胃部不适、腹胀和便秘

因为产后胃液中盐酸的分泌减少，胃肠肌张力及蠕动力减弱，再加上产褥期卧床时间多，缺少运动，产妇容易出现胃肠不适和便秘。

艾灸可选择脾俞、大肠俞、天枢、大横、足三里、上巨虚进行温和灸每日2次，每次15分钟，艾灸过程中出现排气现象为最好。

🌸 外感

分娩后，产妇的抵抗力有所减弱，尤其易于受风寒湿邪侵袭，出现恶风寒、喷嚏、流涕、发热、咳嗽等风寒表证，甚至出现畏寒喜暖，食少便稀，倦怠少动等寒凝血瘀证症状。

可用艾条或艾灸器皿在肺俞、大椎、风门、风池、至阳上进行温和灸每天1次，每次15分钟，以提高产妇的抗风寒能力，改善寒凝血瘀症状。

月子里如何刷牙

好多产妇在月子里不刷牙，这也是不对的。其实，产妇要比一般人更应注意口腔卫生。因产妇进餐次数多，食物残渣存留在牙齿表面和牙缝里的机会增多，而口腔感染还是产褥感染的来源之一。因此，产后应该每天早、晚各刷一次牙，每次进餐后都要漱口。

产妇应与平时一样，养成天天刷牙的习惯，但要注意方法：刷牙时要将牙刷用温水泡软。刷牙的手法不能"横冲直撞"，也切忌横刷，要用竖刷法，即上牙从上往下刷，下牙从下往上刷，咬合面上下来回刷，并且里里外外都要刷到，这样才能将牙齿彻底清洁；牙刷应选用小头、软毛、刷柄长短适宜的保健牙刷。平时吃完食物后也要用温水或漱口液漱口。

要做到饭后及时漱口。这样不但能够清除口腔内滞留的食物碎屑、牙垢，而且含漱本身对牙齿来说，犹如一种按摩，可增强牙龈组织的抗病能力，故每次进食完毕，应用温水漱口10～15次。

常叩齿。叩齿可使产妇利用咀嚼运动所形成的生理刺激，提高牙龈本身的抗病能力。在叩齿时用力宜均匀，速度不要过快、过慢，上、下牙每天早、晚各空咬80次左右。

保障营养。为了保障牙齿生长代谢对某些营养物质的特殊需要，防止牙齿松动，产妇要注意饮食结构，多吃含钙、磷、铁及维生素A、维生素D丰富的食物。

月子里屋子不要封得太严实

有的产妇在坐月子时，把屋子封得很严实。窗子不但关得很严，而且连窗缝也糊好，门上加布帘子，俗称"捂月子"。其实这样做对产妇和婴儿都是极其不利的。

首先，屋子封得很严，空气不流通，室内空气污浊，这对产妇和婴儿都不利。产妇分娩后身体虚弱，需要新鲜空气，以尽快改变身体虚弱状况，恢复健康。新生儿出生后，生长发育很快，需要充分的营养，也需要空气

新鲜、通风良好、清洁卫生的环境。否则，容易得感冒、肺炎等病，有碍健康成长。

其次，屋子捂得过严，通风不好，必然造成室内潮湿，产生细菌，侵害人体。产妇和婴儿都处于身体虚弱时期，抵抗力差，经不起细菌的侵蚀，极易生病。

更重要的是，无论产妇还是婴儿，都需要阳光的照射。只有在阳光照射下，身体才会正常发育，如果把屋子捂得过严，整月不见阳光，会使产妇和婴儿的身体健康受损，这是极为不利的。无论产妇和婴儿在室内都是暂时的，过一段时间就要到室外活动。如果室内封得过严，使他们不能接触外界环境，就会造成很大差别；以后到室外活动时，环境变化过大，必然不适应。这种不适应就会导致一些病症，影响身体健康。如果屋内通风好，有阳光照射，那么就给以后到室外活动创造了条件。

产妇不宜长时间仰卧

经过妊娠和分娩后，维持子宫正常位置的韧带变得松弛，子宫的位置可随体位的变化而变化，如果产后常仰卧，可使子宫后位，从而导致产妇腰膝酸痛、腰骶部坠胀等不适。因此，为了使子宫保持正常位置，产妇最好不要长时间仰卧。早晚可采取俯卧位，注意不要挤压乳房，每次时间20～30分钟，平时可采取侧卧位，这种姿势不但可以防止子宫后倾，还有利恶露的排出。分娩后几天起，早晚各做一次胸膝卧位，胸部与床紧贴，尽

产后篇：科学坐月子，让自己恢复如初

量抬高臀部，膝关节呈90度。

天热如何坐月子

在暑夏季节，不少产妇为避免受凉，常紧闭门窗，身着厚衣，包头盖被等，严重妨碍了体温的散发而发生中暑。因此，暑夏坐月子应保持室内空气流通，室温以22℃左右为宜。可常用干毛巾或温热水擦身，勤换内衣、床单。同时，常饮绿豆汤等非冰镇饮料对预防中暑也有好处。

由于夏日炎炎，酷暑难熬，许多产妇大开门窗，形成穿堂风；或开大风扇，对着直吹；或将空调开得太大，使室内温度太低；或睡觉时赤身裸体，不盖被子。这些都容易导致产妇伤风感冒。即使不是在夏天，产妇在月子里也经常出汗。因为怀孕后受孕激素的影响，身体发胖且有不同程度的水肿，这些现象都依赖产后的"出汗"排出体外。所以一天当中应定时走出空调房间，让身体自然出汗，比如在吃饭的时候。在没有空调的房间，可能偶有过堂风，不宜在风道上停留过久，也不要吹风入睡。

月子里饮食很重要，但暑天人们的食物以清淡为主，这对产妇是不利的。不过，产后最初几天，由于分娩的劳累，消化能力减弱，应该吃容易消化、富有营养和不油腻的食物，例如面条、牛奶等。最初两天最好不吃鲫鱼、鸡蛋等发奶的食物，因为刚生下来的婴儿食量不大，奶量过多容易淤积而引起乳腺炎。待孩子食量逐渐增加时，母亲可多

吃鸡、鸡蛋、鲜鱼、排骨等营养食物。

产妇要勤换洗衣服

产后皮肤排泄功能旺盛，产妇出汗多，在睡眠和初醒时更多，汗液常浸湿衣服、被褥，这种情况往往需要有几天的时间才能好转。与此同时，乳房开始泌乳，有的产妇听到孩子的哭声或到了喂奶时间乳汁就反射性地流出，有的产妇漏奶，乳汁不断外流，使乳罩、内衣湿透一大片。此外，产后阴道排出血性恶露，最初几天量比较多，常污染内裤、被褥，所以产后第1周内，产妇的内衣、内裤、月经带要天天更换，1周后也要勤换，被罩、床单要勤换洗，保持清洁、干燥。换下来的衣物要注意洗净汗渍、血渍、奶渍。乳汁留在衣服上时间过久，会变成酸性物质，损蚀织物纤维，内衣、内裤最好选用吸水力强的棉织品，外衣、外裤要宽松柔软，易于散热。更换衣物时要避免感冒，但不要因怕感冒而穿着脏而湿的衣服，产褥期和平时一样，要养成清洁卫生的习惯。

产妇穿着巧选择

传统观念认为坐月子时衣服穿得越多越好，甚至捂头捆腿，其实这样做，对产妇是有害无益的。妇女产后体内发生许多变化，皮肤排泄功能特别旺盛，以排出体内过多的水分，所以出汗特别多，如果出汗不擦干直接吹风或在穿堂风下休息，就容易感冒。有的产妇不管

冷热，不分冬夏，老是多穿多捂，这样身体过多的热不能散发出去，结果出汗过多，变得全身虚弱无力，盛夏时还会发生中暑，出现高热不退，昏迷不醒，甚至危及生命。

产妇产后衣着应整洁舒适、冷暖适宜，不要穿紧身裤，也不要束胸，以免影响血液循环或乳汁分泌。夏季应注意凉爽、排汗，冬季注意保暖。产妇的衣着应随着四时气候变化而进行相应的增减调配。

夏天，产妇的衣着、被褥皆不宜过厚，穿着棉布单衣、单裤、单袜避风即可。被褥需用棉制品，才能吸汗祛暑湿，以不寒不热为宜。若汗湿衣衫，应及时更换，以防受湿。冬天，产妇床上的铺盖和被褥要松软暖和，产妇最好穿棉衣或羽绒服，脚穿厚棉线袜或羊绒袜。后背和下体尤须保暖。春秋季节，产妇衣着被褥应较常人稍厚，以无热感为好，穿薄棉线袜。

可以选择适当的收腹带收紧腹部，以防腹壁下垂，但不可过紧，以免影响腹腔脏器的生理功能。

产妇应选择舒适透气的布鞋或软底鞋，不要穿高跟鞋，因为高跟鞋可使身体重心改变，加重肌肉的负担，易引起腰酸腿疼。即使在家里或夏天也不要赤脚，应穿棉线袜或毛袜，防止脚底痛。

产妇内衣选择有讲究

产妇的生理状况较为特殊，毛孔呈开放状态，易出汗，又要喂养婴儿，因此，内衣裤应选择吸汗、透气性好、无刺激的纯棉布料，宜宽大舒适，不要过于紧身，避免选用化纤类内衣，每日应更换内衣裤。

胸罩能起到支持和扶托乳房的作用，有利于乳房的血液循环。对产妇来讲，不仅能使乳汁量增多，而且还可避免乳汁淤积而得乳腺炎。胸罩能保护乳头免受擦伤和碰痛，避免乳房下垂，减轻运动和奔跑时乳房受到的震动。

应根据乳房大小调换胸罩的大小和杯罩形状，同时保持吊带有一定的拉力，将乳房向上托起。产后乳腺管呈开放状，为了避免堵塞乳腺管，影响宝宝健康，胸罩应选择透气性好的纯棉布料，可以穿着在胸前有开口的喂奶衫或专为哺乳期设计的胸罩。

产妇如何保护眼睛

在产褥期，眼睛的护理非常重要。如果眼睛失去养分，不仅影响眼的生理功能，还会失去眼睛昔日的美丽。那么怎样保养眼睛呢？

1. 要经常闭目养神。月子里，妈妈需要更好地休息，白天在照料婴儿之余，要经常闭目养神。这样眼睛才不会感到疲劳。

2. 不要长时间看东西。产妇如果在身体尚未康复时，长时间看书、电视、织毛衣等，容易产生双眼疲劳，视觉模糊。产妇身体虚弱，供血不足，易引起眼部疾病；眼圈肌肉如果长期处于紧张状态，就会出现头痛、胸闷、恶心、眼睛胀痛、畏光等不适。一般目视1小时左右，就应该闭目休息一会儿或看看窗外，以缓解眼部疲劳，使眼部气血通畅。

3．补充合理营养。多吃富含维生素A的食品，如胡萝卜、瘦肉、扁豆、绿叶蔬菜，可防止角膜干燥、退化和增强眼睛在无光环境中的视力。另外，还要少吃一些对眼睛不利的食物，如辛热食物，葱、蒜、韭菜、胡椒、辣椒等。

4．注意用眼卫生。看书时眼睛与书的距离保持35厘米，不要在光线暗弱及阳光直照下看书、写字。平时不用脏手揉眼，不要与家人合用洗漱用品。

产后1个月才能外出

产后1个月可以外出，但不能去很远的地方，从到附近散步开始，再渐渐走远。

6周过后，可以骑自行车或开车，也可以带婴儿一起散步。但是不管怎么说，长时间步行及乘车都是造成子宫下垂的原因，所以外出尽量控制在短时间内。四处参观、步行观光这样的旅行及海外旅行，至少要在出院两个月以后。

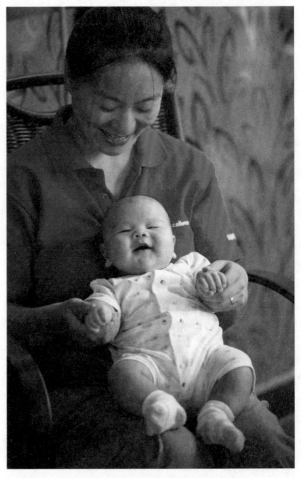

产后1个月以后才可以外出

产后不适与常见疾病防治

产褥感染千万别轻视

产后一段时间内，宫颈口尚未闭全，子宫内又留有胎盘剥离面的创口，细菌就很容易侵入，在恶露的培养下繁殖，引起生殖器官感染。

在产褥期，生殖器官被感染而出现的炎症表现都属于产褥感染。多从产后2~5天开始出现，表现为头痛、发热（体温常超过38℃，持续1天不退）、恶露增多且有臭味、下腹部压痛等。

感染如果继续扩散，会引起盆腔结缔组织炎。炎症蔓延到腹膜，还会引起腹膜炎，除了高热，还会出现寒战、腹胀、肠麻痹、脉搏增快等症状，腹痛也会加重。

如果细菌侵入血液，有可能发展为菌血症或败血症，会出现严重的中毒症状，不及时治疗甚至会威胁生命。所以，新妈妈千万不要轻视产后出现的发热、寒战等症状。

如何预防产褥感染

❀ 产前

1. 加强孕期卫生，保持全身清洁，妊娠晚期避免盆浴及性生活。

2. 做好孕前检查，加强孕期营养，增强孕妇体质，防止贫血。

3. 如果有贫血、阴道炎、高血压或其他孕期并发症，要及时纠正和治疗。

4. 孕末期不要做任何阴道治疗，以免把病菌带进阴道和子宫，产后引起感染。

❀ 临产

1. 注意休息，及时补充营养，避免疲劳。

2. 多进食和饮水，抓紧时间休息，避免过度疲劳，以免身体抵抗力降低。

3. 积极治疗急性外阴炎、阴道炎及宫颈炎，避免胎膜早破、滞产、产道损伤及产后出血。有胎膜早破或产前出血等感染因素存在时，必须住院治疗，用抗生素预防。

4. 接生时避免不必要的阴道检查及肛诊。

❀ 产后

1. 尽早下床活动，让恶露尽早排出。

2. 注意卫生，保持会阴清洁。

3. 注意休息和营养，让抵抗力尽快恢复。

4. 产褥期避免性生活。

产褥感染了怎么办

一定不要拖延，及时治疗，在医生的指导下使用抗生素或解热剂等，情况严重时需住院治疗。

- 保持外阴清洁。

- 取半卧位，促进恶露排出，将炎症局限

于盆腔，减少炎症扩散。

● 由医生根据情况使用消炎药。如果盆腔脓肿形成，需行手术切开引流。

● 保证充足的休息，加强营养，提高抵抗力。

因为出汗较多，也要注意补充水分，勤排尿。

正确护理，远离乳腺炎

产后乳房饱满而娇嫩，稍不注意，很容易引起不适，也容易发生乳腺炎。引起乳腺炎的原因主要有：

① 没有做好清洁，乳腺管堵塞；

② 乳头皲裂，使细菌容易进入；

③ 乳房有瘀块；

④ 乳罩、衣服太紧；

⑤ 疲劳、免疫力降低。

❀ 做好乳房护理

产后及时清洁乳房及乳头，每次哺乳前后都洗手，并用温水清洁乳头。如果乳头皲裂，要及时护理和治疗，以免细菌趁机而入，引起乳腺炎。

❀ 不让乳汁淤积

每次哺乳都要让宝宝将乳汁完全吸空，如果宝宝吮吸力不足，可以用吸奶器或手挤

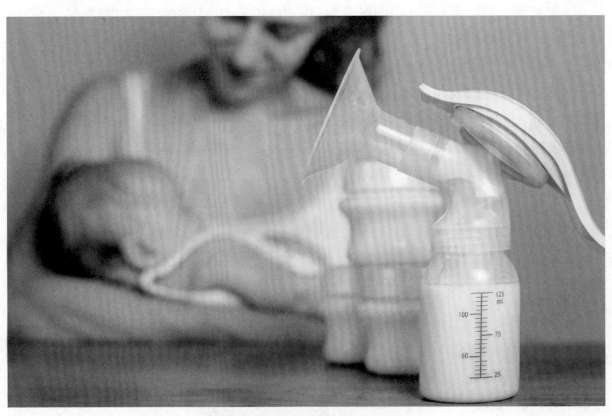

每次哺乳后可以用吸奶器把乳汁排空

出乳汁，不要让乳汁淤积在乳房内。

如果乳汁淤积，可以局部热敷，每次20~30分钟，每天3~4次，也可以用手从乳房四周向乳头方向轻轻按摩，然后用吸奶器将乳汁吸出或用手挤出，每天7~8次。

❀ 早期发现

如果发现乳房红肿、变硬，身体还发热，就要警惕乳腺炎了，如果持续发热一整天，就要及时去医院进行检查。早期乳腺炎如果得到及时治疗，就可以治愈，不要等出现脓肿时才治疗。

乳腺炎早期，乳腺肿胀，出现界限不清的肿块，并有明显的触痛；乳房皮肤颜色可能微微变红，也可能不变；体温可以达到38℃左右。

乳房肿块主要是由于乳汁淤积，淋巴、静脉回流不畅导致的，如果积极治疗，多能消散。

❀ 及时治疗

炎症早期可以继续哺乳，哺乳前后用毛巾热敷乳房，可以减轻疼痛。先吮吸发炎的乳房，排空乳汁，可以帮助炎症消退。感染严重时用健侧乳房哺乳，哺乳后用吸奶器吸尽剩余的乳汁。

如果已经形成脓肿，要及时去医院切开引流，并在医生指导下服用抗生素和解热剂。患侧乳房应等脓肿切开、脓液排出后才能哺乳，并用吸奶器吸出淤积的乳汁。

如何防治泌尿系统感染

无论从胚胎时期的发育，还是从解剖和生理的功能来讲，泌尿系统和生殖系统都有着非常密切的关系。怀孕以后，孕妈妈的泌尿器官不但在分娩过程中会受到损伤，而且在产褥期还容易发生感染，造成急性或慢性尿道炎、膀胱炎以及肾盂肾炎。

产褥期发生泌尿系统感染的高危因素包括以下几点。

1. 产妇经过分娩以后，劳累疲乏，食欲缺乏，体力下降，全身抵抗力减弱。

2. 尿道口和阴道口很近，阴道排出的恶露是病菌繁殖的温床，容易沿尿道口上行感染。

3. 产后腹壁松弛，膀胱收缩无力，膀胱三角区受先露压迫而充血水肿以及会阴伤口的疼痛等常发生排尿困难或尿潴留，加上导尿等操作，容易发生感染。

4. 怀孕期间，输尿管蠕动减弱，肾盂扩张，产后2~3周才能恢复正常。因此产妇尿液引流不畅，容易发生上段泌尿系感染——肾盂肾炎。

早期产褥期的处理非常重要。产时和产后应鼓励产妇勤饮水，维持足够的血容量，使泌尿过程保持正常，并应尽可能早地下床适当活动，促进体力恢复。要鼓励产妇在产后4小时内自己小便，如有困难，要解除产妇怕排尿引起疼痛的顾虑，帮助并鼓励产妇起床排尿。如果膀胱胀大且缺乏尿意，可嘱其听水流声或用温开水冲洗尿道口以诱导排尿；或用新斯的明进行穴位封闭，增加膀胱肌肉的张力促进排尿。以上方法无效，产后超过6小时仍不能自行排尿者应行导尿术。

对于尿潴留需要反复导尿或留置尿管者，或既往有泌尿系统感染的病人，应予抗生素预防和治疗，并定期复查尿常规，监测尿的变化。如果有尿痛、尿急、发热、腹痛、肾区叩击痛及尿化验异常，则有肾盂肾炎的可能，应进一步积极治疗，以免遗留慢性炎症，对妇女的健康造成终身的危害。

产后为什么容易便秘

产妇分娩后最初几天，往往会发生便秘，有时3～5天不解大便，或者大便困难，引起腹胀、食欲缺乏，严重者还会导致脱肛、痔疮、子宫下垂等疾病。

发生便秘的原因有以下几点。

◇产后卧床时间较长，活动量少，胃液中盐酸量减少，胃肠功能减低，蠕动缓慢，肠内物质停留过久，水分被过度吸收。

◇怀孕期间腹壁和骨盆底的肌肉松弛，收缩力量不足，大便时无力。

◇分娩晚期会阴和骨盆或多或少受到损伤，通过神经反射，抑制排便动作。

◇产后饮食过于讲究高营养，缺乏纤维素，食物残渣较少。

◇下床活动较少，许多产妇长时间躺卧，活动少。

◇有的产妇3～5天或更长时间不解一次大便，结果造成排便愈加困难，引起肛裂、

痔疮、腹胀等多种不良后果。

为预防和治疗腹胀与便秘，应注意适当增加活动量，加强腹肌与盆底肌肉的锻炼，如多做产褥保健操等；正确搭配饮食，多吃新鲜蔬菜、水果，也可睡前饮蜂蜜水一杯，严重者，可在医生指导下，应用一些缓泻药，如果导、开塞露等。

产后便秘巧处理

膳食中要注意补充新鲜蔬菜、瓜果和粗纤维食物，避免荤食过量，难以消化吸收。富含纤维素的绿色蔬菜能保持肠道通畅，促进肠管蠕动，帮助排便。

● 备黑芝麻、核桃仁、蜂蜜各60克。先将芝麻、核桃仁捣碎，再磨成粉，煮熟后冲入蜂蜜，分两次1日服完，能润滑肠道，通利大便。

● 中药番泻叶6克，加红糖适量，开水浸泡代茶饮。

● 用上述方法效果不明显者，可服用养血润燥通便的"四物五仁汤"：当归、熟地各15克，白芍10克，川芎5克，桃仁、杏仁、火麻仁、郁李仁、瓜蒌仁各10克，水煎，分两次服用。

● 严重者，可在医生指导下，应用一些缓泻药，如果导、开塞露等，还可以请护士进行肥皂水灌肠。不要盲目用力，以防子宫脱垂及直肠脱出。此方法不宜经常使用。

产褥期营养

产后四周，有目标地摄取营养

产后1周饮食要清淡

产后最初几天身体虚弱，胃口不好，此时不应吃得太油腻，可以吃些清淡的荤食，如瘦牛肉、鸡肉、鱼等，配上时鲜蔬菜一起食用，清淡又开胃，且能保持营养均衡。

产后要分泌乳汁，出汗、排尿也较多，需要补充水分，饮食中可以多喝汤、粥等。

产后需要注意防止便秘，所以可以少吃白米，改吃糙米、胚芽米或全麦面粉制成的面包、面条、包子、饺子等。

产后两周要补血

如果身体有伤口，此时也已基本愈合，可以多吃些补血的食物，如富含维生素的动物肝脏、鸡蛋、鱼等，既能预防便秘又富含铁质的谷类、苹果、香蕉等。

尽量让食物的种类丰富、多样化，帮助维持营养的全面、均衡。但不要吃从未吃过的食物，以免因不适应或过敏而腹痛或腹泻。

产后3、4周要催乳

此时，乳汁的分泌渐渐与宝宝的需求相符，涨奶的现象也减轻了，可以开始吃些促进乳汁分泌的食物，如猪蹄、鸡蛋、鸭蛋、牛肉、羊肉、牛奶、羊奶、丝瓜、金针菜、豆腐、豆浆、芝麻、花生、核桃、红薯、鱼类、虾、牡蛎、海参、枸杞、桂圆等。

此外，裙带菜和海带不仅能促进乳汁分泌，而且能退热，净化血液。骨头汤中蛋白质和钙含量丰富，能促进乳汁分泌，产后就可以开始喝，坚持喝两个月左右，效果显著。

产妇不宜过量食用红糖

坐月子期间适量吃些红糖可以帮助产妇排尿，减少膀胱的尿潴留，使恶露排泄通畅，有利于产后子宫收缩。

红糖有活血化瘀的作用，过量食用反而会引起恶露增多，造成继发性失血。因此，产妇吃红糖时间以7～10天为宜。红糖含较多杂质，应煮沸沉淀后再服用。

促进乳汁分泌，多吃猪蹄

猪蹄营养丰富，富含胶原蛋白，脂肪含量也比肥肉低，猪蹄有补血通乳的作用，是传统的产后催乳佳品。此外，猪蹄中含有丰富的大分子胶原蛋白质，产妇常吃猪蹄，可以获得充足的大分子胶原蛋白质，它以水溶液的形式贮存于人体组织细胞中，能改善细胞的营养状况和新陈代谢，防止皮肤干瘪起皱，使皮肤细润饱满、平整光滑，有助于产后皮肤的恢复，并有抗衰老作用。产妇吃猪蹄时，最好炖着吃或使用高压锅进行烹调，越烂越好，这样有助于胶原蛋白的吸收，也更有利于乳汁的分泌，保证奶源的充足。烹调的时候应少放盐、不放味精。

坐月子要多吃鲤鱼

产妇多喜吃鲤鱼，但一般说不出吃鲤鱼的好处，有的则说"鱼能撵余血"。所谓"余血"，主要是指恶露。鱼为什么能排出恶露？恶露的排出与子宫的收缩力关系密切，当子宫收缩时，肌纤维缩短，挤压血管，将子宫剥离面的毛细血管断端的余血挤压出去，排入宫腔内；子宫收缩时又将残留在宫腔内的坏死脱膜细胞和表皮细胞，经阴道并带着阴道内的黏液，排出体外。若子宫收缩不良，则剥离面断端的血管开放以致宫腔积血，恶露增多，时间延长。凡是营养丰富的饮食，都能提高子宫的收缩力，帮助撵余血。

鱼类有丰富蛋白质，当然能促进子宫收缩，而鱼类中主要是鲤鱼更能促进子宫收缩，撵余血。据中医研究，鲤鱼性平味甘，有利小便解毒的功效；能治水肿胀满、肝硬化腹水、妇女血崩、产后无乳等病症。药方如下：用活鲤鱼一尾，重约500克，黄酒煮熟吃下；或将鱼剖开，除内脏，焙干研细末，每日早晚用黄酒送下。文献记载表明，产后用鲤鱼确有效果，鲤鱼确实有帮助子宫收缩的功效。此外，鲤鱼还有促进乳汁分泌的作用。所以，产后适当吃些鲤鱼是有必要的。

鲤鱼冬瓜汤：鲤鱼1条，冬瓜200克，葱段、姜片各5克。料酒、盐各少许。鲤鱼去鳞、鳃、鳍、内脏，洗净，下锅略煎至浅黄色；冬瓜去皮、瓤、子，洗净切片。锅中放

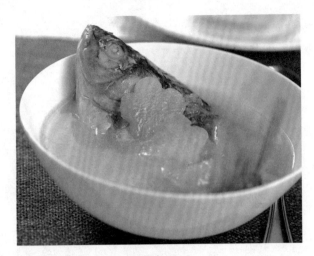

鲤鱼冬瓜汤

清水，放入鱼煮至汤色发白，再放入冬瓜片、料酒、葱段、姜片，煮至冬瓜熟软，下盐调味即可。

红豆炖鲤鱼：鲤鱼200克，红豆50克，葱花少许，盐少许。将鲤鱼收拾干净，切大块，用油煎至两面金黄；红豆洗净。锅中放入红豆，加适量水，煮开后小火煮40分钟，放入鱼块，再煮20分钟，加盐调味盛出，撒上葱花即可。

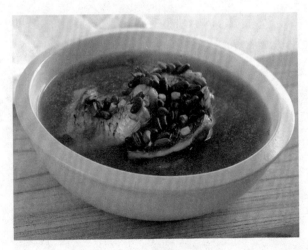

红豆炖鲤鱼

简单食疗调理产后血虚

🌸 红糖小米粥

小米含有丰富的蛋白质，铁含量也很高，是大米的4.8倍，能够健脾胃，补虚损，是产后补养的佳品。

红糖含铁量比白糖高1~3倍，对补充失血有较好的效果。小米红糖粥适合产后食用，不但可以排除淤血，还可以调节情绪，缓解血虚的症状。

材料：小米100克，红糖适量。

做法：将小米淘洗干净，放入锅内，加入适量水，大火煮开后转小火煮至黏稠，加入适量红糖搅拌，再煮开即可。煮小米红糖粥时，可加入红枣，补血效果更好。

功效：益气养血，防止产后血虚。

🌸 鸡蛋阿胶羹

对于产后的新妈妈的饮食，除了小米红糖粥外，鸡蛋阿胶羹也一直是月子里的补益佳品，不但可以养身止血，而且对产后血虚生热、阴血不足也有治疗作用。

材料：鸡蛋2个，阿胶30克，米酒100克，盐1克。

做法：先将鸡蛋打入碗里，搅拌均匀，再把阿胶打碎放入锅中，加入米酒和少许水，用小火煮至胶化，最后倒入搅拌好的鸡蛋液，加入盐调味，稍煮片刻即可。

功效：鸡蛋含有丰富的蛋白质和人体必需的8种氨基酸以及少量醋酸，可保护皮肤，增强皮肤的润滑程度。

鸡蛋清还能清热解毒，益精补气，润肺利咽。阿胶具有补血、止血的功效，对产后血虚有辅助治疗的作用。

阿胶还富含胶原蛋白，不仅可以滋润肌肤，还有延缓衰老的作用。所以，产后吃些鸡蛋阿胶羹还有美容养颜的作用。

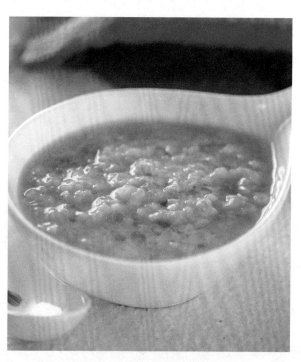

鸡蛋阿胶羹

产后营养菜谱推荐

黄豆鲫鱼汤 养气益血 补虚通乳

材料 黄豆20克，银耳1小朵，鲫鱼1条，姜片10克。

调料 盐少许。

做法

❶黄豆洗净，用清水浸泡6小时以上；银耳用凉水浸软，冲洗干净，撕碎。

❷鲫鱼去鳞、内脏，清洗干净后沥干，平底锅放入少许油煎至两面金黄，盛出备用。

❸锅中放入适量水烧沸，下黄豆、撕好的银耳、鲫鱼和姜片，水沸后改小火煲1小时，下盐调味即成。

功效 鲫鱼自古以来就是产妇的通乳佳品，吃鲫鱼可以让产妇乳汁充盈。鲫鱼和黄豆都含有大量优质蛋白，易于身体消化吸收，能够增强机体免疫力。

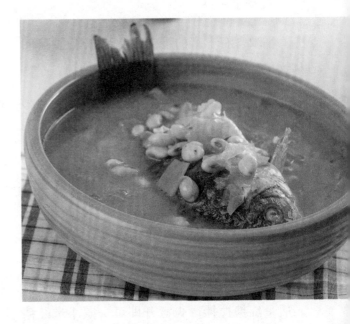

香菇炖鸡 滋补强身 补充蛋白质

材料 土鸡1只，干香菇5朵，红枣5颗，葱段、姜片各10克。

调料 盐少许。

做法

❶土鸡洗净剁成小块；干香菇用温水泡开洗净，红枣泡软去核洗净。

❷锅中放入适量水，放入葱段、姜片、鸡块、香菇、红枣，用大火烧开，撇去浮沫，改小火煲1小时，下盐调味即可。

功效 鸡是产后的滋补佳品。鸡肉蛋白质含量较高，消化率高，很容易被人体吸收利用，有强壮身体的作用。鸡肉有温中益气、补精添髓的作用，同时还具有抗氧化的功效。香菇是一种高蛋白、低脂肪，含有多糖、多种氨基酸和多种维生素的菌类食物，经常食用能够延缓衰老，防癌抗癌。产后食用有益于身体恢复，强健机体。

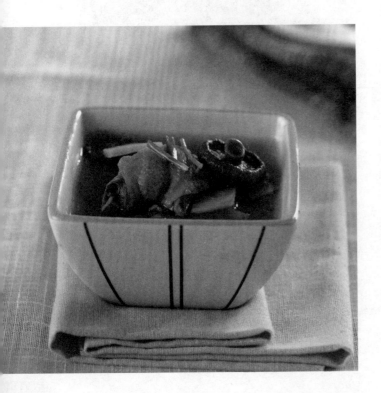

海带山药猪蹄汤 促进乳汁分泌 补充胶原蛋白

材料 猪蹄1只，干海带20克，山药100克，枸杞10克，黄豆20克。

调料 盐少许。

做法

❶ 黄豆洗净，用清水浸泡6小时以上；干海带用清水浸泡至软，切成小块。

❷ 猪蹄洗净剁成小块，煮一小锅水放入猪蹄块煮沸后捞出冲洗干净。

❸ 山药去皮切块，切成小块。

❹ 将猪蹄块、海带块、山药块放入砂锅中，加适量水，大火煮沸后用小火煲2小时，提前1小时将枸杞放进去，上桌前撒少许盐即可。

功效 猪蹄是传统的下奶食物，并且含有丰富的胶原蛋白，可增强皮肤弹性和韧性。山药有健脾益胃、强健机体的作用，产后食用能够强健身体，帮助产妇迅速恢复身体机能。海带的热量很低，还含有利尿消肿的甘露醇，此外，海带还能够预防大肠癌、乳腺癌。

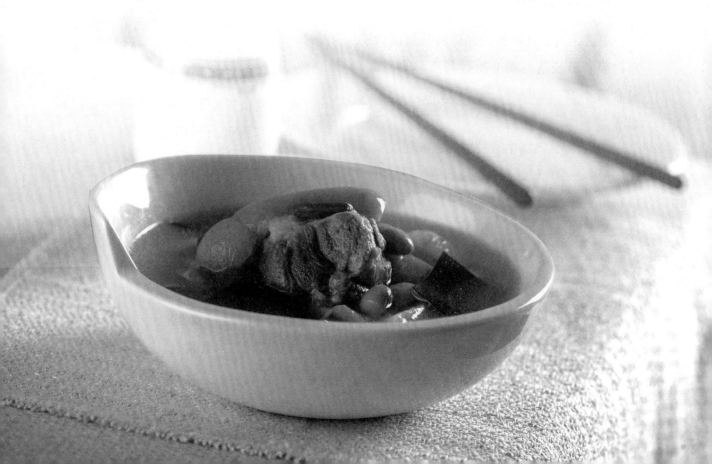

产后恢复

别让子宫复旧不良

🌸 产后子宫有什么变化

胎盘娩出后，子宫一般就会收缩到差不多如宝宝头一般大小。把一两个手指横放在脐下，可以摸到一个较硬的包块，就是宫底，位置大概在肚脐和耻骨连线的中点或稍高处。

宫底每天可以下降1~2厘米，10天左右回到盆腔，在腹部就摸不到了。产后医护人员会在每天差不多同一时间查看宫底下降的情况。

🌸 恶露会持续多久

产后，为了修补胎盘剥离面的创面，子宫内膜开始脱落，加上胎盘剥离时的出血，混合着子宫内的黏液，从阴道流出，称为恶露。

产后1周，恶露中有较多的血液和蜕膜组织，量多、颜色较红，叫血性恶露。

产后2周，恶露中血液成分减少，颜色转淡，呈粉红色，叫浆液性恶露。

产后3~4周，恶露中血液成分更少，呈黏稠状，颜色逐渐转白或黄白，量也减少，叫白色恶露。

三种恶露之间并无严格的界限与区别，量和持续时间也因人而异，一般会在产后6~8周逐渐减少，变成白色或黄色的分泌物。

🌸 留意恶露异常状况

如果产后4周还有暗红色的分泌物，或产后两个月恶露量仍很多，或颜色变污浊，或出现异味，或感到腹痛、下腹坠胀、哺乳时疼痛加剧，就要检查一下子宫是否复旧不良、是否发生了感染，宫腔内是否残留有胎盘、胎膜组织。

🌸 影响子宫复旧的因素

①产后没有做好卫生，恶露得不到及时清理，产生异味，引起上行感染。

②子宫内有胎盘、胎膜残留，诱发宫腔感染，形成子宫内膜炎、子宫肌炎。

③产后未能及时排尿，导致尿潴留。

④子宫位置过于后倾后屈。

⑤子宫肌瘤、子宫肌腺症等。

🌸 复旧不良及时治疗

子宫复旧不良可以引起晚期产后出血，甚至大出血。子宫复旧不良时，即使恶露停止，白带、黄带也会增多，子宫位置变得后倾。若不及时治疗，可能会给子宫造成难以逆转的改变，如结缔组织增生、子宫增大、哺乳期经量增多、经期延长。

北京妇产医院专家：备孕怀孕分娩坐月子全书

这样做帮助子宫复旧

哺乳促进宫缩

如果产后能坚持自己哺乳，让宝宝的吮吸反射性地促进子宫收缩，能帮助子宫复旧。

按摩帮助宫缩

找到子宫的位置（肚脐下方），当子宫变软时，用手掌在子宫位置稍稍施力，做环形按摩，如果子宫变硬，就表示收缩良好。如果宫缩时疼得厉害，就暂时停止，可以用俯卧的姿势减轻疼痛。

适当用药

产后静脉滴注的药物或口服液中，多有子宫收缩剂，应如期将药物用完。对于腰腹部的疼痛，可以用局部热敷来舒缓，或者对关元、中极、曲骨等穴位进行强刺激，必要时可以服用止痛药。

保持外阴清洁

产后做好卫生处理，保持外阴清洁，预防感染，也是为子宫复旧排除障碍。

不要长期卧床

及早下床活动，不要总是卧床休息，仰卧位太久不利于恶露排出，容易引起上行感染，影响子宫复旧。许多二胎妈妈也容易存在肥胖、高血压、血黏度高的情况，长期卧床也容易引起血栓性疾病。

压痛可能是炎症信号

如果子宫出现异常的压痛，并且发热，可能是子宫被细菌感染，引起了子宫内膜炎症。

这种情况剖宫产后更易发生，如果产程或手术时间过长、产前有贫血、术中出血较多，子宫内膜炎症的风险就会增加。

及时治疗胎盘、胎膜残留

如果B超发现有胎盘、胎膜残留，应该做刮宫术，清除残留的胎盘、胎膜，刮宫术后也要促进子宫收缩，并进行抗感染治疗。

早点唤醒盆底肌

产后第3天就可以进行盆底肌的锻炼了，这样能够促进会阴血液循环，帮助会阴更快愈合，也帮助盆底肌肉恢复弹性和控制力，还能预防或改善尿失禁、盆底器官脱垂。

做法：排尿时短暂地憋尿，使排尿中断，然后再放松，使尿液排出，这样重复多次。躺在床上的时候也可以模拟这个动作，随时想起来随时做。

但产后1个月内不要做重体力劳动，如提举重物或其他耗费体力的家务和运动。任何过早过重的体力活动都可能引起盆底组织的损伤，甚至造成日后子宫脱垂。

产后康复：产褥体操——床上运动

❶ 腹式呼吸

　　平躺在床上，全身放松。鼻子吸气的同时腹部隆起，然后用嘴呼气，使隆起的腹部恢复原始状态。重复做6个节拍。此操作有利于放松肌肉、解除疲劳。

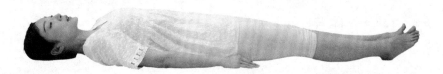

腹式呼吸

❷ 抬头运动

　　平躺在床上，全身放松。头部慢慢抬起看向自己的腹部，保持5秒后慢慢放下。整个过程肩部及身体不离开床面。重复做6个节拍。此操作有利于收缩腹肌，缓解肩颈疲劳。

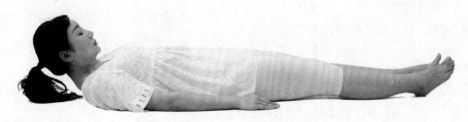

抬头运动

北京妇产医院专家：备孕怀孕分娩坐月子全书

❸ 手部运动

　　平躺在床上，全身放松。双手放于身体两侧，慢慢握拳，吸气时沿着身体向上提至腋下，保持10秒，同时收缩肩部肌肉。然后放松拳头，沿着身体下滑，恢复至起始位置。重复做6个节拍。此操作有利于顺畅气息，恢复体力。

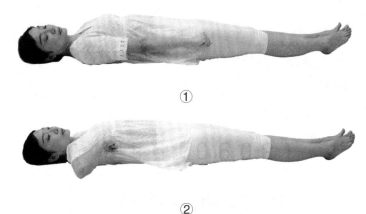

①

②

手部运动

❹ 胸部运动

　　平躺在床上，全身放松。双手自然平放于身体两侧。举起双手与床面垂直，掌心相对，并且十指相扣。同时收缩胸部、肩部的肌肉。重复做6个节拍。此操作有利于恢复胸部弹性。

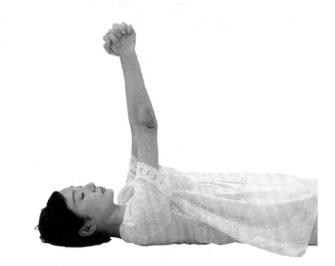

胸部运动

❺ 上肢运动

　　平躺在床上，全身放松。双手自然平放于身体两侧。举起双手与床面垂直，掌心相对，十指相扣并且外翻，同时举过头顶做身体的延伸。重复做6个节拍。此操作有利于全身放松，缓解疲劳。

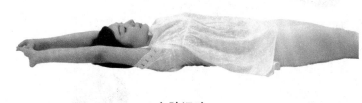

上肢运动

6 脚踝运动

平躺在床上，全身放松。双手自然平放于身体两侧。两脚轮流做上钩、下压动作，重复做6个节拍。然后旋转脚踝，内旋4个节拍，外旋4个节拍。此操作有利于放松肌肉，促进血液循环。

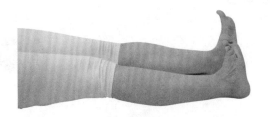

上钩脚趾

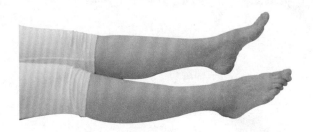

下压脚趾

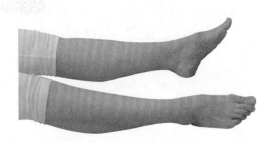

旋转脚踝

7 屈伸运动

平躺在床上，全身放松。双手自然平放于身体两侧。抬左腿，使大腿与床面垂直，小腿与床面平行，保持10秒。然后放下。重复做6个节拍。然后换右腿。此操作有利于加强腹部肌肉，促进腿部血液循环。

8 伸展运动

平躺在床上，全身放松。双手自然平放于身体两侧。左腿慢慢提高，与地面呈30°、45°、60°、90°，然后慢慢放下。重复做6个节拍。然后换右腿。

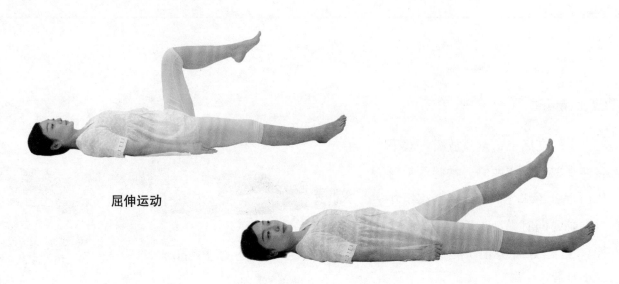

屈伸运动

腿部抬高30°

北京妇产医院专家：备孕怀孕分娩坐月子全书

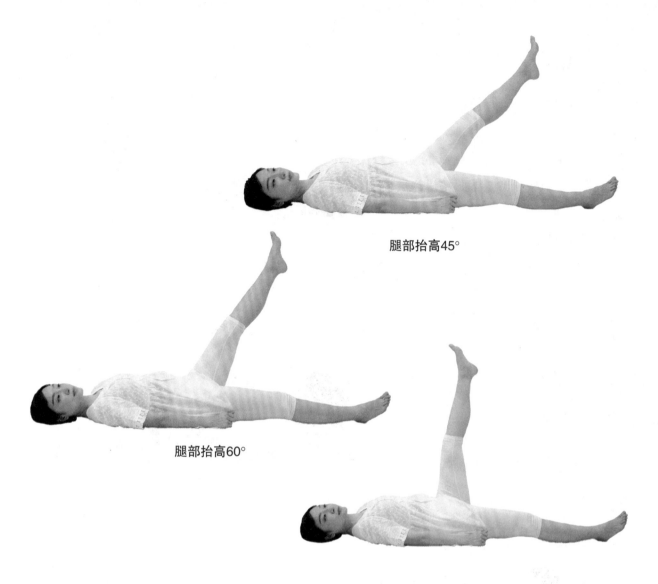

腿部抬高45°

腿部抬高60°

腿部抬高90°

⑨ 缩肛运动

平躺在床上，全身放松。双手自然平放
于身体两侧。可以双脚重叠交叉放置。做类
似憋尿的动作，同时收缩会阴及肛门。可以
来一组慢节拍，慢慢适应后再做一组快节拍。

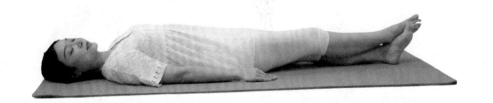

⑩ 腰背运动

　　平躺在床上，全身放松。双手自然平放于身体两侧。弯曲双膝，双脚掌撑于床面。运用肩部及脚部的力量使身体呈斜板状。腰背向左扭，复位，向右扭，复位，然后放下身体，放松双腿。重复做6个节拍。

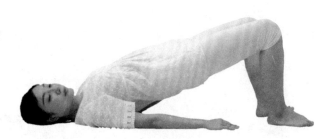

腰背运动

⑪ 腹部运动

　　平躺在床上，全身放松。弯曲双膝，配合呼吸，先左手触右膝，右手触左膝。然后双手同时触膝。重复做6个节拍。此操作有利于促进子宫和腹部肌肉收缩。

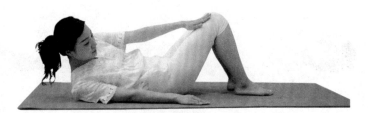

左手触右膝

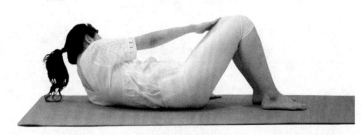

右手触左膝

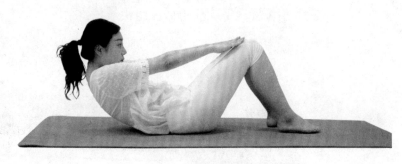

双手同时触膝

⑫ 放松运动

　　平躺在床上，全身放松。双手自然平放于身体两侧。双腿并拢，弯曲双膝，双脚掌撑于床面。双膝偏向左侧，头部、腰部偏向右侧，收缩腰背部肌肉。然后双膝偏向右侧。重复做6个节拍。

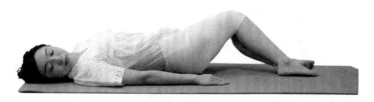

双膝偏向左侧

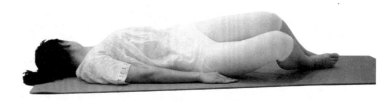

双膝偏向右侧

⑬ 猫式运动

　　跪坐在床上，双手掌撑于床面，慢慢向前延伸，使双腿先垂直于床面，上身平行于床面。吸气时低头同时使腰背部弓起，呼气时抬头，同时腰背部下压。重复做6个节拍。

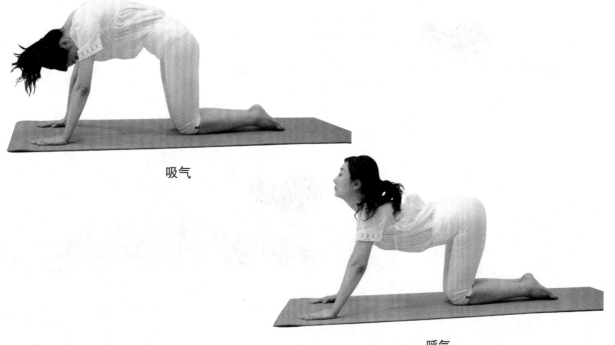

吸气

呼气

⑭ 单飞式

跪坐在床上，双手掌撑于床面，慢慢向前延伸，使双腿先垂直于床面，上身平行于床面。左腿向后抬起，角度逐渐增大，保持5秒。然后慢慢放下。然后换右腿。重复做6个节拍。

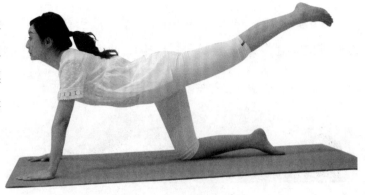

单飞式

⑮ 膝胸卧位

跪坐在床上，双手掌撑于床面，慢慢向前延伸，使双腿先垂直于床面，同时使胸部贴近床面，保持3分钟。双手劳累时，可以弯曲双肘双手交叠放于脸下。

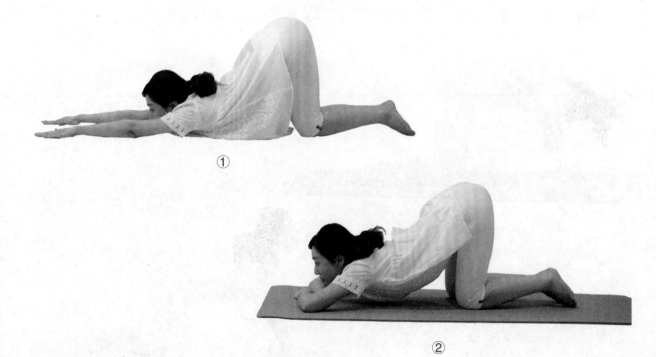

①

②

膝胸卧位

产后康复：产褥体操——床下运动

❶ 肩背运动

　　站立姿势，左脚向左跨出一步，与肩同宽，同时两臂向两侧打开。左臂上抬弯曲，右臂下降弯曲，于后背部两手相扣。回归到两臂平伸状态，恢复到站立姿势。然后换另一侧。每侧做2个8拍。

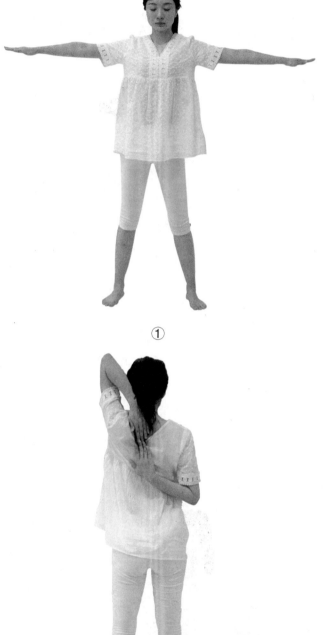

①

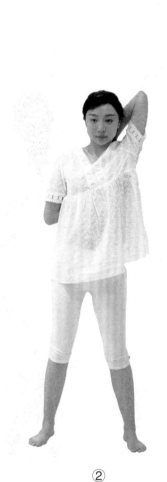

②

③

肩背运动

❷ 腰部运动

　　站立姿势，左脚向左跨出一步，与肩同宽。左臂与肩部平齐。手心向上，右臂屈肘，手心向上平放于胸前。右臂随着左臂做延伸，以躯干为中心，同时带动腰部力量，旋转一圈。然后换另一侧。每侧做2个8拍。

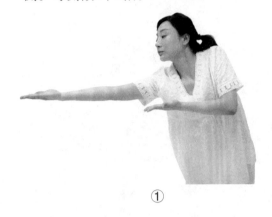

①

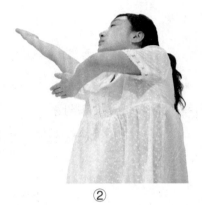

②

腰部运动

❸ 体转运动

　　站立姿势，左脚向左跨出一步，与肩同宽。同时左臂自然向左抬起，约高于肩部30°，右手叉腰。右腿带动左腿旋转180°同时内旋手腕，使下颌、肩部、肘部成一条直线。同时目光凝视前方。然后换另一侧。每侧做2个8拍。

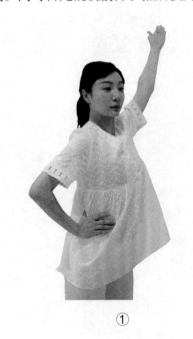

①

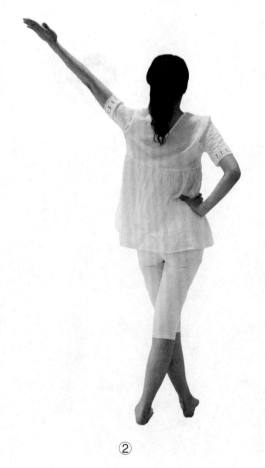

②

体转运动

❹ 上肢运动

　　站立姿势左右脚交叉，左脚在前，右脚在后，同时双臂在腹部前交叉画圆后向身体两侧自然打开，左臂高，右臂低。轻掂双脚脚尖，同时两臂上升15°。双手臂举过头顶，手掌相对。分别屈肘轻拍肩部。

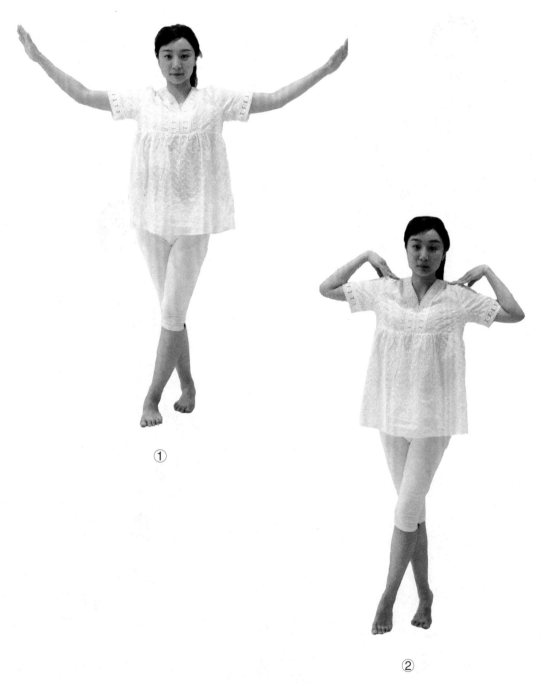

①

②

上肢运动

⑤ 跳跃运动

　　站立姿势，双手叉腰，左膝弯曲，右脚轻踮脚尖，不离开地面。左腿前踢，右脚轻踮脚尖，不离开地面。左腿后踢，右脚轻踮脚尖，不离开地面。然后换另一侧。每侧做2个8拍。

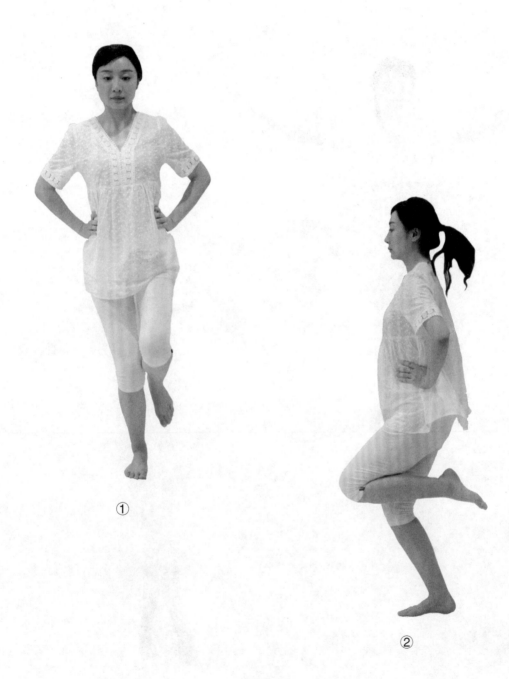

① ②

跳跃运动

❻ 放松运动

　　站立姿势，双手叉腰。头部向前点头，回归；后仰，回归；向左靠近肩部，回归；向右靠近肩部，回归；由前、左、后、右顺序旋转头部。然后换方向。耸肩，使肩部靠近耳根部，然后放下。重复4个节拍。由前向后做肩部的旋转2次。再反方向做两次。

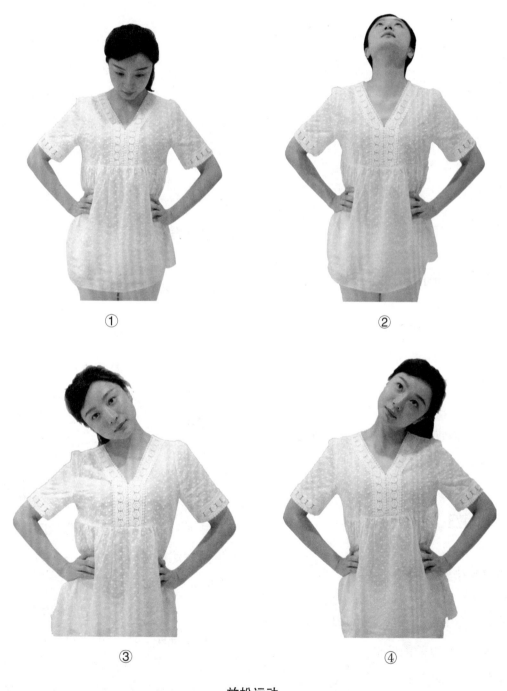

①　　　　　　　　　②

③　　　　　　　　　④

放松运动

注意事项

- 适应人群：顺产后15天，剖宫产20天左右，具体根据产妇身体恢复情况。

- 运动时间：加餐后半小时左右，每次20分钟左右。

- 运动强度由小到大，由弱到强，如有特殊情况，随时停止。

- 运动过程中出汗较多，要预防感冒并且及时补充水分。

- 运动后恶露会轻微增多，属正常情况，如大量增多，请及时告诉护理人员。

- 特殊情况，如患有高血压或糖尿病等疾病的产妇，遵医嘱执行。

产后恢复月经周期的时间

由于产后内分泌的变化，大多数女性卵巢不能立即恢复功能，因此在产后会有一个闭经阶段。

产后恢复月经的时间因人而异，一般在产后6个月左右恢复，哺乳对部分人有推迟月经恢复的作用。

产后开始性生活的时间

产褥期是产妇身体各个器官，尤其是生殖器官恢复到妊娠以前状态的时期。

在正常情况下，一般到产后6周，子宫才能恢复到接近妊娠以前的大小，子宫腔内胎盘附着部位的子宫内膜需要4～6周才能恢复。

如果恶露尚未干净，就表明子宫还没有复原，此时开始性生活，会把男性生殖器和产妇会阴部的细菌带入阴道，引起子宫或子宫附近组织的炎症，有时很可能引起腹膜炎或败血症，严重地影响产妇的身体健康，甚至危及生命。

如果产妇的会阴或阴道有裂伤，过早开始性生活，还会引起剧烈的疼痛或伤口感染，影响伤口愈合。同时，性生活的机械刺激会使未完全恢复的盆腔脏器充血，降低对疾病的抵抗力，引起严重的产褥感染，阴道也很容易受伤，甚至引起致命的产后大出血。

哺乳期常用避孕方法

产后的避孕方法可分阶段采用不同的方法进行。

1. 产后56天内禁止性生活。

2. 产后3个月内宜采用避孕套、阴道隔膜、体外排精等方法避孕，以避免和阻止精子进入阴道，达到避孕目的。

3. 产后3个月以后，宜放置宫内避孕器。剖宫产者，在产后半年以上才能放避孕器。

4. 产后伴有阴道、盆腔感染者，应在医师指导下，确定放置避孕器时间。放置宫内避孕器后照样可以过性生活，所以深受广大妇女的欢迎。

5. 产后10个月，也可采用口服避孕药。它能抑制排卵，阻止精子进入宫腔，改变子宫内膜，不利于孕卵着床，从而达到避孕目的。常用避孕药有口服避孕1号、2号，避孕针，探亲避孕药等。哺乳期宜用含炔雌醇0.03毫克的1号避孕片，此药含量低，不影响乳汁分泌。

哺乳期的妇女不宜口服避孕药，因为服用后不仅会减少乳汁分泌，避孕药物的某些成分还会通过乳汁进入婴儿体内，对婴儿造成不良影响。延长哺乳期和体外排精并不可靠，因此产后一般选用工具或宫内节育器进行避孕。避孕工具有男用的阴茎套、女用阴道隔膜和宫内节育器等。

如果不想再生育，可以采取绝育措施，做输卵管或输精管结扎手术。男方结扎后还需要避孕一段时间，待精液检查确实未见精子时，才可以不避孕。

使用阴茎套	使用方法比较简单，效果比较可靠，只要坚持正确使用，避孕成功率高于其他方法
使用阴道隔膜	虽然没有异物感，但使用技术要求比较高，必须先请医生指导，根据阴道的大小选配合适的型号
使用宫内节育器	效果很理想，具有高效长期的特点，使用方便

产褥期结束莫忘做健康检查

产妇的体重、生理、心理在妊娠期皆发生了重大变化，产后都要逐渐恢复到孕前水平。

为了了解产后身体变化的恢复状况，保证产妇身心健康和劳动能力，必须认真观察产褥期的各种变化，以便进行保健指导。因此，要求产后6～8周时到医院进行一次全面检查，以发现产妇全身及生殖器官有无异常。如有特殊不适，应提前到医院检查。检查内容包括测量血压，检查子宫复旧及两侧附件情况，腹部及会阴部伤口愈合状况，盆底托力，乳房等。

凡属异常妊娠者，除上述检查外，还要根据具体情况，进行必要的检查。妊娠高血压疾病要查尿蛋白；贫血要查血红蛋白和红细胞计数；泌尿系统感染者需做尿常规检查，必要时做尿培养；糖尿病患者要做尿糖、血糖检查，必要时做糖耐量试验，以保证产妇的康复。

🌧 产后检查的项目

1. 体重

如果产褥期体重过度增加，就应该坚持锻炼，多吃有丰富蛋白质和维生素的食物，减少糖类（包括主食）的摄入量。

2. 血压

无论妊娠期的血压正常与否，产后检查都应该测量血压。如果血压尚未恢复到正常水平，则应进一步治疗。

血压知识

正常血压：140/90毫米汞柱以下，90/60毫米汞柱以上。

临界高血压：130～139/85～89毫米汞柱。

高血压Ⅰ期：140～159/90～99毫米汞柱。

高血压Ⅱ期：160～179/100～109毫米汞柱。

高血压Ⅲ期：180/110毫米汞柱以上。

低血压：90/60毫米汞柱以下。

3. 尿常规与血常规

患妊娠期高血压疾病的产妇，要做尿常规检查。妊娠期合并贫血及产后出血的产妇要查血常规，如有贫血应及时治疗。患有心脏病、肝炎、泌尿系统感染或其他并发症的产妇，则应到内科或产科做进一步检查和治疗。

4. 盆腔器官检查

检查会阴及产道裂伤的愈合情况，骨盆底、组织张力恢复情况，以及阴道壁有无膨出。检查子宫颈有无糜烂，如有可在3～4个月后再复查及治疗。检查子宫大小是否正常和有无脱垂。如子宫位置靠后，则应采取侧卧睡眠，并且要每天以膝胸卧位来纠正。检查子宫的附件及周围组织有无炎症及包块。行剖宫产术的产妇应注意检查腹部伤口愈合情况以及子宫与腹部伤口有无粘连。

5. 内科检查

患有并发症的产妇，如患有肝病、心脏病、肾炎等，应到内科检查病情变化。怀孕期间患有妊娠高血压病的产妇要检查血和尿是否异常，还要检查血压是否仍在继续升高，如有异常，应及时治疗，以防转为慢性高血压病。另外，对于无奶或奶少的产妇，医生要进行饮食指导或给予药物治疗。

满月后，也要给婴儿进行保健检查，检查项目包括测量身长和体重在内的全身体格检查、脐部的愈合情况、婴儿的营养状况及智力发育等方面。根据是母乳喂养、人工喂养还是混合喂养的具体情况，请医生确定是否需要补充维生素或其他营养成分。

 贴心提醒

产后检查的时间

检查的时间为产后6～8周，阴道没有出血时，检查前可以吃东西，最好七分饱，少量饮水，避免腹胀。